Dr. med. Irmgard Niestroj

Natürlich gesünder

Dr. med. Irmgard Niestroj

Natürlich gesünder

Das neue Handbuch für jeden Diabetiker

HERBIG
Gesundheitsratgeber

Besuchen Sie uns im Internet unter:
www.herbig-verlag.de

1. Auflage 1999
2. Auflage 2005

Umschlaggestaltung: Wolfgang Heinzel
Satz: Walter Typografie & Grafik GmbH, Würzburg
Gesetzt aus: 10,5/12,75 Optima
Druck und Binden: fgb • freiburger graphische betriebe
Printed in Germany
ISBN 3-7766-2432-9

Inhalt

Vorwort

Diabetes mellitus in Deutschland – das ist eine Volkskrankheit und eine Problemkrankheit zugleich. Eine Volkskrankheit ist der Diabetes durch seine große Zahl: Mehr als acht Millionen Bundesbürger sind daran erkrankt und in jedem Jahr werden es etwa 350 000 mehr. Die Zuckerkrankheit ist damit die mit Abstand häufigste Stoffwechselstörung überhaupt.
Eine Problemkrankheit ist der Diabetes wegen der vielen Unzulänglichkeiten in Diagnose und Therapie sowie im Umgang mit dem Leiden. Sie betreffen weniger die Minderheit der insulinpflichtigen Typ-1-Diabetiker, sondern viel mehr die große Mehrheit der Typ-2-Diabetiker mit dem – früher sogenannten – »Alterszucker«. An dieser Stelle möchte ich dafür nur Stichworte nennen, in den folgenden Kapiteln jedoch werde ich ausführlich auf diese Probleme eingehen.
Die Zuckerkrankheit wird in den meisten Fällen zu spät erkannt. Schätzungsweise 800 000 Bundesbürger sind bereits daran erkrankt, wissen es jedoch noch nicht. In ihren Anfängen macht die Krankheit keinerlei spürbare Beschwerden. Wird endlich die Diagnose »Diabetes« gestellt, hat sie bereits bei etwa 60 Prozent der Patienten zu arteriosklerotischen Veränderungen in den Arterien von Herz, Gehirn und Beinen geführt und bei jeweils zehn bis 20 Prozent der Betroffenen zu Veränderungen des Augenhintergrunds beziehungsweise zu Nierenschäden.
Die Zuckerkrankheit wird in zu vielen Fällen nicht optimal behandelt. Es wird zu selten berücksichtigt, daß zumindest anfangs die meisten Patienten allein mit angepaßter Ernährung und regelmäßiger Bewegung so gut wie gesund leben könnten. Allzu häufig werden einerseits blutdrucksenkende Tabletten zu früh verordnet, andererseits wird zu lange gezögert, Patienten auf Insulin umzustellen. Die große Zahl der

schlecht eingestellten Diabetiker zahlt einen hohen Preis. Sie erkranken weitaus häufiger als andere Menschen an Krankheiten wie Herzinfarkt, Schlaganfall, Durchblutungsstörungen der Beine, Sehstörungen und Nierenversagen, die ihre Lebensqualität wesentlich mindern und ihre Lebensdauer im Durchschnitt um ein Drittel verkürzen.

Die Patienten werden zuwenig geschult. Bis heute nimmt nur etwa jeder sechste Diabetiker an einer speziellen Schulung teil, in der er unter ärztlicher Anleitung lernt, mit seiner Zuckerkrankheit richtig umzugehen. Daraus ergibt sich, daß mehr als 80 Prozent aller Patienten über den Diabetes und dessen Folgekrankheiten zu wenig wissen und sich deshalb allzuoft falsch verhalten.

Die Patienten selbst nehmen ihre Krankheit nicht ernst genug. Sie verharmlosen den Diabetes als »das bißchen Alterszucker« und leben weiterhin so unvernünftig wie zuvor. So halten fast zwei Drittel von ihnen sich nicht an die Empfehlungen zur Ernährung als Grundlage einer jeden Therapie.

Würden diese Mißstände beseitigt oder zumindest eingeschränkt, wäre der Diabetes mellitus zwar nach wie vor nicht zu heilen, aber das Leben mit der Zuckerkrankheit könnte sehr viel besser sein, mit größerer Lebensqualität und längerer Lebensdauer. Sehr viel mehr Patienten könnten »so gut wie gesund« sein.

»So gut wie gesund« ist deshalb nicht nur der Titel dieses Buches, sondern auch das erklärte Ziel von uns Ärzten in der Schwarzwald Privatklinik Obertal in Baiersbronn bei der Behandlung von Patienten mit Diabetes. Um es zu erreichen, haben wir die »Multi-Metabol-Therapie« entwickelt. Sie beruht auf der Erfahrung, die in den mehr als 25 Jahren des Bestehens unserer Privatklinik für Innere Medizin und Naturheilverfahren gewonnen werden konnte. Sie umfaßt bewährte Mittel und Methoden sowohl der inneren Medizin als auch der Naturheilkunde, die jeweils individuell bei jedem Patienten kombiniert werden. Sie ermöglicht es, den Diabetes mellitus bestmöglich zu behandeln und seine Folgekrankheiten gezielt zu verhindern oder zumindest zu mindern; frühzeitig angewendet, kann sie den Ausbruch der Zuckerkrankheit verhindern beziehungsweise um lange Zeit verzögern.

Dieses Buch berichtet umfassend und verständlich über die Multi-Metabol-Therapie – wie sie angewendet wird, wie sie wirkt und wie erfolgreich sie ist. Darüber hinaus informiert es über grundlegende Fakten wie Ursachen und Auslöser des Diabetes, über vielfältige Möglichkeiten der Vorbeugung und über zahlreiche Hilfestellungen für ein möglichst normales Leben mit der Zuckerkrankheit – unter anderem mit Schmankerl-Rezepten für Diabetiker, mit Tips für Beruf und Reisen sowie mit Ratschlägen für Männer, die krankheitsbedingt unter Impotenz leiden und mit Empfehlungen, wie Frauen trotz Diabetes ein gesundes Kind bekommen können.

»So gut wie gesund« – das ist auch der Wunsch, den wohl alle Diabetiker haben. Dieses Buch zeigt eine große Chance, wie wir Ärzte ihn erfüllen können. Es liegt jedoch an den Patienten selbst, sie zu nutzen.

Dr. med. Irmgard Niestroj

1 Einleitung: Zuckerkrankheit – von vorgestern bis heute

Glauben auch Sie, daß die Zuckerkrankheit ein Wohlstandsleiden ist? Weit gefehlt. Der Diabetes ist keine Kehrseite der Moderne. Bereits seit dreieinhalbtausend Jahren ist diese Stoffwechselstörung bekannt. Vergleichsweise neu hingegen ist ihre weite Verbreitung. Die Zuckerkrankheit ist heute die häufigste Stoffwechselstörung überhaupt. Und die Zahl der Betroffenen steigt immer weiter an. Es ist sicher keine Übertreibung, beim Diabetes von einer Volkskrankheit zu sprechen.

Der früheste Hinweis auf das Leiden datiert aus dem Jahr 1552 v. Chr. und steht im »Papyrus Ebers«. Dieses Dokument wurde von dem deutschen Archäologen Georg Ebers (1837–1898) im oberägyptischen Luxor entdeckt. Die mehr als 20 Meter lange Rolle birgt ein »Buch über die Herstellung von Medizin für alle Teile des menschlichen Körpers«. Unter den Hunderten von Rezepten sind auch sechs gegen eine vermehrte Ausscheidung von Harn als charakteristischem Symptom der Zuckerkrankheit. Eine der dort aufgeführten Rezepturen: Weizengrütze mit Gummi, Ocker und Wasser gemischt. Hilfe dürfte sie dem Patienten wohl kaum gebracht haben.
Auch griechische und römische Ärzte der Antike oder früher Epochen in China und Indien haben Aufzeichnungen über den Diabetes hinterlassen. Eine der besten Beschreibungen aus jener Zeit stammt von dem Arzt Aretaios (ca. 81–138 n. Chr.) aus Kappadokien, einer Gebirgslandschaft im östlichen Kleinasien. Er schildert den Verlauf der unbehandelten Krankheit so: »Diabetes ist eine seltsame Erkrankung, die nicht sehr häufig unter den Menschen auftritt. Fleisch und Bein

schmelzen zu Urin zusammen. Die Kranken hören niemals auf, Flüssigkeit abzugeben. Die Flut ist nicht zu stoppen, als ob eine Wasserleitung geöffnet worden wäre. Das Leben ist kurz, elend und schmerzvoll, der Durst unstillbar. Man kann sie weder davon abhalten, zu trinken, noch Wasser zu lassen. Wenn sie wirklich eine Zeitlang aufhören zu trinken, wird ihr Mund ausgedörrt und ihr Körper trocken. Ihre Eingeweide erscheinen wie vertrocknet. Die Kranken werden von Erbrechen, Unruhe und brennendem Durst gepeinigt, und nach kurzer Zeit sterben sie.«

Wie die Ursache des Diabetes erforscht wurde

Den Begriff »Diabetes« gab es also schon damals. Später wurde er durch den Zusatz »mellitus« ergänzt. Sinngemäß bedeutet die vollständige und heute allgemein übliche wissenschaftliche Bezeichnung »Diabetes mellitus« soviel wie »Durchlauf honigsüßen Urins«.

Über die Ursachen des Diabetes mellitus wurde jahrhundertelang nur gerätselt. So vermutete der in der Schweiz lebende Mediziner Theophrastus Bombastus von Hohenheim (1493–1541), der sich selber Paracelsus nannte, den Grund für den unstillbaren Durst im »trockenen Salz Tartarus«. Er verordnete seinen Patienten strenge Hungerkuren dagegen. Die grundlegend richtige Erkenntnis über den Zusammenhang zwischen Funktion der Bauchspeicheldrüse und dem Entstehen der Zuckerkrankheit gewannen erst Joseph Freiherr von Mering (1849–1908) und Oskar Minkowski (1858–1931), die an der Universität des damals deutschen Straßburg forschten.

Zur Vorbereitung von Versuchen über die Resorption (Aufnahme) von Fett entfernten sie einem Hund die Bauchspeicheldrüse. Daraufhin änderte das einst stubenreine Tier sein Verhalten. Es entleerte nun seine Blase im Labor, und das in auffallend großen Mengen. »Einer momentanen Eingebung folgend, sammelte ich mit einer Pipette einige Kubikzentimeter des auf den Fußboden entleerten Urins und untersuchte ihn auf Zucker. Es gab eine sehr starke Reduktion (ein typisches chemisches Verhalten bestimmter Zucker) und ich konnte feststellen, daß er mehr als zehn Prozent Zucker enthielt«, erinnerte sich Oskar Minkowski an die entscheidende Idee.

Im »Centralblatt für klinische Medizin« vom 8. Juni 1889 veröffentlichten die Wissenschaftler als Resümee ihrer Versuche: »Nach Exstirpation (Entfernung) des Pankreas tritt bei Hunden ein Diabetes mellitus auf. Derselbe beginnt einige Zeit nach der Operation und dauert wochenlang ohne Unterbrechung bis zum Tode der Tiere. Außer hohem Zuckergehalt im Harn beobachtet man Polyurie (krankhaft vermehrte Harnausscheidung), großen Durst, Heißhunger, so wie starke Abmagerung und große Hinfälligkeit trotz reichlicher Nahrungszufuhr« – ganz genauso verlief die Zuckerkrankheit bei den Patienten, die damals noch nicht mit Insulin behandelt werden konnten.

Wie das Insulin entdeckt wurde

An der Suche nach dem Hormon beteiligten sich Mediziner und Wissenschaftler aus der ganzen Welt. Über Jahrzehnte hinweg erlebten sie nichts als Rückschläge, wenngleich manche von ihnen dem Ziel sehr nahe kamen. Das gilt insbesondere für den Arzt Georg Ludwig Zuelzer vom Krankenhaus Berlin-Hasenheide. Bereits im Jahre 1908 gewann er aus der Bauchspeicheldrüse von Tieren ein Präparat, das den Urin diabetischer Tiere zuckerfrei machte. Allerdings war es durch Abbauprodukte von Eiweißstoffen verunreinigt. Als zuckerkranke Patienten damit behandelt wurden, sank zwar der Blutzuckerspiegel, dafür aber stieg die Körpertemperatur auf 41 Grad. Wegen dieser Nebenwirkungen und aus Furcht vor noch schlimmeren Folgen wurden die Versuche eingestellt.

Der große Durchbruch gelang schließlich dem Arzt Frederick Grant Banting (1891–1941) und dem Studenten Charles Herbert Best in Toronto (Kanada). Und zwar auf Anhieb. In der kurzen Zeit von Mai bis November 1921 konnten sie nicht nur an Hunden die innere Sekretion der Bauchspeicheldrüse und ihre Beteiligung an der Regulation des Blutzuckerspiegels nachweisen. Sie entwickelten zudem das grundlegende Verfahren, mit dem sich der blutzuckersenkende Wirkstoff in relativ großen Mengen aus den Bauchspeicheldrüsen von Kälbern und Rindern gewinnen ließ. Sie nannten ihn Insulin. Auch die weitere Entwicklung verlief ungewöhnlich schnell.

Im Januar 1922 wurde der erste Zuckerkranke mit Insulin behandelt. Es war Leonard Thompson, damals 14 Jahre alt und seit zwei Jahren an

Diabetes erkrankt. Zum Zeitpunkt der Behandlung hatte die Krankheit bereits ihr letztes Stadium erreicht: Der Junge war bis auf die Knochen abgemagert und aus seinem Mund drang der stechend-süßliche Geruch von Aceton. Die Behandlung mit Insulin bewirkte ein Wunder: Innerhalb weniger Stunden fiel der Blutzucker von 520 auf 120 mg/ml. Bereits nach den ersten Injektionen erging es Leonard Thompson besser, sein Blutzuckerspiegel normalisierte sich und er nahm wieder an Gewicht zu. Einige Jahre später verunglückte er mit dem Motorrad und starb kurz darauf an einer Lungenentzündung.

Schon ein Jahr später wurde die Entdeckung des Insulins als Voraussetzung für eine Therapie, der mittlerweile Millionen von Menschen ein längeres Leben verdanken, mit dem Nobelpreis für Medizin gewürdigt. Allerdings unterlief den Juroren ein peinlicher Fehler: Sie vergaben den Preis an Frederick Banting und seinen Chef John Macleod – Charles H. Best ging leer aus. Banting machte diesen Fehler wieder gut, indem er sein Preisgeld mit Best teilte.

Ihre Entdeckung hatte bereits damals ihren Siegeszug um die Welt begonnen. Immer mehr Ärzte behandelten zuckerkranke Patienten mit Insulin, das von Pharma-Firmen aus den Bauchspeicheldrüsen von Tieren gewonnen wurde. Damals, so wurde geschätzt, waren 0,2 bis 0,3 Prozent der deutschen Bevölkerung an Diabetes erkrankt, heute sind es fast zwanzigmal soviel. Heute führen mindestens 800 000 Patienten in Deutschland dank Insulin ein annähernd normales Leben, und zwar 200 000 Typ-1-Diabetiker, die es sich von Beginn ihrer Erkrankung an spritzen müssen, sowie 600 000 ältere Typ-2-Diabetiker, die im Verlauf ihrer Krankheit insulinabhängig geworden sind.

2 Energie fürs Leben: Der Stoffwechsel des Zuckers

Die gute Nachricht vorweg: Zucker an sich ist nicht ungesund. Der Begriff »Zuckerkrankheit« wurde geprägt, weil bei diesem Leiden der Abbau und die Verwertung von Zucker im Körper gestört ist. Er soll also nicht etwa signalisieren, daß dieser Nährstoff per se eine Gefahr für die Gesundheit darstellt. Genau das Gegenteil ist der Fall. Unser Organismus braucht Zucker als Nährstoff für verschiedene Aufgaben – es kommt jedoch auf das richtige Maß an. Dieses Kapitel informiert darüber, welche Arten von Zucker es gibt, warum sie für den Organismus so wichtig sind und wie sie im Stoffwechsel verarbeitet werden.

»Den« Zucker gibt es eigentlich gar nicht. Hinter dieser Bezeichnung verbergen sich gleich mehrere Stoffe, die allerdings große Ähnlichkeit miteinander haben. Sie alle gehören zu den Kohlenhydraten, einer weitverzweigten Nährstoffamilie, deren Mitglieder von herausragender Bedeutung für die menschliche Ernährung sind. Kohlenhydrate bilden nämlich einen der Dreh- und Angelpunkte im Energiestoffwechsel.

Zur Orientierung: Welche Arten von Zucker es gibt

Obwohl zu dieser Nährstoffgruppe eine ganze Reihe verschiedener Substanzen gehört, ist die Orientierung gar nicht so schwer, wenn man sie mit ein bißchen System ordnet. Einfachzucker sind die einfachsten und am wenigsten kompliziert aufgebauten Verbindungen unter den Kohlenhydraten. Die wichtigsten von ihnen heißen Glucose (Traubenzucker) und Fructose (Fruchtzucker). Sie schmecken süß und kommen, wie ihre Namen schon andeuten, in süßen Früchten vor. Der Organismus kann Einfachzucker sehr schnell und ohne besondere Verdauungsarbeit verwerten. Sie gelangen deshalb schon bald nach dem Verzehr ins Blut. Bei normaler Kost machen sie jedoch nur einen sehr kleinen Teil der insgesamt aufgenommenen Menge an Kohlenhydraten aus.

Zweifachzucker heißen deshalb so, weil ihre Moleküle aus jeweils zwei Einfachzuckern gebildet werden. Am bekanntesten ist der Rohr- beziehungsweise Rübenzucker (Saccharose), das als Haushaltszucker allen vertraute Süßungsmittel. Er entsteht durch den Zusammenschluß von Traubenzucker und Fruchtzucker. Wie die Einfachzucker ist Saccharose vom Organismus leicht abzubauen. Sie muß lediglich in ihre beiden Bestandteile aufgespalten werden. Entsprechende Enzymsysteme stehen zu diesem Zweck in der Schleimhaut des Darmes bereit. Bei Experten steht der Wert der Saccharose als Nährstoff allerdings nicht allzu hoch im Kurs. Außer Energie liefert Zweifachzucker dem Körper nämlich so gut wie nichts, weder Mineralstoffe, noch Vitamine. Sie raten daher dringend zu einem sparsamen Verbrauch.

Vielfachzucker entstehen, wenn ungezählte – bis zu tausend – Einfachzucker zu langen Ketten miteinander verknüpft werden. Sie stellen also riesengroße Moleküle dar, die auch als »komplexe Kohlenhydrate« bezeichnet werden. Vom süßen Geschmack der Einfachzucker ist bei ihnen nichts mehr zu spüren. Er geht in der riesigen Molekülmasse buchstäblich unter.

Für die menschliche Ernährung am wichtigsten ist Stärke (Amylum), ein ausschließlich aus Glucosebausteinen bestehender Vielfachzucker. Man findet sie in vielen Lebensmitteln, zum Beispiel Reis, Nudeln, Brot oder anderen Backwaren, Kartoffeln und Hülsenfrüchten. Die Glucose aus einem derartigen Mammut-Molekül zwecks Energiegewinnung zu »befreien«, bedeutet natürlich einen erheblichen Aufwand an Verdauungsarbeit. Um den Nährstoff komplett verwerten zu können, muß jede einzelne der vielen hundert Bindungen zwischen den Glucosemolekülen gelöst werden.

Rein physiologisch gesehen ist dies jedoch von großem Vorteil. Stärkereiche Lebensmittel sättigen wesentlich besser und vor allem anhaltender. Es dauert eine Weile, bis der Hunger sich wieder meldet. So läßt sich der Appetit leichter zügeln, und überflüssige Pfunde sammeln sich weniger leicht an. Noch wichtiger aber: Aus Stärke gelangt die Glucose nicht - wie bei den Ein- und Zweifachzuckern – rasch ins Blut. Sie wird nach und nach freigesetzt, also über einen längeren Zeitraum hinweg. Es leuchtet ein, daß sich der Stoffwechsel auf einen solch allmählichen Zustrom von Glucose besser einstellen kann als auf ein schlagartiges Ansteigen des Blutzuckerspiegels. Stärke ist denn auch, wenn es um Empfehlungen für die Zufuhr an Kohlenhydraten geht, der unangefochtene Favorit.

Der Abbau von Zweifach- und Vielfachzucker erfolgt durch die Aktivität von Enzymen der Verdauungsdrüsen und des Darmepithels. Diese Amylasen und Glucosidasen spalten die Nährstoffe in Einfachzucker, so daß sie die Darmwand passieren können. Für die Aktivität der Enzyme sind die Vitamine B_1 und Biotin von entscheidender Bedeutung.

Zur Information: Was Kohlenhydrate im Organismus tun

Die wesentliche Aufgabe der Kohlenhydrate ist das Bereitstellen von Energie für die Zellen. Eine besondere Rolle kommt dabei der Glucose zu. Blutzellen beispielsweise können ihren Energiebedarf nur durch Verbrennen dieses Einfachzuckers decken. Auch das Gehirn ist weitgehend auf Glucose angewiesen, es benötigt täglich rund 140 Gramm davon. Nur nach sehr langen Hungerphasen stellt sich der Gehirnstoffwechsel um und kann auch Ketone (Abbauprodukte von körpereigenem Fett) für die Gewinnung von Energie verwerten. Im Muskel, im Gehirn und in der Leber dienen Kohlenhydrate als Energiespeicher in Form von Glykogen; das ist ein aus Glucose aufgebauter Vielfachzucker, der auch als »tierische Stärke« bezeichnet wird. Kohlenhydrate bilden außerdem gemeinsam mit Eiweiß oder Fett Substanzen, die der Organismus für den Aufbau zum Beispiel der Zellmembranen und des Bindegewebes benötigt.

Der Stoffwechsel: Wie Zucker verwertet wird

Die Verdauung der Kohlenhydrate beginnt bereits im Mund. Dort wird von den drei großen Speicheldrüsenpaaren und zahlreichen kleineren Drüsen der Mundhöhle der Speichel gebildet. Er enthält ein Enzym, die sogenannte Speichel-Amylase. Sie baut Stärke zu kleineren Bruchstücken ab. Das ist sogar zu spüren: Wenn man ein Stück Brot längere Zeit gründlich kaut, beginnt der Bissen schwach süß zu schmecken – ein Anzeichen dafür, daß bereits einige kürzere Zuckerketten entstanden sind. Aber erst nachdem der Speisebrei den Magen passiert hat und in den Dünndarm gelangt ist, vollzieht sich der eigentliche Verdauungsprozeß der Stärke. Hier tritt zum ersten Mal die Bauchspeicheldrüse (Pankreas) auf den Plan. Wenn der Speisebrei dort eintrifft, hat sie schon längst sämtliche Vorbereitungen für ihren Einsatz getroffen. Denn sobald der Mund mit dem Kauen beginnt, erhält sie bereits ein Signal, daß Kohlenhydrate auf dem Weg in den Dünndarm sind.

Das Pankreas: Portrait eines Organs

Die Bauchspeicheldrüse ist eines der wichtigsten Organe für Verdauung und Stoffwechsel. Sie liegt mitten im Körper zwischen Magen und Wirbelsäule, hat knapp die Länge einer Hand und wiegt 70 bis 100 Gramm. Die graurote Drüse ähnelt im Aussehen einer Zunge. Ihr größerer »Kopf« befindet sich auf der rechten Körperseite, eingebettet in die Schlinge des Zwölffingerdarms. Ihr »Körper« erstreckt sich in der Höhe des zweiten Lendenwirbels, der »Schwanz« reicht nach links hinüber bis zur Milz. Im Organismus ist das Pankreas auf zwei verschiedenen Schauplätzen des Stoffwechsels aktiv – im Dünndarm und in den Zellen.

Woraus der Bauchspeichel besteht

Im Dünndarm wird das Pankreas als »Verdauungshilfe« gebraucht und wirkt in dieser Funktion als sogenannte exokrine Drüse. Das bedeutet: Sie bildet einen Verdauungssaft, der »nach außen« in den Zwölffingerdarm abgesondert wird. Etwa 97 Prozent der Zellen in der Bauchspeicheldrüse sind dafür tätig. Sie produzieren beim erwachsenen Menschen täglich etwa einen Liter Bauchspeichel. Das ist eine klare, farb- und geruchlose Flüssigkeit, die ein Gemisch von etwa zehn

unterschiedlichen Enzymen enthält. Dieser Pankreassaft ist die wichtigste Quelle für Verdauungsenzyme und als solche durch eine Enzym-Therapie nur unvollständig zu ersetzen. Ist seine Bildung beeinträchtigt, treten nicht nur schwerste Störungen der Verdauung, sondern auch des Allgemeinbefindens auf.
Der Bauchspeichel enthält genau die gleiche Amylase wie der Speichel des Mundes. Sie vollendet im Dünndarm den vollständigen Abbau von Stärke zu Glucose, die dann über die Darmschleimhaut weiter ins Innere des Körpers aufgenommen werden kann. Gleichzeitig mit der Amylase sind die anderen Enzyme aktiv. So spalten Proteasen Eiweißstoffe und Lipasen Fette in kleinere Bruchstücke, die dann ebenfalls ihren Weg durch die Darmwand nehmen.

Wie Glucose verstoffwechselt wird

Nach einer kohlenhydratreichen Mahlzeit strömen große Mengen an Glucose mit dem Blut über die Pfortader in die Leber. Sie ist nach der Freisetzung im Dünndarm die erste Anlaufstation für diesen Nährstoff. Von dort aus geht es auf unterschiedlichen Wegen weiter: Ein Teil der Glucose wird in der Leber in Glykogen umgewandelt (Glykogensynthese) und dort gespeichert. Der dafür vorhandene Speicherplatz ist allerdings ziemlich knapp und mit etwa 150 Gramm rasch aufgefüllt. Eine etwa gleich große Reserve kann zusätzlich im Muskelgewebe angelegt werden.
Ein weiterer Teil wird über das Blut zu den Organen und Körperzellen transportiert und dort verwertet: Glucose wird mit Hilfe von Sauerstoff zu Kohlendioxid und Wasser verbrannt, um Energie fürs Leben zu gewinnen. Diesen biochemischen Vorgang bezeichnet man als Glykolyse. Die Glykolyse ist ein recht langsamer Prozeß. In jeder Stunde werden maximal 0,3 Gramm Glucose pro Kilogramm Körpergewicht verbrannt; das sind bei einem 70 Kilogramm schweren Menschen rund 20 Gramm.
In diesem Zusammenhang ist noch etwas anderes wissenswert: Glykogensynthese und Glykolyse werden von Enzymen gesteuert, für deren Aktivität die Mineralstoffe Magnesium, Mangan und Kupfer sowie die Vitamine B_1, B_6, Biotin und Nicotinamid von entscheidender Bedeutung sind.

Restliche Glucose, die weder in den Glykogenspeicher von Leber und Muskeln unterzubringen ist, noch per Glykolyse verbrannt werden kann, wandelt der Organismus schließlich in Fett um (Lipogenese). Dieses wiederum kann entweder ebenfalls der Energiegewinnung dienen oder es wird als Depotfett im Fettgewebe des Körpers gelagert. Dabei werden jedoch nur etwa 75 Prozent des Kohlenhydrats zu Körperfett umgesetzt. Dagegen gelangt das Fett aus den Nahrungsmitteln ohne jeden Verlust in die Energiedepots des Organismus.

Wo das Insulin herkommt

Diese unterschiedlichen Stoffwechselvorgänge bedürfen der Kontrolle und Steuerung. Hier kommt zum zweitenmal die Bauchspeicheldrüse ins Spiel. Sie wirkt nämlich auch als sogenannte endokrine Drüse und gibt als solche Wirkstoffe »nach innen« in das Blut ab. Es handelt sich dabei um Hormone, die eine große Rolle im Kohlenhydratstoffwechsel spielen und die Stoffwechselwege der Glucose überwachen. Sie werden in ganz bestimmten Arealen von Zellen gebildet, und zwar in den »Langerhans-Inseln« – so benannt nach ihrem Entdecker, dem deutschen Pathologen Paul Langerhans (1847–1888).

Etwa eine Million von ihnen gibt es im Pankreas. Dennoch beträgt ihr Anteil am gesamten Drüsengewebe lediglich zwei bis drei Prozent. Obwohl mikroskopisch klein, besteht jede einzelne dieser Inseln aus etwa 5 000 Zellen. Von diesen Zellen gibt es drei verschiedene Typen:

- Die B-Zellen machen etwa 70 Prozent einer Langerhans-Insel aus. Sie produzieren Proinsulin als Vorstufe von Insulin.
- Die A-Zellen, mit 20 Prozent Anteil deutlich weniger vertreten, sind für die Synthese von Glucagon zuständig.
- Die D-Zellen haben den geringsten Anteil am Drüsengewebe im Pankreas. Sie bilden Somatostatin, das sowohl die Bildung von Insulin als auch von Glucagon beeinflußt.

Wie das Insulin entsteht

Chemisch gesehen ist das Hormon Insulin ein Eiweißstoff. Das bedeutet: Es ist aus Aminosäuren aufgebaut, die zu langen Ketten miteinander verknüpft sind. Das Molekül des Hormons hat eine ganz typische Gestalt. Es besteht aus zwei Ketten von Aminosäuren. Die A-Kette enthält 21 und die etwas längere B-Kette 30 Aminosäuren. Beide sind durch zwei Schwefelbrücken miteinander verknüpft.

In den Langerhans-Inseln wird erst einmal das sogenannte Proinsulin gebildet, eine Art Rohbau oder Vorstufe des wirksamen Hormons. Es besitzt zunächst noch eine dritte Aminosäurekette, auch C-Peptid genannt. Es assistiert beim Aufbau des Hormons und sorgt dafür, daß Insulin die richtige Gestalt annimmt. So ist es offenbar für die richtige Faltung des Moleküls zuständig und für den Bau der Schwefelbrücken. Hat es diese Aufgabe erfüllt, wird es abgespalten. Erst dadurch entsteht aus dem unwirksamen Proinsulin das biologisch aktive Insulin.

Das C-Peptid zirkuliert noch Stunden nach der Abspaltung im Blut und ist darin einfach und sicher zu bestimmen. Diese Tatsache läßt sich nutzen, um die Aktivität der Bauchspeicheldrüse bei der Insulinproduktion zu überprüfen. Man mißt die Konzentration an C-Peptid im Blut und rechnet aus diesen Daten zurück, wieviel des Hormons vom Pankreas gebildet worden ist. Eine wichtige Untersuchung – vor allem bei Patienten, die mit Insulin behandelt werden.

Wie das Insulin freigesetzt wird

Beim gesunden Menschen entstehen insgesamt etwa zwei Gramm Insulin pro Tag. Geringe Mengen, sechs bis zehn Milligramm, sind in den B-Zellen des Pankreas in Form kleiner Körnchen (Granula) stets als Reserve gespeichert. Sobald Glucose aus dem Dünndarm resorbiert wird, reagieren die B-Zellen und beginnen mit der Freisetzung des Hormons. Übrigens: Allein schon beim Anblick einer Mahlzeit oder durch Verdauungsbewegungen des Magens kann dieser Mechanismus über das autonome Nervensystem in Gang gesetzt werden. Er verläuft in zwei Phasen.

In der ersten Phase wird als eine Art Sofortmaßnahme sehr rasch relativ viel aus dem bereitgehaltenen Insulinvorrat abgegeben. Nach etwa zehn Minuten beginnt dann die zweite Phase. Die Produktion von Insulin ist angelaufen, und die Bauchspeicheldrüse schleust langsam und gleichmäßig geringere Mengen des frisch produzierten Hormons in den Stoffwechsel. Es gelangt zunächst aus dem Pankreas mit dem Blut über die Pfortader zur Leber. Dort wird etwa die Hälfte des Hormons gebunden. Der Rest verteilt sich weiter auf die Zellen von Muskel- und Fettgewebe und entfaltet dort seine Wirkung.

Welche Mikronährstoffe unerläßlich sind

In diesem Zusammenhang soll auf die große Bedeutung von verschiedenen Vitaminen und Mineralstoffen für den Stoffwechsel der Glucose hingewiesen werden. Zink zum Beispiel ist ganz allgemein am Aufbau einer Reihe von Enzymen beteiligt und hat darüber im speziellen großen Anteil an wichtigen Funktionen im Rahmen des Kohlenhydratstoffwechsels. Zudem ist es nicht nur ein Bestandteil von Insulin und deshalb für die Insulinbildung unentbehrlich. Zink wird auch für die Speicherung des Hormons benötigt und ist – gemeinsam mit den Spurenelementen Chrom und Kupfer – an der Freisetzung des Insulins aus den Langerhans-Inseln beteiligt.
Eine optimale Wirkung des Insulins ist nicht nur von der Menge des Hormons abhängig, sondern auch vom »Glucosetoleranz-Faktor (GTF)«, der die Ansprechbarkeit auf Insulin beeinflußt und die Anpassung des Blutzuckers steuert. Chrom und Vitamin B_3 sind Bestandteile des GTF und als solche für dessen Funktion unabdingbar. Eine gute Versorgung mit den B-Vitaminen optimiert die Glucoseverwertung und die Glucosetoleranz.
Einige weitere Beispiele. Selen wird für eine ausreichende Insulin-Reserve benötigt, und nur bei einer ausreichenden Insulin-Reserve kann mit Hilfe von Kupfer das Insulin bedarfsgerecht freigesetzt werden. Bei einem Mangel an dem Spurenelement Vanadium kommt es schon frühzeitig zu einer »peripheren Insulinresistenz« (s. S. 34). Omega-3-Fettsäuren, die in Meeresfischen enthalten sind, verbessern die Empfindlichkeit der Zellen (Sensitivität) für Insulin (s. S. 44).
Fazit: Eine ausreichende Versorgung mit Vitaminen und Mineralstoffen ist für den Stoffwechsel der Glucose unverzichtbar – und ein gutes Mittel zu diesem Zweck ist die Vital-Plus-Therapie (s. S. 185).

Die Kontrolle: Wie der Blutzuckerspiegel reguliert wird

Die normale Konzentration an Glucose im Blut beträgt nüchtern 70 bis 110 Milligramm (mg) pro 100 Milliliter (dl). Auf diesen Pegel pendelt sich der Blutzuckerspiegel beim gesunden Menschen immer wieder ein. Der Körper überwacht und registriert sehr genau jede Änderung der Konzentration und gleicht sie dann gezielt aus.

Steigen die Werte an – nach einer Mahlzeit können sie sehr schnell auf 140 mg/dl und sogar höher klettern –, sorgt der Organismus durch einen verstärkten Abstrom der Glucose aus dem Blut in die Zellen für eine Verringerung der Konzentration. Grundsätzlich ist das Absenken des Blutzuckerspiegels auf drei verschiedenen Wegen möglich: durch Speicherung der Glucose als Glykogen, durch Abbau der Glucose beim Verbrennen mit Hilfe von Sauerstoff sowie durch Umbau der Glucose zu Fett.

Droht der Blutzuckerspiegel unter normale Werte abzusinken, wird dies durch einen verstärkten Zustrom von Glucose ausgeglichen. Auch für das Erhöhen der Konzentration des Blutzuckers gibt es mehrere Möglichkeiten.

- Erstens: Aufnahme von Glucose aus dem Darm und Weitertransport über die Leber ins Blut.
- Zweitens: Abbau von Glykogen zu Glucose. Eine Erhöhung des Blutzuckerspiegels ist allerdings nur über das Leberglykogen möglich. Die in den Muskeln abgelagerte »tierische Stärke« kann zwar auch abgebaut werden, sie dient aber nur den Zellen direkt vor Ort als Energiequelle. Ein Transport der freigesetzten Glucose vom Muskel ins Blut ist nicht möglich, es fehlen die dazu notwendigen Enzymsysteme.
- Drittens: Neubildung von Glucose aus dazu geeigneten Ausgangsstoffen wie Glycerin, Milchsäure oder bestimmte Aminosäuren. Dieser Vorgang wird als Gluconeogenese bezeichnet.

Alle diese verschiedenen Mechanismen der Regulation sind sehr fein aufeinander abgestimmt. Die Fäden ziehen dabei verschiedene Hormone, hauptsächlich Insulin und Glucagon. Sie sorgen dafür, daß der Blutzuckerspiegel vorwiegend in Grenzen zwischen 70 und 110 mg/dl gehalten wird und lediglich nach Mahlzeiten kurzfristig höher ansteigt. Die dabei eingehaltene Mindestkonzentration von 70 Milligramm garantiert auf jeden Fall eine ausreichende Versorgung des Gehirns. Sinkt sie auf 50 Milligramm oder noch tiefer, kommt es zu schweren Funktionsstörungen, die man als »hypoglykämischen Schock« bezeichnet.

Wie Insulin in die Zellen gelangt

Als einziges der am Kohlenhydratstoffwechsel beteiligten Hormone ist Insulin in der Lage, den Blutzuckerspiegel zu senken, also den Abstrom von Glucose in die Zellen zu beschleunigen. Um diese Aufgabe perfekt erfüllen zu können, bedient es sich einer Reihe von Tricks. Egal aber, welches Register seines Könnens das Insulin im Einzelfall konkret zieht – um überhaupt aktiv werden zu können, muß es erst einmal in die Körperzellen hineingelangen. Der Weg dorthin führt über spezielle Moleküle, sogenannte Insulinrezeptoren, mit denen jede Zellwand bestückt ist. Ihre Anzahl auf der Zelloberfläche variiert je nach Zelltyp; Fettzellen zum Beispiel besitzen etwa 250 000 dieser spezifischen Rezeptoren. Insulin verbindet sich mit dem Rezeptor zum »Insulinrezeptorkomplex«. In dieser Kombination wird das Hormon ins Innere der Zellen geschleust und entfaltet dort seine unterschiedlichen Wirkungen.

Wie vielfältig Insulin wirksam ist

Bei der Aufnahme und Verwertung der Glucose auf Insulin angewiesen sind Leber, Muskulatur und Fettgewebe; sie werden deshalb »insulinsensitive Organe« genannt. »Insulinunabhängig« sind dagegen alle anderen Organe, wie Gehirn, Niere, Blutgefäße, Nervenzellen und Blutkörperchen. Im Organismus erfüllt das Hormon eine Vielzahl von Funktionen:

- Es vermittelt den Zustrom von Glucose aus dem Blut in Leber-, Muskel- und Fettzellen, indem es bestimmte Areale in der Zellwand anregt, die für den Transport der Glucose ins Zellinnere verantwortlich sind.
- Es fördert den Glucosetransport zu allen Zellen im Körper, auch zu den weit entfernten in der Peripherie.
- Es aktiviert in der Leber und in der Muskulatur Enzymsysteme, die zum einen den Überschuß an Glucose in Glykogen umwandeln und zum anderen für die Verbrennung von Glucose verantwortlich sind.
- Es aktiviert in den Fettzellen Enzymsysteme, die den Umbau von Glucose zu Fett bewirken.
- Es hemmt den Abbau von Fett.

Darüber hinaus hat Insulin noch eine Vielzahl weiterer Wirkungen im Stoffwechsel. Um nur einige zu nennen:

- Es hat einen anabolen, also aufbauenden und wachstumsfördernden Effekt.
- Es fördert die Aufnahme von Aminosäuren in die Zellen und damit die Bildung von Eiweiß (Proteinsynthese).
- Es erleichtert die Versorgung der Zellen mit den Mineralstoffen Kalium, Magnesium und Phosphor.
- Es hemmt in der Bauchspeicheldrüse die Bildung des Hormons Glucagon, einem seiner Gegenspieler.

Was die Gegenspieler vom Insulin tun

Bei der Regulierung des Blutzuckerspiegels hat das Insulin eine Reihe von Gegenspielern, auch »Antagonisten« genannt. Sein wichtigster Kontrahent ist das von den A-Zellen des Pankreas produzierte Glucagon. Es wird bei einem Abfall des Blutzuckerspiegels gebildet und freigesetzt. Glucagon wirkt vor allem in der Leber. Dort stimuliert es die Aufspaltung von Glykogen in seine Bausteine sowie die Neubildung von Glucose und führt dadurch zu einem Anstieg des Blutzuckers. Im Fettgewebe regt es den Abbau der dort eingelagerten Reserven an. Weitere Antagonisten des Insulins sind zwei andere Hormone:

- Adrenalin, das vom Nebennierenmark produziert wird. Es fördert die Freisetzung von Glucose aus Glykogen. Außerdem stimuliert es die Bildung freier Fettsäuren im Fettgewebe.
- Cortison, das in der Nebennierenrinde entsteht, hat den gleichen Effekt auf den Zuckerstoffwechsel wie Adrenalin, wirkt jedoch etwas langsamer. Für die Gluconeogenese ist es ebenfalls erforderlich (s. S. 140).

Ein Fall: Wie der gestörte Stoffwechsel behandelt wurde

Wie sehr Streß die Bildung dieser beiden Hormone beeinflussen und welche Folgen er darüber haben kann, zeigte sich bei einem meiner Patienten, Herrn W. K., 52 Jahre alt. Bei Routineuntersuchungen waren bei ihm wiederholt erhöhte Blutzucker- und Cholesterinwerte festgestellt worden, bei anderen Kontrollen jedoch lagen diese wieder im Normalbereich. Als jetzt seine Ehefrau im Rahmen der Nachsorge-

behandlung nach einer Brustkrebserkrankung in die Schwarzwald Privatklinik Obertal kam, begleitete ihr Mann sie, um sich selbst einem kurzen Gesundheits-Checkup zu unterziehen.
Wie er berichtete, ist er Inhaber einer Möbelfirma. Er arbeitete dort mit ungewöhnlich großem Einsatz, war morgens der Erste und abends der Letzte. Ohne ein gehöriges Maß an Streß meinte er, nicht optimal arbeiten zu können. Seine Frau ergänzte, daß diese Einstellung auch für andere Bereiche des Lebens galt, im Urlaub ebenso wie in der Freizeit: Alles mußte zeitoptimiert und effizient ablaufen. Die Menschen in seiner Umgebung verspürten in seiner Gegenwart oft einen unangenehmen Druck, dem sich keiner so recht zu entziehen vermochte. Arztbesuche legte er stets in die sehr frühen Morgenstunden, zu anderer Zeit war er ja in seinem Betrieb unabkömmlich. Sein behandelnder Arzt war ein ehemaliger Klassenkamerad und bereit, sich auf seine Terminwünsche einzustellen. Häufige Arztbesuche verboten sich aber aus seiner Sicht. Er war der Überzeugung, viele Beschwerden würden ohnehin nach einiger Zeit von selbst wieder vergehen.
Jetzt jedoch gab es neben den gelegentlich auffälligen Laborbefunden einen aktuellen Anlaß für den Kurz-Checkup. Herr W. K. vermochte nicht mehr wie früher, in Ruhe sofort abzuschalten, und er fühlte sich zudem ganz müde und elend – sogar dann, wenn er eigentlich vorhatte, sich zu erholen. Sobald er aber unter Anforderung stehe, sei er wieder sofort voll leistungsfähig, so sein Bericht.
Noch etwas anderes vorweg: Sämtliche Untersuchungen – einschließlich des Belastungs-EKG, der Herz-Echokardiographie, der Doppeluntersuchung der Gefäße und der Ultraschalluntersuchung des Bauches – waren unauffällig, ausgenommen einzelne auffällige Ergebnisse der Laboruntersuchungen.
Auch bei uns ergaben die laborchemischen Untersuchungen nach der morgendlichen Nüchternblutabnahme erhöhte Blutzuckerwerte und abweichende Cholesterinwerte – das »schlechte« LDL-Cholesterin war erhöht und das »gute« HDL-Cholesterin erniedrigt. Außerdem fanden sich ein zu niedriger Magnesiumspiegel im Blut und ein erhöhter Homocysteinspiegel im Serum. Charakteristisch für diesen Patienten war, daß er noch vor dem Termin im Labor um sieben Uhr in der Frühe wichtige Telefonate erledigte, so daß er – ebenfalls typisch für ihn – zu

spät zur Blutentnahme kam. Bei der Konsultation sagte er dem Arzt jedoch zufrieden, es habe ja alles trotzdem gut geklappt.

Welche Folgen der Streß bei diesem Patienten hatte

Wir erläuterten Herrn W. K., daß bei einer solchen Streßsituation im Körper eine adäquate Anpassungsreaktion abläuft. Dabei werden vermehrt Adrenalin und Cortison ausgeschüttet, um für eine zu erwartende Muskelarbeit genügend Energie bereitstellen zu können. Das führt im Organismus zu einer Erhöhung der energiereichen Fette und der Glucose im Blut und zwangsläufig dazu, daß – wie schon so häufig bei diesem Patienten – die Blutzucker- und Cholesterinwerte erhöht sind. Weitere gründliche Untersuchungen bestätigten, daß bei Herrn W.K. keine Störung des Zuckerstoffwechsels bestand. Die Streßsituation war die alleinige Ursache für die erhöhten Werte gewesen.
Leider war das Umschalten von der Streßsituation auf normale Verhältnisse bei Herrn W. K. gestört. Aus der für ihn typischen chronischen Anspannung folgte in Ruhe eine unangepaßte Müdigkeit und Schwäche. Das weitere Bereitstellen von Energie, die Streßbewältigung und die Harmonisierung des Stoffwechsels war, bedingt durch den Mangel an Magnesium, nicht effektiv.
Ein erhöhter Homocysteinspiegel wies außerdem auf eine zu geringe Versorgung mit den Vitaminen B_6, B_{12} und Folat (auch Folsäure genannt) hin. Nur eine ausreichende Zufuhr dieser Mikronährstoffe gewährleistet eine gute Nervenfunktion und einen angepaßten, gesunden Stoffwechsel. Darüber hinaus ist ein erhöhter Homocysteinspiegel ein eigenständiger Risikofaktor für die Arteriosklerose (mehr darüber ab Seite 96). Wie die Untersuchungen zeigten, waren bei diesem Patienten noch keine irreparablen Schäden in den Blutgefäßen entstanden. Durch rechtzeitiges Gegensteuern mit einer gezielten »Gefäß-Therapie« (s. S. 205) gelang auch bei Herrn W. K. eine dauerhafte Normalisierung der Homocystein-Werte. Zu Beginn wurden die Defizite an Vitamin B_6, B_{12} und Folat sowie an Magnesium durch Infusionen ausgeglichen. Danach folgte eine orale Substitution mit »Magnorell« und »Vicoferell« (s. S. 145), um einen neuerlichen Mangel an Mikronährstoffen zu verhindern und dadurch von vornherein einer ineffektiven Streßreaktion sowie arteriosklerotischen Gefäßschäden vorzubeugen.

Dank der Gesamtheit der ärztlichen Maßnahmen ist Herr W. K. heute wieder leistungs- und erholungsfähig. Er kennt keine Müdigkeit mehr und ist für seine Mitarbeiter ein angenehmer Partner. Dabei kommt ihm auch zugute, daß er während seines Aufenthaltes in der Schwarzwald Privatklinik Obertal gelernt hat, sich sowohl die nötige Bewegung als auch die richtige Entspannung zu verschaffen; mit Hilfe einer – von uns entwickelten – Kurzform der aktiven Muskelentspannung (s. S. 155) ist es ihm nun möglich, binnen fünf Minuten belastende Streßsituationen viel besser zu bewältigen als zuvor.

Wie Glucagon das Gleichgewicht erhält

Beim gesunden Menschen besteht ein ausgewogenes Gleichgewicht in der Wirkung und im Zusammenspiel aller Hormone, die am Stoffwechsel der Glucose beteiligt sind. Dazu trägt das Glucagon noch auf besondere Weise bei. Es regt die B-Zellen des Pankreas dazu an, in Abständen von 15 bis 20 Minuten etwas »Basisinsulin« zur Verfügung zu stellen.

Die vielfältigen, ebenso komplizierten wie raffinierten Regulationsmechanismen des Stoffwechsels, die hier nur in stark vereinfachter Form dargestellt werden konnten, dienen in erster Linie dazu, den Blutzucker unter verschiedensten Bedingungen konstant zu halten und den Organismus optimal mit Glucose zu versorgen. Denn bei einem Mangel an »Zucker« kann der Körper nicht normal funktionieren (mehr über die Hypoglykämie auf Seite 109). Und ein Übermaß davon macht den Menschen »zuckerkrank«.

3 Der Krankheit keine Chance: Vorbeugung des Diabetes

Man kann es gar nicht oft genug sagen: Die Zuckerkrankheit – vor allem der Typ-2-Diabetes – ist kein unabwendbares Schicksal. Es gibt nämlich nicht allein eine Ursache für diese chronische Stoffwechselstörung. Mehrere Auslöser müssen zusammenwirken, um den Diabetes mellitus schließlich ausbrechen zu lassen. Diesem unseligen Miteinander kann und sollte man gezielt gegensteuern. Wie gut und erfolgreich dem Typ-2-Diabetes vorzubeugen ist, steht in diesem Kapitel.

Die folgenden Informationen sind wichtig für Millionen, und zwar für

- alle Menschen mit Übergewicht, insbesondere für jene mit zuviel Pfunden in »Apfelform«;
- alle Menschen aus Familien, in denen bereits Fälle von Diabetes aufgetreten sind;
- alle Frauen, die während einer Schwangerschaft zeitweilig an Gestations-Diabetes (s. S. 217) erkrankt waren und die Kinder mit einem Geburtsgewicht von mehr als 4 000 Gramm zur Welt gebracht haben.

Sie alle haben nämlich ein relativ großes Risiko, an Typ-2-Diabetes (s. S. 219) zu erkranken. Ist bei ihnen keine ausreichende Normalisierung des Blutzuckers zu erreichen, ist ihre durchschnittliche Lebenserwartung durch nach und nach auftretende Folgeschäden um ein Drittel kürzer als bei gesunden Menschen. Dazu muß es nicht kommen: Alle diese Menschen haben eine reelle Chance, das Auftreten der Krankheit zu verhindern. Gelingt es ihnen, die wichtigsten Risikofaktoren auszuschalten, wird die Mehrzahl von ihnen gesund bleiben. Das bestätigen Ergebnisse wissenschaftlicher Untersuchungen. Diese »primäre Prävention« ist vor allem eine Frage der Ernährung und allgemeinen Lebensweise.

Insulinresistenz: Warum sie so gefährlich werden kann

Der Typ-2-Diabetes beginnt zunächst relativ harmlos, ohne daß die Betroffenen etwas davon spüren. Die Bauchspeicheldrüse bildet zwar wie gewohnt Insulin, auch in ausreichender Menge, aber es hat nicht mehr seine volle Wirkung. Der Grund dafür: Die Körperzellen, insbesondere die der Muskulatur, reagieren nicht mehr in erwünschter Weise auf das Hormon. Sie sind unempfindlicher – resistenter – geworden; in der Medizin spricht man daher von einer »peripheren Insulinresistenz«. Will der Organismus dennoch den Blutzuckerspiegel auf dem normalen Niveau halten, bleibt ihm nur eine Möglichkeit: Er muß die Insulinproduktion steigern. Charakteristisch für diese Störung des Stoffwechsels ist daher, daß es insbesondere nach dem Essen zu einem deutlichen Anstieg der Insulinausschüttung aus dem Pankreas kommt.
Die häufigsten Ursachen für eine Insulinresistenz sind massives Übergewicht und mangelnde körperliche Bewegung. Hinzukommen noch weitere Einflüsse, vor allem übermäßiger Konsum von Alkohol und Nikotin, aber auch die Einnahme von Medikamenten wie zum Beispiel Cortison. Darüber hinaus gibt es Anhaltspunkte für eine genetisch bedingte Veranlagung.
Die Insulinresistenz kann der Beginn einer bedrohlichen Störung des Glucosestoffwechsels sein, die schließlich zum Ausbruch des Diabetes mellitus führt. Wie gesagt, das kann, muß jedoch nicht sein. Zwar bedeutet die Insulinresistenz ohne Zweifel eine Gefahr für die Gesundheit, aber sie läßt sich in den meisten Fällen bannen. Das ist möglich, indem die entscheidenden Risikofaktoren ausgeschaltet werden.
Eine gesunde Lebensweise ist der beste Weg, der Zuckerkrankheit vorzubeugen. Am wichtigsten sind eine ausgewogene Ernährung und regelmäßige Bewegung. Denn bereits durch Gewichtsabnahme und Muskelarbeit läßt sich die Empfindlichkeit der Körperzellen für Insulin wieder deutlich verbessern. Ähnliches gilt für einen

maßvollen Umgang mit Alkohol und Nikotin. Auch regelmäßige Ruhephasen sollte man Körper und Psyche gönnen. Übermäßiger, andauernder Streß hat nämlich einen ungünstigen Einfluß auf den Stoffwechsel der Glucose und läßt die Blutzuckerwerte langfristig ansteigen. Dem sollte man mit aktiver Entspannung gegensteuern (s. S. 151).
Diese Empfehlungen und ihre Umsetzung sind Bestandteile der Multi-Metabol-Therapie, die wir Ärzte in der Schwarzwald Privatklinik Obertal nicht nur zur Behandlung, sondern auch zur Vorbeugung der Zuckerkrankheit entwickelt haben – und über die ich in den folgenden Kapiteln ausführlich berichten werde.

Ernährung: Vorbeugen mit Messer und Gabel

Herzstück einer wirksamen Prävention des Typ-2-Diabetes ist die Ernährung. Sie muß in ihrer Zusammensetzung den Bedürfnissen des Körpers genau angepaßt sein. Nur dann sind optimale Bedingungen für einen reibungslos funktionierenden Stoffwechsel gegeben und damit gute Voraussetzungen für Gesundheit und Wohlbefinden bis ins hohe Alter.
Für viele von uns gehört zu einer »richtigen« Mahlzeit noch immer eine große Portion Fleisch. Das war nicht immer so, es ist vielmehr eine »Errungenschaft« des heutigen Wohlstands. Über viele Millionen Jahre hinweg haben sich unsere Vorfahren nämlich ausschließlich oder überwiegend von Pflanzen ernährt. Zwar kann der Mensch auch tierische Lebensmittel verwerten, er ist also kein reiner Pflanzenesser, sondern grundsätzlich auf gemischte Kost programmiert. Wir haben uns aber im Laufe von Jahrtausenden an eine vorwiegend pflanzenbetonte Kost gewöhnt. Eine solche Ernährung ist am besten auf die Belange unseres Körpers abgestimmt. Auf die heute in den Industrienationen übliche »fleischlastige« Kost sind wir noch gar nicht eingestellt.

Warum der Mensch von Natur aus ein »Pflanzenfresser« ist

Es gibt physiologische Besonderheiten des menschlichen Organismus, die diese Aussage stützen. So ist er nicht in der Lage, Vitamin C selbst zu produzieren. Diese Eigenschaft haben in der Tierwelt nur reine Pflanzenfresser wie Affen, Kaninchen oder Meerschweinchen. Die Natur hielt eine solche Fähigkeit wohl für überflüssig, weil pflanzliche Kost reichlich Vitamin C enthält und deshalb eine Eigensynthese nicht unbedingt notwendig ist. Außerdem fehlt dem Menschen – wie allen typischen Pflanzenfressern – ein Enzym, das Harnsäure abbauen kann. Harnsäure ist im menschlichen Organismus das Endprodukt des Eiweißstoffwechsels. Bei Fleischfressern mit ihrem hohen Eiweißkonsum geht der Abbau von Eiweiß über diese Stufe hinaus, denn sie verfügen über ein dafür erforderliches Enzym. Unser Stoffwechsel dagegen ist einer großen Menge an Eiweiß weniger gut gewachsen. Es kommt bei einem zu üppigen Angebot dieses Nährstoffes leicht zu überhöhten Konzentrationen an Harnsäure im Blut, und das ist ein möglicher Auslöser für Gicht.

Wer vom Diabetes besonders bedroht ist

Wissenschaftliche Untersuchungen unserer Ernährungsgewohnheiten zeigen es immer wieder: Am schwersten fällt den meisten Menschen der Umgang mit der Energie. Vor allem älteren Menschen fehlt in dieser Hinsicht das richtige Augenmaß. Wie der Ernährungsbericht der Deutschen Gesellschaft für Ernährung belegt, ist die Energiebilanz bei etwa ein Drittel der Jugend eher zu niedrig. Mit zunehmendem Alter jedoch schaukelt sich die Energiezufuhr allmählich hoch. Die Folgen zeigen sich in der Statistik. Während in Deutschland vor zehn bis 15 Jahren nur etwa 25 Prozent der Bundesbürger übergewichtig waren, sind es heute in der Altersgruppe der über 50jährigen mehr als 50 Prozent. Dies ist die Bevölkerungsgruppe, die vom Typ-2-Diabetes besonders bedroht ist. Das hat natürlich Konsequenzen: Übergewicht birgt ein erhöhtes Risiko für eine ganze Reihe ernährungsabhängiger Krankheiten – auch für Diabetes.

Wieviel Kilo darf man wiegen

Wer wissen möchte, wieviel er wiegen darf und nicht gerne rechnet, für den gibt es eine ganz einfache Faustformel, die eine grobe Orientierung bringt. Nach dem »Broca-Index« ergibt: Körpergröße in Zentimetern minus 100 = Normalgewicht in Kilogramm; demzufolge sollte beispielsweise ein 165 cm großer Mensch nicht mehr als 65 kg auf die Waage bringen.

Besser bewährt hat sich in der Praxis der sogenannte Body-Mass-Index (abgekürzt: BMI). Er bringt genauere Werte, erfordert jedoch ein bißchen mehr Rechnerei. Der BMI läßt sich ermitteln, indem man das Körpergewicht in Kilogramm durch das Quadrat der Körpergröße teilt; eine 62 Kilogramm schwere und 1,65 Meter große Frau hat beispielsweise einen BMI von 23. Wie das Gewicht nach dem BMI bewertet wird, zeigt der Kasten auf dieser Seite. Dazu noch eine Anmerkung: Adipositas (Fettsucht) mit einem BMI über 30 hat heute bereits jeder zehnte Deutsche. Für ihn ist ein »Abspecken« aus medizinischer Sicht dringend erforderlich. Wie man die schädlichen Pfunde am besten loswird, ist ab Seite 119 nachzulesen.

Kategorie	**BMI**	**Grad der Fettsucht**
Untergewicht	< 19	0
Normalgewicht	19 bis unter 25	0
Übergewicht (mäßig)	25 bis unter 30	I
Adipositas (deutlich)	30–40	II
(extrem)	> 40	III

Zugegeben, das Errechnen des Body-Mass-Index ist etwas umständlich. Um es zu ersparen, hier ein Überblick darüber, welches Körpergewicht bei welcher Körpergröße einem Normalgewicht mit einem BMI zwischen 19 und 24 entspricht (wer mehr wiegt, der sollte abnehmen):

Größe in cm	**Gewicht in kg**	**Größe in cm**	**Gewicht in kg**
152	44 bis 55	175	58 bis 73
154	45 bis 57	177	59 bis 75
157	47 bis 59	180	61 bis 78
160	48 bis 61	182	63 bis 80
162	49 bis 63	185	65 bis 82
165	51 bis 65	187	67 bis 84
167	53 bis 67	190	68 bis 87
170	54 bis 69	193	70 bis 89
172	56 bis 71		

Wie wenig Kalorien man essen sollte

Bei einer ausgeglichenen Energiebilanz entsprechen die konsumierten Kalorien dem tatsächlichen Bedarf. Kontrollieren läßt sich das in der Praxis ganz einfach, indem man sich regelmäßig auf die Waage stellt. Bleibt das Körpergewicht – abgesehen von geringfügigen Schwankungen – konstant, ist die Energiebilanz ausgeglichen. Liegt das Gewicht im wünschenswerten Bereich, besteht normalerweise kein Grund, die Ernährungsgewohnheiten zu ändern. Steigt es jedoch an, ist der tägliche Speisenplan zu kalorienlastig und muß geändert werden.

Auch wenn es so mancher nicht wahrhaben möchte: In Sachen erlaubter Energiezufuhr gibt es keine »Gleichberechtigung« – weder zwischen den Geschlechtern noch zwischen den Altersgruppen. Frauen müssen mehr mit den Kalorien geizen als Männer und ältere Menschen mehr als jüngere – ganz einfach deshalb, weil sie weniger davon verbrauchen. Der folgende Kasten gibt einen Überblick über die Richtwerte für den täglichen Energiebedarf bei einer Größe, die dem Durchschnitt entspricht.

Alter	Frauen	Männer
19 bis unter 25 Jahre	2200 kcal	2600 kcal
25 bis unter 51 Jahre	2000 kcal	2400 kcal
51 bis unter 65 Jahre	1800 kcal	2200 kcal
65 Jahre und älter	1700 kcal	1900 kcal

Nährstoffe: Ausgewogenheit ist das Gebot

Wenn von gesunder Ernährung die Rede ist, denken viele Menschen hauptsächlich ans Kalorienzählen. Es stimmt natürlich: Die ausgeglichene Energiebilanz ist ein entscheidender Grundsatz gesunder Ernährung, aber bei weitem nicht der einzige. Genauso wichtig ist die Nährstoffzusammensetzung. Der Grund: Jeder einzelne Nährstoff hat im Körper ganz spezielle Aufgaben zu erfüllen. Es ist daher nicht egal, wieviel der insgesamt benötigten Energie von Kohlenhydraten oder Fetten oder Eiweiß geliefert wird.

Welche Kohlenhydrate die besten sind

Kohlenhydrate sind in den meisten pflanzlichen Lebensmitteln enthalten und zählen zu den bedeutsamsten Energielieferanten. Pro Gramm enthalten sie 4,1 Kalorien, nur etwa halb soviel wie Fett. Nach den Empfehlungen der Deutschen Gesellschaft für Ernährung (abgekürzt: DGE) sollten 55 bis 60 Prozent der Energiezufuhr aus vorrangig komplexen Kohlenhydraten (s. S. 135) bestehen. Das sind bei einer Zufuhr von 2000 Kalorien etwa 275 bis 300 Gramm pro Tag. Davon sind die Bundesbürger jedoch noch weit entfernt. Erwachsene kommen im Durchschnitt auf nur etwa 220 Gramm. Der Grund: Wir essen zu wenig Vollkornprodukte, Kartoffeln, Gemüse, Reis, Nudeln und Hülsenfrüchte – jedoch viel zuviel Fleisch.

Warum Ballaststoffe alles andere als überflüssig sind

Ihren Namen haben diese Inhaltsstoffe von Lebensmitteln noch aus einer Zeit, als man sie ihrer Unverdaulichkeit wegen für völlig überflüssig hielt. Diese Einschätzung hat sich mittlerweile grundlegend gewandelt. Ihre große Bedeutung für den menschlichen Organismus ist heute eindeutig belegt. Sie sind nur in Pflanzen enthalten – zur Stabilisierung, als Füllstoff und Schutzmaterial. Zu unterscheiden sind unlösliche Ballaststoffe wie Zellulose, die eine hohe Quellfähigkeit haben und die löslichen Ballaststoffe wie Pektin, die zähe Lösungen bilden. Sie können von den Verdauungsenzymen im Darm des Menschen nicht abgebaut werden. Wegen ihrer besonderen Eigenschaften können Ballaststoffe Verdauung und Stoffwechsel in vieler Hinsicht positiv beeinflussen.

Ihre Faserstruktur bewirkt, daß ballaststoffreiche Lebensmittel länger und intensiver gekaut werden müssen. Das fördert die Bildung von Speichel und verbessert den Aufschluß der Nahrung. Außerdem verlängert sich die Verweildauer im Magen – und deshalb hält das Sättigungsgefühl länger an.

Was Ballaststoffe im Darm bewirken

Zahlreiche Ballaststoffe haben sehr gute Quelleigenschaften. Durch das Binden von Wasser vergrößert sich das Volumen des Speisebreis. Das regt die Verdauung an, die Passagezeit des Darminhalts sinkt, der Stuhl ist weicher. Verstopfung, das heimliche Leiden vor allem von Frauen, ließe sich in vielen Fällen durch eine ballaststoffreiche Kost erheblich lindern. Darüber hinaus schaffen der höhere Wassergehalt und die für die Ernährung der Bakterien nutzbaren unverdaulichen Ballaststoffe günstigere Bedingungen für eine gesunde Darmschleimhaut und das Wachstum einer stabilen Darmflora aus gesundheitsfördernden Bakterien.

Damit nicht genug des Guten: Ballaststoffe binden im Darm sowohl Schadstoffe, so daß diese nicht in den Körper aufgenommen werden, als auch Gallensäuren, die sonst im Darm zu krebserregenden Stoffen abgebaut werden könnten. Auf diese Weise verringern Ballaststoffe das Risiko von Dickdarmkrebs. Darüber hinaus ist nachgewiesen, daß sie den Cholesterinspiegel senken.

Eine weitere Wirkung der Ballaststoffe ist insbesondere für den Stoffwechsel wichtig: Sie halten den Blutzuckerspiegel relativ konstant – worauf ich noch genauer eingehen werde.

Wegen der großen Bedeutung von Ballaststoffen für die menschliche Gesundheit empfiehlt die DGE (Deutsche Gesellschaft für Ernährung) eine tägliche Zufuhr von mindestens 30 Gramm. Die Realität sieht leider anders aus. In keiner Altersgruppe wird dieser Wert auch nur annähernd erreicht, die Aufnahme liegt im Durchschnitt bei nur knapp 14 Gramm pro Tag. Einen Überblick über den Gehalt einiger Lebensmittel an Kohlenhydraten und Ballaststoffen gibt diese Tabelle.

Lebensmittel (100 g)	**Kohlenhydrate** (g)	**Ballaststoffe** (g)	**Energie** (kcal)
Bohnen (weiße)	57	17	350
Brokkoli	4	2	23
Chicorée	2.3	16	14
Haferflocken	66	7	400
Kartoffeln (ohne Schale)	19	3	85
Linsen	56	11	353
Müsli (trocken)	67	5	400
Reis (Vollkorn)	75	4	380
Reis (poliert)	79	1	380
Weißkohl	3	3	20
Weizentoastbrot	65	3	300
Weizenvollkornbrot	47	7	245

Und dazu noch ein Tip: Chicorée! Das Gemüse enthält den löslichen Ballaststoff Inulin und dabei nur eine Kalorie pro Gramm. Es eignet sich deshalb sehr gut zur Kalorienreduktion sowie bei Störungen des Zuckerstoffwechsels als Ersatz für Fett und Zucker. Zudem fördert Inulin die Besiedlung des Darmes mit den nützlichen Bakterien der Arten Bifidus und Lactobacillus acidophilus.

Wie unterschiedlich Eiweiß bewertet wird

Eiweiß ist der wichtigste Baustoff des menschlichen Organismus. Es bildet die wesentliche Organ- und Körpersubstanz. In Muskeln, Organen, Blut – in jeder Zelle, bis hin zu den Haaren und Nägeln, ist es zu finden. Auch die Bildung körpereigener Stoffe wie Hormone und Enzyme ist nur mit seiner Hilfe möglich. Eiweißmangel führt unter anderem zu einer Abwehrschwäche gegenüber Infektionen und setzt allgemein die körperliche und geistige Leistungsfähigkeit herab. Mit 4,1 Kalorien pro Gramm enthält Eiweiß zwar ebensoviel Energie wie Kohlenhydrate, ist jedoch als Energielieferant weniger gut geeignet.

Alle Eiweißstoffe – auch Proteine genannt – sind aus Aminosäuren zusammengesetzt. Für den Aufbau von menschlichem Körpereiweiß werden 20 unterschiedliche Aminosäuren benötigt. Elf davon kann der Organismus selbst bilden. Die übrigen neun muß er regelmäßig und ausreichend mit der Nahrung aufnehmen. Man bezeichnet sie daher auch als »essentielle Aminosäuren«, wobei essentiell soviel wie lebensnotwendig bedeutet. Der Gehalt eines Nahrungsproteins an essentiellen Aminosäuren gibt den Ausschlag dafür, wie gut es von unserem Körper verwertet werden kann.

Die »biologische Wertigkeit« ist eine Größe, um die Eignung von Nahrungseiweiß für die menschliche Ernährung zu beurteilen. Sie gibt an, wieviel Gramm Körpereiweiß durch 100 Gramm Nahrungseiweiß ersetzt bzw. gebildet werden können. Einen Überblick über die biologische Wertigkeit verschiedener Lebensmittel ermöglicht die eingefügte Tabelle. Ganz allgemein läßt sich sagen:

- Die biologische Wertigkeit eines Nahrungsproteins ist hoch, wenn es reichlich essentielle Aminosäuren in einem ähnlichen Mengenverhältnis enthält wie das Eiweiß des menschlichen Körpers.

- Die biologische Wertigkeit eines Proteins ist niedrig, wenn es wenig essentielle Aminosäuren enthält und die auch noch in einem ungünstigen Mengenverhältnis.

Lebensmittel	**Biologische Wertigkeit**
Speisequark	98
Milch	91
Rindfleisch (Mager)	87
Schnitzel	84
Hühnerfleisch	83
Hühnerei	81
Hering	81
Sojabohnen	76
Roggenvollkornbrot	68
Kartoffeln	67
Reis (Vollkorn)	64
Bohnen (grün)	63
Haferflocken	62
Rosenkohl	40

Wie gut Eiweißarten kombiniert werden können

Bereits die zu geringe Konzentration nur einer einzigen Aminosäure kann die biologische Wertigkeit eines Nahrungsproteins erheblich herabsetzen. Deshalb hat man nach Wegen gesucht, wie sich Eiweißstoffe mit ungünstiger Zusammensetzung der Aminosäuren aufwerten lassen. Eine sehr einfache Möglichkeit besteht darin, zwei oder mehrere Eiweißarten von geringer biologischer Wertigkeit so miteinander zu kombinieren, daß sie sich zu einem idealen Mengenverhältnis an Aminosäuren ergänzen. Man spricht in diesem Zusammenhang auch vom »biologischen Ergänzungswert«.

Ein ganz alltägliches Beispiel für eine gelungene Kombination ist das Kartoffelpüree. Weitere Eiweißgemische mit gutem Ergänzungswert sind Getreide mit Fleisch oder Milch, Kartoffeln mit Ei oder Milch, Hülsenfrüchte mit Getreide, Mais mit Soja.

Die Deutsche Gesellschaft für Ernährung empfiehlt bei einer gemischten Kost mit tierischen und pflanzlichen Eiweißträgern für Erwachsene die Aufnahme von täglich 0,8 Gramm Eiweiß pro Kilogramm Körpergewicht; bei einem Gewicht von 65 Kilogramm sind das maximal 52 Gramm. Mit einem Verzehr von durchschnittlich knapp 67 Gramm durch die Frauen und 85 Gramm durch die Männer verzehren die Deutschen jedoch viel mehr Eiweiß als ihr Körper benötigt. Ein überhöhter Eiweißkonsum bringt keinerlei Vorteile. Im Gegenteil: Da Eiweiß fast immer von Fett begleitet wird, steigt bei hoher Eiweißzufuhr zwangsläufig auch die Fettaufnahme. Deshalb ist es wichtig, bei tierischen Eiweißträgern auf fettarme Produkte zu achten. Und noch etwas gilt es zu beachten: In der täglichen Ernährung sollten tierisches und pflanzliches Eiweiß zu etwa gleichen Teilen enthalten sein.

Worauf es bei Fett vor allem ankommt

Dieser Nährstoff ist der wichtigste Energielieferant und Energiespeicher, denn der Brennwert von Fett übersteigt mit 9,3 Kalorien den von Kohlenhydraten und Eiweiß um mehr als das Doppelte. Gleichzeitig ist es Träger der fettlöslichen Vitamine A, D, E und K sowie der essentiellen Fettsäuren. Darüber hinaus erfüllt Fett im Organismus eine Reihe wichtiger Funktionen. So bildet es unter der Hautoberfläche eine isolierende Schicht, die vor dem Verlust an Körperwärme schützt. Fett bekommt unserem Körper allerdings nur dann gut, wenn es in Maßen und in der richtigen Zusammensetzung aufgenommen wird. Bei kaum einem Nährstoff liegen daher Nutzen und Schaden so dicht beieinander.

Zuviel Fett führt nicht nur zu Übergewicht, sondern begünstigt auch eine Vielzahl ernährungsabhängiger Krankheiten. »Sparen« sollte also die Devise sein. Wer sich fettarm ernähren möchte, knausert dabei in aller Regel vor allem mit den »sichtbaren Fetten« – mit der Butter auf dem Brot oder dem Öl am Salat. Den wenigsten ist bewußt, wieviel Fett und damit Kalorien sich in vielen Lebensmitteln verstecken. Von den durchschnittlich 90 Gramm Fett, die jeder Deutsche pro Tag aufnimmt, stammen mehr als 60 Prozent aus diesen »versteckten Fetten« in Fleisch, Wurst, fettem Käse, Back- und Süßwaren. Allein die Hälfte davon werden durch den Verzehr von Fleisch und Wurst aufgenommen.

Welche Fettsäuren besonders nützlich sind

In ihrem Energiegehalt gibt es zwischen den einzelnen Nahrungsfetten praktisch keine Unterschiede, wohl aber in der Zusammensetzung der Fettsäuren. Grundsätzlich sind in tierischen und pflanzlichen Fetten drei Typen von Fettsäure enthalten: gesättigte, einfach ungesättigte und mehrfach ungesättigte.

Das Mengenverhältnis dieser Fettsäuren ist in tierischen und pflanzlichen Fetten unterschiedlich. So enthalten die meisten pflanzlichen Fette (ausgenommen Kokos- und Palmfett) einen relativ hohen Anteil an ungesättigten Fettsäuren, von denen die essentiellen Fettsäuren wie die Linolsäure für den Körper von großer Bedeutung sind. Er muß sie regelmäßig mit der Nahrung aufnehmen. Im Gegensatz dazu enthalten tierische Fette vorwiegend die weniger wertvollen gesättigten Fettsäuren. Unter den mehrfach ungesättigten Fettsäuren sind die Omega-3-Fettsäuren, die in Meeresfisch enthalten sind, von besonderem Nutzen für den Organismus. Sie halten die Bluttfettwerte niedrig und senken damit das Risiko von Schäden an den Blutgefäßen, durch das Diabetiker mehr als alle anderen Menschen gefährdet sind. Außerdem verbessern die Omega-3-Fettsäuren die Empfindlichkeit (Sensitivität) der Zellen für Insulin.

Für Personen mit leichter bis mittelschwerer Arbeit werden circa 30 Prozent der Gesamtenergiezufuhr in Form von Fett empfohlen. Bei einer täglichen Energieration von 2000 Kalorien entspricht dies etwa 65 Gramm. Darüber hinaus empfiehlt die DGE ein ausgewogenes Verhältnis der drei Fettsäuretypen: $1/3$ mehrfach ungesättigte, gut $1/3$ einfach ungesättigte und knapp $1/3$ gesättigte Fettsäuren. Von dieser Vorgabe ist die in Deutschland übliche Kost weit entfernt, sie hat einen zu hohen Anteil an tierischen Fetten und enthält deshalb viel zu viele gesättigte Fettsäuren.

Wie wichtig Vitamine als Antioxidantien sind

Für den Menschen sind diese Nährstoffe essentiell. Das bedeutet: Der Körper kann sie nicht selbst herstellen und ist deshalb auf regelmäßige und ausreichende Zufuhr über die Nahrung angewiesen. Vitamine gehören im Organismus zur »Führungselite«. Gemeinsam mit den Hormonen steuern sie ungezählte biochemische Prozesse und stellen

sicher, daß im komplizierten Stoffwechselgeschehen alles reibungslos klappt. Einige von ihnen, die sogenannten Antioxidantien, bieten dem Organismus darüber hinaus einen Schutz ganz besonderer Art: Sie machen Jagd auf »freie Radikale«.
Diese chemisch ungemein aggressiven Substanzen entstehen entweder im Körper selbst oder können durch Einflüsse wie Rauchen, Alkohol oder extreme UV-Bestrahlung von außen eindringen. Einmal in die Gewebe gelangt, richten sie dort zum Teil irreparable Schäden an und sind damit am Entstehen verschiedener chronischer Erkrankungen wie der Arteriosklerose beteiligt. Ein Mangel an Antioxidantien leistet auch der Entwicklung eines Diabetes Vorschub.
Zu den antioxidativ wirkenden Vitaminen gehören Vitamin A, C, E und Beta-Carotin, eine Vorstufe des Vitamine A. Um eine ausreichende Versorgung mit Antioxidantien sicherzustellen, empfehlen Ernährungswissenschaftler täglich mindestens fünf Portionen Obst und Gemüse; als eine Portion zählt dabei zum Beispiel ein Apfel oder ein Glas Orangensaft oder ein Schüsselchen Salat.
Die Empfehlungen der Deutschen Gesellschaft für Ernährung für die Vitaminzufuhr sind in der folgenden Tabelle enthalten. Dabei fällt auf: Verglichen mit der benötigten Zufuhr an den Hauptnährstoffen sind die erforderlichen Mengen an Vitaminen sehr gering. Bei einigen sind es nur wenige Mikrogramm pro Tag, aber selbst diese minimalen Dosen sind unverzichtbar. Für alle Vitamine gilt: Bei einer unzureichenden Zufuhr kann es zu krankhaften Störungen kommen, die zum Beispiel mit einer Beeinträchtigung der Leistungsfähigkeit oder einer Schwächung der körpereigenen Abwehr einhergehen und das Risiko ernährungsabhängiger Krankheiten erhöhen.

	A	**D**	**E**	**B_1**	**B_2**	**B_6**	**B_{12}**	**Folsäure**	**C**	**Niacin**
	(mg)	(µg)	(mg)	(mg)	(mg)	(mg)	(µg)	(µg)	(mg)	(mg)
FRAUEN										
(19–35 Jahre)	0,8	5	12	1,2	1,5	1,6	3	150	75	15
>35 Jahre	0,8	5	12	1,1	1,5	1,6	3	150	75	15
MÄNNER										
(19–35 Jahre)	1,0	5	12	1,4	1,7	1,8	3	300	75	18
>35 Jahre	1,0	5	12	1,3	1,7	1,8	3	300	75	18

Dazu noch eine Anmerkung. Diabetiker verbrauchen mehr Vitamine – unter anderem, als Antioxidantien zur Abwehr der freien Radikale und als Bestandteile von Enzymen zur Verstoffwechslung von Homocystein (s. S. 97) – und haben deshalb einen höheren Bedarf als Gesunde, so daß für sie diese DGE-Empfehlungen nicht ausreichend sind. Das bestätigten Untersuchungen im Rahmen der großangelegten »VERA-Studie« in den alten Bundesländern. Für sie ist eine Ergänzung der Ernährung mit den richtigen Mikronährstoffen in der richtigen Menge und in der richtigen Zusammensetzung mit der Vital-Plus-Therapie (s. S. 185) besonders wichtig.

Wie vielfältig Mineralstoffe wirksam sind

Mineralstoffe sind von großer Bedeutung für das gesamte Stoffwechselgeschehen. Obwohl sie zum Teil nur in sehr geringen Mengen benötigt werden (und dann als Spurenelemente gelten), kann das Fehlen bzw. die zu geringe Zufuhr nur eines einzigen Mineralstoffes zu erheblichen Beeinträchtigungen der Gesundheit führen, insbesondere bei Störungen des Zuckerstoffwechsels. Umgekehrt kann das Spurenelement Vanadium in angepaßter Dosierung einer Insulinresistenz (s. S. 34) entgegenwirken. Was für Vitamine gilt, das trifft auch für einige Mineralstoffe zu: Diabetiker haben einen erhöhten Bedarf, unter anderem an Magnesium, Selen und Zink, wie ebenfalls die VERA-Studie ergeben hat. Wie groß der Mindestbedarf an Mineralstoffen für gesunde Menschen ist, zeigen die Tabelle mit den Angaben der Deutschen Gesellschaft für Ernährung.
Nach gültiger Definition teilt man Mineralstoffe in Mengen- und Spurenelemente ein. Diese Unterscheidung richtet sich jedoch lediglich nach ihrem mengenmäßigen Anteil im Körper und hat nichts mit ihrer Wirkung zu tun. Mineralstoffe sind in zahlreiche biologische Prozesse eingebunden: Sie beeinflussen den Wasserhaushalt und sorgen dafür, daß Zellen und Gewebe ausreichend Flüssigkeit binden.
Viele Mineralstoffe sind wesentlicher Bestandteil biologischer Substanzen, von denen die Aktivität der Enzyme und des Zellstoffwechsels abhängt, was bereits für den Zuckerstoffwechsel beschrieben ist (s. S. 23). Beispielsweise wird Jod für den Aufbau der Schilddrüsenhormone und Eisen für die Bildung des roten Blutfarbstoffs benötigt.

Zink, Magnesium und Kupfer haben große Bedeutung als Bestandteil von Enzymen, die nicht nur im Zuckerstoffwechsel eine wichtige Rolle spielen, sondern auch als antioxidative Schutzfaktoren gegen freie Radikale (s. S. 184). Andere Mineralstoffe wie Calcium und Phosphor sind am Aufbau bestimmter Gewebe beteiligt, vor allem der Knochen und Zähne.

	Kalium (mg)	**Calcium** (mg)	**Phosphor** (mg)	**Magnesium** (mg)	**Eisen** (mg)	**Jod** (µg)	**Selen** (µg)	**Fluor** (mg)	**Zink** (mg)
FRAUEN									
(19–24 Jahre)	2.000	1.000	1.500	300	15	200	20–100	1,5–4,0	12
(25–50 Jahre)	2.000	900	1.400	300	15	200	20–100	1,5–4,0	12
> 50 Jahre	2.000	800	1.200	300	10	180	20–100	1,5–4,0	12
MÄNNER									
(19–24 Jahre)	2.000	1.000	1.500	350	10	200	20–100	1,5–4,0	15
> 24 Jahre	2.000	900	1.400	350	10	200	20–100	1,5–100	15

Sekundäre Pflanzenstoffe: Heilmittel im Essen

»Eure Nahrungsmittel sollen eure Heilmittel und eure Heilmittel eure Lebensmittel sein.« Kein geringerer als Hippokrates, der berühmte Arzt im antiken Griechenland, legte vor mehr als 2000 Jahren seinen Patienten diesen Leitsatz ans Herz. Wie andere Heilkundige seiner Zeit war er davon überzeugt, daß Nahrung mehr sei als lediglich Nachschub an Brenn- und Baustoffen für den alltäglichen Routinebetrieb des menschlichen Körpers. Er vermutete in vielen Lebensmitteln spezielle Stoffe, die bei der Abwehr von Krankheiten helfen können. Die von ihm propagierte »Nahrungsheilkunde« spielte früher eine große Rolle, verlor aber mit dem Aufkommen der modernen Medizin an Bedeutung und landete für lange Zeit im wissenschaftlichen Abseits.
Heute sind Hippokrates und seine Kollegen jedoch rehabilitiert, denn seit einigen Jahren ist die pharmakologische Wirkung der Nahrung Gegenstand intensiver Forschungen. Was früher allein die Erfahrung lehrte, ist nun bereits in vielen Punkten wissenschaftlich belegt. Ausgelöst wurde das große Interesse an »bioaktiven Stoffen« in den

Lebensmitteln hauptsächlich durch die Ergebnisse einer Vielzahl von Studien. Sie zeigen, daß es Zusammenhänge zwischen Ernährungsgewohnheiten und der Häufigkeit von Krankheiten wie zum Beispiel Herz-Kreislauf-Leiden gibt, die sich nicht allein mit der jeweiligen Nährstoffzufuhr erklären lassen. Ausschlaggebend war auch, daß sich unter Ernährungswissenschaftlern zunehmend die Auffassung durchsetzte, Empfehlungen für die tägliche Kost sollten sich viel stärker als bisher am Gedanken der Prophylaxe von Krankheiten orientieren.
Am üppigsten mit bioaktiven Stoffen ausgestattet sind eßbare Pflanzen. Sie enthalten neben den üblichen Nährsubstanzen die »sekundären Pflanzenstoffe (SPS)«. Die Pflanzen produzieren sie als Schutz gegen Umwelteinflüsse, Schädlinge und Krankheiten, als Wachstumsregulatoren und als Farbstoffe. Mit einer gemischten Kost werden täglich schätzungsweise 1,5 Gramm SPS aufgenommen, Vegetarier kommen leicht auf das Doppelte. Jede Tagesration setzt sich dabei aus fünf- bis zehntausend Einzelsubstanzen zusammen. Chemisch gesehen handelt es sich dabei um eine bunte Vielfalt unterschiedlichster Verbindungen.

Welche sekundären Pflanzenstoffe es gibt

- Carotinoide sind Farbstoffe und als solche vor allem in Spinat, Grünkohl, Tomaten, Möhren, Aprikosen und Brokkoli zu finden. Von den 600 in der Natur vorkommenden Carotinoiden haben etwa 40 Bedeutung als Bestandteil von Lebensmitteln.
- Phytosterine sind die in Pflanzen vorkommenden Pendants zu den tierischen Sterinen wie Cholesterin und diesen sehr ähnlich. Sie sind Bestandteil fettreicher Pflanzenteile wie Sesam- oder Sonnenblumenkernen und Nüssen, aber auch von naturbelassenen Pflanzenölen.
- Saponine sind stark bitter schmeckende Substanzen und vor allem in Hülsenfrüchten enthalten. Sie werden nur zu einem geringen Teil durch die Darmwand aufgenommen. Ihre Wirkung bleibt daher hauptsächlich auf den Magen-Darm-Trakt beschränkt.
- Glucosinolate machen den typischen Geschmack von Senf, Meerrettich und Kohl aus. Biologisch aktiv sind nicht die Verbindungen selbst, sondern ihre Abbauprodukte. Sie entstehen, wenn das

pflanzliche Gewebe zerstört wird, also beim Schneiden und Zerkleinern.

- Polyphenole haben ein besonders breites Spektrum gesundheitlicher Wirkungen. Gemüse enthält bis zu 0,1 Prozent Polyphenole. Besonders reich daran sind die äußeren grünen Blätter, zum Beispiel bei Kopfsalat, Grünkohl oder Wirsing.
- Phytoöstrogene wirken ähnlich wie die vom Körper produzierten Östrogen-Hormone, jedoch viel schwächer. Sie kommen in Getreide, Leinsamen und Sojabohnen vor.
- Sulfide als schwefelhaltige Verbindungen sind die charakteristischen Bestandteile von Knoblauch und Zwiebeln und in ihrer biologischen Aktivität wahre Multitalente. Wohl deshalb ist »die Knolle« schon seit Jahrhunderten ein bewährtes Mittel der Volksmedizin.

Wie nützlich sekundäre Pflanzenstoffe sind

So vielfältig wie die chemischen Strukturen der SPS sind deren pharmakologische Besonderheiten. Insbesonders Getreide wie Weizen und Hülsenfrüchte wie Bohnen enthalten sekundäre Pflanzenstoffe, die den Stoffwechsel des Zuckers beeinflussen: Als sogenannte Amylase-Inhibitoren hemmen sie die Enzyme, die im Darm die Stärke abbauen und erreichen dadurch, daß nach den Mahlzeiten der Blutzucker nicht so hoch ansteigt. Eine gleichartige Wirkung auf die Stärkeverdauung und auf den Glukosespiegel haben die Phytinsäure, Tannine und Lektine. Damit erklärt sich zu einem Teil, warum eine vorwiegend pflanzliche Ernährung für Diabetiker so nützlich ist; den anderen Teil ihres Nutzens machen die Ballaststoffe aus (s. S. 39).
Es werden immer mehr sekundäre Pflanzenstoffe bekannt, die wie antioxidativ wirkende Vitamine im Organismus Jagd auf freie Radikale machen. Einige unter ihnen sind dabei sogar noch geschickter, beispielsweise die in roten Trauben enthaltenen Polyphenole. So schützt ein Polyphenolextrakt im Laborversuch die LDL-Partikel im Blut – das sind die Anteile des Cholesterins, die Arteriosklerose verursachen können – effektiver vor diesen aggressiven Molekülen als eine vergleichbare Menge an Vitamin E. Damit senken sie noch nachhaltiger das Risiko, an Herzinfarkt oder Schlaganfall zu erkranken. Nach Einschätzung von Experten haben antioxidative SPS im Vergleich zu den

Vitaminen mit entsprechender Wirkung möglicherweise die größere Bedeutung. Allein schon die aufgenommene Menge legt diesen Schluß nahe: Die tägliche Kost enthält etwa zehnmal mehr sekundäre Pflanzenstoffe mit antioxidativer Wirkung als die Vitamine C, E und Beta-Carotin zusammen.
Als wissenschaftlich gesichert gilt überdies eine cholesterinsenkende Wirkung, vor allem der Phytosterine. Der zugrundeliegende Mechanismus ist noch nicht genau geklärt. Vermutlich hemmen sie die Aufnahme von Cholesterin im Darm. Isolierte Phytosterine setzt man schon seit längerem zur Behandlung überhöhter Cholesterinspiegel ein. Auch Sulfide des Knoblauchs sind gegen Cholesterin aktiv: Sie hemmen dessen Bildung in der Leber. Als besonders effektiv hat sich Lycopen, der Farbstoff der Tomate, erwiesen. Er schützt das Erbmaterial von Schädigungen, senkt das LDL-Cholesterin im Blut und vermindert die Oxidation von Blutfetten.

Wie sekundäre Pflanzenstoffe vor Krebs schützen

Großes wissenschaftliches Interesse gilt der krebshemmenden Wirkung von sekundären Pflanzenstoffen. Sie wurde für eine ganze Reihe dieser Substanzen nachgewiesen. Verschiedene Carotinoide, Polyphenole und Sulfide greifen schon sehr früh in das Tumorgeschehen ein. Sie verhindern, daß ein krebserregender (kanzerogener) Stoff überhaupt aktiv werden kann, indem sie dafür notwendige Enzyme blockieren. Im Gegenzug können sie auch Enzyme aktivieren, die bereits entstandene kanzerogene Stoffe wieder entgiften. Phytosterine bremsen das ungezügelte Wachstum bereits entstandener Tumore, während Phytoöstrogene den Hormonhaushalt beeinflussen und auf diese Weise der Entwicklung hormonabhängiger Krebsarten einen Riegel vorschieben.
Mehrere sekundäre Pflanzenstoffe, zum Beispiel Sulfide des Knoblauchs, wirken entzündungshemmend und bremsen das Wachstum von Bakterien und Pilzen. Knoblauchsaft unterdrückt bei Experimenten im Reagenzglas noch in einer Verdünnung von 1 zu 125 000 die Entwicklung von Bakterien wie Streptokokken und Staphylokokken; dabei entspricht ein Milligramm Sulfid in seiner Aktivität etwa zehn Milligramm Penicillin. Ein anderes Beispiel: Mit 40 Gramm Brunnen-

kresse täglich über acht bis zehn Tage, lassen sich akute Harnwegsinfektionen genauso gut kurieren wie mit den gängigen Antibiotika-Therapien; zusätzlich muß ausreichend getrunken werden.
Verschiedene sekundäre Pflanzenstoffe, allen voran die Carotinoide, stimulieren bestimmte Mechanismen des Immunsystems. Beispielsweise erhöhen sie die Anzahl und die Aktivität der sogenannten natürlichen Killerzellen, die direkt virusinfizierte und entartete Zellen angreifen.
Auch über milchsauer vergorene Lebensmittel wie Joghurt oder Sauerkraut gibt es bereits eine Fülle von Forschungsergebnissen, die auf ähnliche Wirkungen wie bei den sekundären Pflanzenstoffen hinweisen. Allerdings fehlen noch ausreichend kontrollierte Studien am Menschen und genauere Erkenntnisse über die Wirkungsmechanismen.
Selbst wenn viele Fragen noch der wissenschaftlichen Klärung harren, gibt es inzwischen keinen Zweifel mehr daran, daß Obst und Gemüse bzw. die darin enthaltenen SPS das Risiko einer ganzen Reihe von Erkrankungen verringern. Bei einer beginnenden Stoffwechselstörung sollte man in jedem Fall die positive Wirkung der sekundären Pflanzenstoffe nutzen. Dabei die berühmte Zauberformel von täglich fünf Portionen Obst und Gemüse beachten! Für Diabetiker sind in diesem Zusammenhang insbesondere Gemüsesäfte zu empfehlen.
Die Bundesbürger sind allerdings im Vergleich zu unseren europäischen Nachbarn noch weit davon entfernt, dieses Schutzpotential aus der Natur voll zu nutzen. Während sich beispielsweise die Griechen jährlich 230 und die Spanier 192 Kilogramm Gemüse schmecken lassen, bringen wir es gerade mal auf 83 Kilogramm.

Alkohol: Selbst er hat zwei Seiten

Seit den fünfziger Jahren hat sich der Alkoholkonsum in Deutschland nahezu vervierfacht. Jeder Bundesbürger trinkt – nach Angaben des Statistischen Amtes der EU – im Durchschnitt 12,3 Liter reinen Alkohol pro Jahr (Spitzenreiter sind die Luxemburger mit 15,3 Litern, gefolgt von den Franzosen mit 14,1 Litern). Die Deutsche Hauptstelle für Suchtgefahren schätzt die Zahl der Alkoholiker hierzulande auf rund

2,5 Millionen. Hinzu kommt noch eine etwa doppelt so hohe Zahl von Personen, die zwar nicht abhängig sind, sich aber dennoch durch ungezügeltes Trinken schwere Organschäden eingehandelt haben. So ist beispielsweise anhaltender Alkoholmißbrauch die häufigste Ursache für chronische Entzündungen der Bauchspeicheldrüse. Nach aktuellen Untersuchungsergebnissen ist mit Organschäden zu rechnen, wenn der langjährige, tägliche Konsum von reinem Alkohol bei Männern 40 Gramm übersteigt. Frauen vertragen unbeschadet nur etwa 10 bis 20 Gramm pro Tag. Zur Orientierung: 20 Gramm reiner Alkohol sind in etwa enthalten in 0,5 Liter Bier oder 0,2 Liter Wein oder 0,06 Liter Schnaps.

Dennoch gibt es, wie bei so vielem im Leben, selbst beim Alkohol eine Kehrseite der Medaille, und zwar eine positive: Wer regelmäßig, aber mäßig Alkohol trinkt, der hat ein geringeres Risiko, an Typ-2-Diabetes zu erkranken. Das hat eine Studie am Royal Free Hospital in London ergeben. Den Grund dafür wissen selbst die Ärzte nicht. Sie legen jedoch großen Wert auf die Feststellung, daß nur ein geringer Alkoholgenuß diese vorbeugende Wirkung hat. Mehr als 20 Gramm reiner Alkohol pro Tag sollten es auf keinen Fall sein. Beim Bier muß zudem bedacht werden, daß es wegen seines hohen Kohlenhydratgehalts reichlich Kalorien enthält – daher der Begriff »Bierbauch«. Übrigens: Bei einem derart moderaten Alkoholkonsum sinkt auch das Risiko für Herz-Kreislauf-Erkrankungen

Guter Rat: Wie man die richtigen Lebensmittel auswählt

Im Hinblick auf das Lebensmittelangebot bleibt heute kein Wunsch mehr offen. Noch nie, so scheint es, war es so einfach, sich gesund zu ernähren. Der gesundheitsbewußte Verbraucher steht jedoch vor der angebotenen Vielfalt und hat die Qual der Wahl: Wieviel und wovon sollte man, wieviel und wovon darf man essen? Die große Zahl ernährungsabhängiger Krankheiten, zu denen ja auch der Typ-2-Diabetes gehört, deutet darauf hin, daß die Antwort auf solche Fragen schwerer zu finden ist, als so mancher annehmen möchte.

Was »Nährstoffdichte« bedeutet

Maßgebend für den gesundheitlichen Wert eines Lebensmittels ist nicht allein der absolute Gehalt an Nährstoffen, sondern auch, in welcher Menge an Energie sie »verpackt« sind. Für diesen Aspekt der Lebensmittelqualität hat man den Begriff der »Nährstoffdichte« geprägt. Er gibt das Verhältnis der enthaltenen Menge an essentiellen Nährstoffen zum Brennwert an. Lebensmittel mit hoher Nährstoffdichte sind reich an Vitaminen, Mineralstoffen oder essentiellen Amino- und Fettsäuren, enthalten aber nur wenig Kalorien. Das trifft durchweg auf Gemüse, Obst und Vollkornprodukte zu. Ein Hinweis, um ganz allgemein die Orientierung zu erleichtern: Je fetter und je süßer ein Lebensmittel, desto geringer ist die Nährstoffdichte.

Wie hilfreich der »Ernährungskreis« ist

Wenn es darum geht, den täglichen Speiseplan vollwertig und abwechslungsreich zu gestalten, ist der sogenannte Ernährungskreis der Deutschen Gesellschaft für Ernährung eine große Hilfe. Er ist in sieben Segmente aufgeteilt, denen jeweils eine Hauptgruppe von Lebensmitteln zugeordnet ist:

- Gruppe 1: Brot, Nudeln, Reis, Kartoffeln, Getreideprodukte.
  Enthaltene Nährstoffe: Komplexe Kohlenhydrate, Ballaststoffe, pflanzliches Eiweiß, Vitamine der B-Gruppe, Mineralstoffe, sekundäre Pflanzenstoffe.
  Empfehlung: Täglich 5 bis 7 Scheiben Brot (250–300 g), zusätzlich: 1 Portion Reis oder Nudeln (roh 75–90 g) oder 4 bis 5 mittelgroße Kartoffeln. Generell sollten Vollkornprodukte bevorzugt werden.
- Gruppe 2: Gemüse, Hülsenfrüchte.
  Enthaltene Nährstoffe: Kohlenhydrate, Ballaststoffe, Vitamine, Mineralstoffe.
  Empfehlung: Täglich 2 Portionen Gemüse (150 g) und 1 Portion Salat (75 g).
- Gruppe 3: Obst.
  Enthaltene Nährstoffe: Kohlenhydrate, Ballaststoffe, Vitamine, Mineralstoffe, sekundäre Pflanzenstoffe.
  Empfehlung: Täglich mindestens 2 Portionen (250 g).

- Gruppe 4: Getränke.
  Enthaltene Nährstoffe: Wasser, teils auch Zucker, Mineralstoffe, Vitamine und sekundäre Pflanzenstoffe.
  Empfehlung: Täglich 1,5 Liter Flüssigkeit in Form von Wasser, Mineralwasser, ungesüßten Kräuter- und Früchtetees, verdünnten Obst- und Gemüsesäften, Tee und Kaffee in geringen Mengen. Diese Menge ist das absolute Minimum dessen, was ein gesunder Mensch täglich trinken sollte.
- Gruppe 5: Milch und Milchprodukte.
  Enthaltene Nährstoffe: Eiweiß, Calcium, Vitamin A, Vitamin D, Vitamine der B-Gruppe.
  Empfehlung: Täglich 0,25 l fettarme Milch oder 1 Becher Joghurt, 3 Scheiben fettarmer Käse.
- Gruppe 6: Fisch, Fleisch, Wurst, Eier.
  Enthaltene Nährstoffe: Eiweiß, Fett, Magnesium, Jod, Eisen, Zink.
  Empfehlung: Wöchentlich: 1 bis 2 Portionen Seefisch (330 g), höchstens 3 Portionen Fleisch und Wurst (max. 450 g), 3 Eier.
- Gruppe 7: Fette (Pflanzenöle, Pflanzenmargarine, Butter).
  Enthaltene Nährstoffe: Essentielle Fettsäuren, fettlösliche Vitamine.
  Empfehlung: Täglich höchstens 40 g Streich- oder Kochfett.

Welche »Wertstufen« zu beachten sind

Wohl kaum eine Kostform ist als Schlagwort so bekannt, wird aber gleichzeitig von vielen derart mißverstanden wie die Vollwerternährung. Die Verfechter der Vollwerternährung nach dem von Professor Claus Leitzmann propagierten »Gießener Konzept« sind weder Rohköstler, noch strenge Vegetarier, noch ernähren sie sich hauptsächlich von Körnern. Vom Nährstoffangebot her liegen diese Form der Vollwerternährung und die DGE-Richtlinien gar nicht so weit auseinander. Die Vollwertkost wird von den Gießener Wissenschaftlern als »vorwiegend lakto-vegetabile Ernährungsweise« definiert. Ihre Basis bilden pflanzliche Lebensmittel, vor allem Vollkornprodukte, Gemüse, Obst, Kartoffeln und Hülsenfrüchte sowie Milch und Milchprodukte. Fleisch, Fisch und Eier sind keineswegs tabu, sollen aber in Maßen verzehrt werden; das bedeutet konkret: bis zu zwei Fleischmahlzeiten, einmal Fisch und höchstens zwei Eier pro Woche.

Große Bedeutung mißt man bei der Vollwerternährung frischen und möglichst wenig bearbeiteten Lebensmitteln bei, weil in ihnen alle wertvollen Inhaltsstoffe am besten erhalten sind. Wie die einzelnen Lebensmittel unter diesem Gesichtspunkt zu beurteilen sind, gibt die »Wertstufen-Tabelle« wieder, das Herzstück der Vollwertkost. Darin sind die Lebensmittel in vier Wertstufen eingeteilt.

- »Sehr empfehlenswert«: Nicht oder nur gering verarbeitete Lebensmittel. Unter geringer Bearbeitung sind Behandlungen wie Schneiden, Mahlen, Pressen, aber auch milchsaures Fermentieren (Sauerkraut) zu verstehen. Zu dieser Lebensmittelgruppe zählen frisches Obst und Gemüse, Nüsse, nicht erhitzte Säfte oder Milchprodukte, die aus Vorzugsmilch gewonnen wurden. Aus ihnen sollte etwa die Hälfte der täglichen Nahrungsaufnahme bestehen.
- »Empfehlenswert«: Lebensmittel, die erhitzt oder tiefgefroren wurden, auch sie gehören täglich auf den Speiseplan.
- »Weniger empfehlenswert«: Stärker verarbeitete Produkte wie Auszugsmehl, polierter Reis, gepökeltes Fleisch, H-Milch oder alkoholische Getränke. Sie sollten nur gelegentlich verzehrt werden.
- »Nicht empfehlenswert« sind nach den Richtlinien der Vollwerternährung beispielsweise Zucker, Süßwaren und Spirituosen, auf die man weitgehend verzichten sollte.

Umstellung: Der Weg zu gesunder Kost

Sie möchten sich gesünder ernähren? Den Weg dorthin beginnen Sie am besten mit einer ungeschminkten Analyse Ihrer bisherigen Ernährungsgewohnheiten. Führen Sie eine Woche lang genau Buch über alles, was Sie essen und vergessen Sie dabei auch nicht die kleine Süßigkeit zwischendurch. Vergleichen Sie Ihren gewohnten Speiseplan mit den Empfehlungen der Deutschen Gesellschaft für Ernährung und mit den Richtlinien der Vollwerternährung. Finden Sie heraus, wo Ihre individuellen Ernährungsfehler liegen und stellen Sie die Ernährung entsprechend um.

An dieser Stelle ist jedoch ein großes »Aber« angebracht. Es gilt dem Tempo der Ernährungsumstellung. Es ist nämlich immer wieder das gleiche. Da haben Menschen endlich den Entschluß gefaßt, sich künftig gesünder zu ernähren. Und was tun die meisten? Sie stellen ihren

Speiseplan von einem Tag auf den anderen ohne eine Übergangsphase komplett um. Da kommen plötzlich reichlich Vollkornprodukte, Salat, Obst und Gemüse und andere Lebensmittel in einer bis dahin ungewohnten Menge auf den Tisch. Eigentlich, so meint dann jeder, müsse man sich doch jetzt, bei soviel gesunder Kost, hervorragend fühlen. Doch oftmals ist genau das Gegenteil der Fall. Der Körper, jahrelang an einen ganz anderen Speisenplan gewöhnt, beginnt zu rebellieren. Magen und Darm sind überhaupt noch nicht auf das neue Nahrungsangebot eingestellt und reagieren oft mit Blähungen, Völlegefühl und Verstopfung. Viele Betroffene schließen dann daraus, daß die neue Kost ihnen eben nicht bekommt, resignieren und fallen schnell wieder in die alte Ernährungsweise zurück. Solcher Frust muß nicht sein, wenn man dem Körper ganz einfach nur genügend Zeit läßt, sich anzupassen.

Welche Regeln zu beachten sind

Hier ein praktischer Leitfaden für empfindliche Menschen, wie sie ihr Ernährungsverhalten in fünf Etappen ändern können.

- Erste Etappe: Erhöhen Sie die täglichen Obst- und Gemüserationen langsam und beständig. Ein Apfel pro Tag mehr und ein Schüsselchen Salat reichen für den Anfang. Beides muß gut gekaut werden. Während dieser Phase verkürzt sich die Verweildauer der Nahrung in Magen und Darm auf etwa einen Tag. Außerdem verändert sich die Zusammensetzung der Verdauungssäfte derart, daß schädliche Keime weniger Chancen haben, sich im Darm anzusiedeln.
- Zweite Etappe: Verringern Sie gleichzeitig allmählich über einen längeren Zeitraum hinweg Ihren Fettkonsum. Achten Sie dabei auch auf die vor allem in manchen Wurst- und Käsesorten versteckten Fette. Wer solche Produkte weiterhin genießen möchte, sollte auf fettarme Varianten umsteigen. Berücksichtigen Sie auch die Qualität der Nahrungsfette: Bevorzugen Sie hochwertige Pflanzenfette mit einem hohen Gehalt an einfach- und mehrfachungesättigten Fettsäuren. Besonders günstig ist Olivenöl. Beginnen Sie nun auch, bei Obst und Gemüse mehr frische, unverarbeitete Produkte zu wählen.
- Dritte Etappe: Bevorzugen Sie bei Backwaren zunächst Produkte aus feinem Vollkornmehl. Beginnen Sie erst danach, bei Brot, Nudeln und Reis gänzlich auf Vollkornprodukte umzusteigen. Las-

sen Sie sich aber Zeit dabei. Diese Lebensmittel enthalten nämlich sehr viel Ballaststoffe, auf die sich Ihre Darmflora erst einstellen muß. Verringern Sie gleichzeitig den Verzehr von Zucker und Süßigkeiten. Wie lange diese Phase dauert, hängt davon ab, wie gut Ihr Körper die höhere Fracht an Unverdaulichem verträgt. Beobachten Sie sich genau und setzen Sie erst dann die weitere Umstellung fort, wenn Sie sicher sind, sich gut daran gewöhnt zu haben.

- Vierte Etappe: Nachdem Sie soweit sind, sollten Sie nun langsam auch damit beginnen, weniger Fleisch zu essen. Zwei bis drei Portionen pro Woche empfiehlt die DGE; maximal zwei sollten es nach den Regeln der Vollwertkost sein. Seefisch gehört – wegen seines hohen Jodgehaltes – einmal pro Woche auf den Tisch.
- Fünfte Etappe: Wer mag, der kann nun noch Frischkornmüsli zulegen. Ein unbedingtes Muß ist es aber nicht. Wenn Frischkorn nicht nach Ihrem Geschmack ist, machen Sie die Umstellung nur bis zur vierten Etappe mit. Ihre Kost hat bereits bei dieser Stufe das Attribut »gesund« verdient und hilft Ihnen, dem Diabetes und auch anderen ernährungsabhängigen Krankheiten vorzubeugen.

Übrigens: Eine neue Erkenntnis kann Mut machen bei der Umstellung der Ernährung auf eine gesunde Kost. Wie Professor Pudel von der Deutschen Gesellschaft für Ernährung berichtet, haben sich die jeweiligen Vorlieben im Geschmack durch Gewöhnung ausgebildet. Anders ausgedrückt: Menschen essen bestimmte Speisen nicht, weil sie diese mögen, sondern sie mögen sie, weil sie diese häufig essen. Daraus läßt sich folgern, daß auch die gesunde Kost nach einer gewissen Zeit der Umstellung und der Gewöhnung ebenso gut schmecken wird wie die Leibgerichte zuvor.

Im Alter: Wie die Ernährung angepaßt werden kann

Im Prinzip gelten für Senioren zwar dieselben Ernährungsrichtlinien wie für jüngere Menschen. Dennoch verändert sich mit den Jahren einiges im Körpergeschehen. Dem sollten Sie beim Zusammenstellen Ihres Speiseplanes Rechnung tragen. Die folgenden Fakten und Empfehlungen helfen Ihnen dabei.

Weniger Energie

Der Bedarf an Energie nimmt allmählich ab. Im Alter von 70 benötigt ein Mann nur noch 1 900 und eine Frau 1 700 Kalorien. Geizen Sie daher vor allem mit Fett als »Kalorienbombe« – höchstens ein Eßlöffel Butter beziehungsweise Margarine und ein Eßlöffel Pflanzenöl sollten es pro Tag sein. Messen Sie das Öl für den Salat mit dem Löffel ab. Verzichten Sie auf fetten Braten und Soßen. Achten Sie auf versteckte Fette in Wurst und Käse.

Schwächere Knochen

Die Knochen verlieren Kalk und damit an Festigkeit. Bei vielen alten Menschen kommt es zur gefürchteten Osteoporose, auch Knochenbrüchigkeit genannt. Übrigens nicht nur bei Frauen, auch bei Männern. Sie brauchen jetzt reichlich Calcium. Essen Sie jeden Tag fettarmen Käse, Dickmilch, Käse oder Joghurt und trinken Sie mindestens 0,5 Liter Milch.

Träger Darm

Die Verdauung klappt oft nicht mehr wie gewünscht. Verstopfung ist daher ein weit verbreitetes Altersleiden. Essen Sie mindestens vier Scheiben Vollkornbrot pro Tag. Es enthält reichlich Ballaststoffe, die unter anderem den Darm anregen. Das muß nun aber kein »grobes Futter« sein, das sich nur schwer kauen läßt. Es gibt heute Brot aus fein gemahlenem Vollkornmehl. Fragen Sie Ihren Bäcker danach. Der Handel bietet auch Brot und Brötchen an, die mit Leinsamen oder Weizenkleie angereichert und dadurch besonders ballaststoffreich sind.

Hoher Blutdruck

Im allgemeinen steigt bei älteren Menschen der Blutdruck an. Daraus ergibt sich ein erhöhtes Risiko für Herz-Kreislauf-Erkrankungen: Essen Sie öfter Fisch. Bestimmte Arten enthalten relativ viel Omega-3-Fettsäuren, die Herz und Kreislauf gesund erhalten. Das muß nicht teuer sein. Preiswerte Sorten wie Hering oder Makrele sind ebenso gut wie Lachs oder Kabeljau. Verwenden Sie beim Zubereiten von Speisen öfter Knoblauch. Er hält die Gefäße jung. Essen Sie möglichst nur fett- und salzarme Wurst- und Käsesorten und nicht mehr als zwei Eier pro Woche.

Schlechtere Nahrungsverwertung

Im Alter wird die Nahrung vom Körper nicht mehr so gut ausgenutzt wie in jungen Jahren. Das kann vor allem auf Kosten der Versorgung mit Vitaminen und Mineralstoffen gehen. Deshalb sollten täglich zwei Portionen Gemüse (jede ca. 150 g) und eine Portion Salat (ca. 75 g) auf dem Speiseplan stehen sowie mindestens zwei Stücke frisches Obst. Gemüsesäfte sind ebenfalls eine gute Alternative. Die sicherste Möglichkeit, einem Mangel an Vitaminen und Mineralstoffen vorzubeugen, bieten die Nahrungsergänzungsmittel aus dem »Vital-Plus-Programm« (s. S. 185) – und das ohne nennenswerte zusätzliche Energiezufuhr.

Weniger Geschmack

Das Geschmacksempfinden läßt mit den Jahren nach. Viele ältere Menschen haben daher nicht mehr so recht Appetit. Regen Sie ihn an, indem Sie kräftig mit frischen, tiefgefrorenen oder getrockneten Kräutern würzen. Auch Gewürze wie Paprika, Pfeffer, Kümmel oder Ingwer machen die Geschmacksnerven munter. Salz dagegen ist kein echtes Gewürz und zuviel davon belastet Herz und Nieren.

Weniger Durst

Im Alter meldet sich der Durst viel seltener. Das bedeutet jedoch nicht, daß ältere Menschen weniger Flüssigkeit benötigen. Um nicht »auszutrocknen«, muß ein Gesunder täglich etwa 1,5 bis 2 Liter trinken – am besten sind Mineralwasser oder verdünnte Obst- und Gemüsesäfte, die zusätzlich Vitamine und Mineralstoffe liefern.

Wie man das Kochen rationalisieren kann

Viele ältere Menschen leben allein. Jeden Tag immer wieder zu kochen, dazu fehlt ihnen oft die Lust. Drei Tips verhelfen dazu, diese Arbeit wesentlich zu erleichtern:

- Kochen Sie doppelte Portionen und frieren Sie eine Hälfte ein.
- Verwenden Sie vorgefertigte Gerichte, zum Beispiel Spinat aus der Tiefkühltruhe. Sie ersparen aufwendiges Zubereiten und die Lebensmittel sind auch in kleinen Portionen zu haben.
- Bilden Sie »Kochgemeinschaften« mit anderen Senioren. Das spart nicht nur Arbeit, sondern macht auch mehr Spaß.

Welche Gerichte besonders gut verträglich sind

Kau- und Schluckbeschwerden haben viele alte Menschen, weil die Zähne schmerzen oder das Gebiß schlecht sitzt – bei Diabetikern sind sie besonders häufig. Diese Beschwerden können zu einer Mangelernährung führen. Um das zu verhindern, werden in diesen Fällen folgende Nahrungsmittel und Gerichte empfohlen:

- Milchprodukte, auch Milchsuppen und Pudding mit Milch, die besonders Calcium und das hochwertige Milcheiweiß enthalten;
- pürierte Gemüse, Kartoffeln und Obst, die Ballaststoffe, Kohlenhydrate, Vitamine und Mineralstoffe liefern;
- Obst- und Gemüsesäfte, die relativ viel Vitamin C, Folsäure und Kalium enthalten;
- feine Vollkorn-Breie, die reich an B-Vitaminen, Mineralstoffen und Spurenelementen sind;
- gekochte oder pürierte Fische, die außer hochwertigem Eiweiß noch Jod und Omega-3-Fettsäuren enthalten;
- püriertes mageres Fleisch, das zusätzlich Eisen und B-Vitamine liefert.

In vielen Fällen ist dennoch eine zusätzliche Gabe von löslichen Ballaststoffen sowie von Mikronährstoffen mit der Vital-Plus-Therapie (mehr darüber auf Seite 185) unerläßlich.

Wie man sich mit wenig Geld gesund ernähren kann

Bei vielen älteren Menschen ist das Geld knapp. Selbst wenn »Schmalhans Küchenmeister« ist, muß das nicht auf Kosten einer gesunden Ernährung gehen – wenn diese Empfehlungen befolgt werden: Essen Sie häufiger preiswerte, aber gesunde Grundnahrungsmittel wie Kartoffeln, Brot, Milch oder Quark; damit bekommen Sie hochwertiges Eiweiß. Kaufen Sie Obst und Gemüse entsprechend der Saison: Tomaten und Erdbeeren im Sommer, Weißkohl und Orangen im Winter. Und achten Sie auf Sonderangebote in Supermärkten.

Nahrungsergänzung: Mikronährstoffe, die hilfreich sind

Die ausreichende Versorgung mit Vitaminen, Mineralstoffen und Spurenelementen ist eine der unverzichtbaren Grundlagen für die Gesundheit. Bei der Vorbeugung von Diabetes haben diese Mikronährstoffe eine spezielle Bedeutung, weil einerseits ein andauernder Man-

gel daran das Entstehen der Zuckerkrankheit begünstigen und andererseits eine gezielte Zufuhr davon das Auftreten von Diabetes verhindern oder zumindest verzögern kann. Für beide Wirkungen gibt es wissenschaftliche Beweise.
Bei einem deutlichen Mangel an Vitamin E ist das Risiko, an Typ-2-Diabetes zu erkranken fast viermal größer als bei einer ausreichenden Versorgung. Das ergab eine Untersuchung an der Universität von Kuopio (Finnland). Vitamin E ist – neben Vitamin C und Beta-Carotin – eines der antioxidativen Vitamine, das im Organismus freie Radikale abfängt. Diese aggressiven Atome und Moleküle können auch die Membranen der B-Zellen in der Bauchspeicheldrüse zerstören und sind auf diese Weise am Entstehen von Diabetes beteiligt. Vitamin E kann diese Schäden und damit auch deren Folgen wirksam verhindern.
Zur Substitution und Optimierung des antioxidativen Schutzes eignet sich »Antioxirell« (rezeptfrei, Apotheke), das die antioxidativen Vitamine A, C und E, Beta-Carotin als Vorstufe vom Vitamin A sowie das Spurenelement Selen enthält. »Tocorell« (rezeptfrei, Apotheke) versorgt den Organismus mit Vitamin E allein und höher dosiert in natürlicher, aus Pflanzenöl gewonnener Form. Bei der Substitution von Vitamin E ist stets auch die Zufuhr von Vitamin C erforderlich. Der Grund dafür: Das im Körper kreisende wasserlösliche Vitamin C regeneriert das fettlösliche Vitamin E in den Zellmembranen nach dem Abfangen von freien Radikalen, indem es diese übernimmt.
Darüber hinaus sind weitere Mikronährstoffe am Stoffwechsel der Glucose sowie an der Bildung des Insulins beteiligt. Es handelt sich dabei um die Vitamine B_1, B_6 und Biotin, die Mineralstoffe Kalium und Magnesium, die Spurenelemente Zink, Chrom, Kupfer, Mangan, Selen und Vanadium. Um ihre Verfügbarkeit in stets ausreichender Menge zu gewährleisten, sollte die tägliche Ernährung mit den Vitalstoffen aus dem Vital-Plus-Programm (s. S. 185) ergänzt und dadurch optimiert werden.

Nicht mehr rauchen: »Tabarell« verhilft dazu

Niemand kann zwar genau erklären, warum das so ist, aber es ist wissenschaftlich bewiesen: Rauchen ist ein unabhängiger Risikofaktor für den Typ-2-Diabetes. Die Menschen, die 25 und mehr Zigaretten pro Tag rauchen, haben ein etwa doppelt so hohes Risiko, zuckerkrank zu werden als Nichtraucher. Das ist das Ergebnis einer Studie der Harvard Universität in Boston (US-Bundesstaat Massachusetts), an der mehr als 40 000 Männer teilnahmen.

Umgekehrt kann daraus gefolgert werden: Wer mit dem Rauchen aufhört, der verringert sein Risiko, an Typ-2-Diabetes zu erkranken (ganz abgesehen von den weiteren vorteilhaften Auswirkungen auf Herz und Kreislauf, Atemwege und Lunge und andere Organe). Als ein möglicher Nutzen wird der Wegfall der stimulierenden Wirkung des Rauchens auf die Hormone Glucagon und Cortisol sowie auf weitere Gegenspieler des Insulins vermutet.

Es ist jedoch sehr schwierig, von der Zigarette loszukommen. Nur allzu häufig scheitern die Versuche, weil das Verlangen nach Nikotin letztendlich stärker ist als der gute Vorsatz oder weil die Entzugserscheinungen unerträglich werden.

In diesen Fällen kann ein homöopathisches Präparat aus pflanzlichen Einzelmitteln eine große Hilfe sein. Es heißt »Tabarell«, ist rezeptfrei in allen Apotheken erhältlich und wird mit Injektionen verabreicht. Durch seine Wirkung werden die lästigen bis quälenden psychischen und körperlichen Symptome wie Unruhe und Reizbarkeit, Konzentrationsstörungen und Kopfschmerzen, Unlust und Müdigkeit entweder ganz verhindert oder zumindest spürbar abgeschwächt. »Tabarell« ist auch ein Bestandteil der »Vier-Punkte-Nicht-Mehr-Rauchen-Therapie« in der Schwarzwald Privatklinik Obertal und hat sich dabei gut bewährt.

Die anderen drei Punkte für eine erfolgreiche Raucherentwöhnung im Rahmen dieser Therapie sind:

- Nachhaltige Stärkung der Willenskraft durch tägliche persönliche Kontakte mit dem Arzt. Vor allem die aufbauenden und motivierenden Gespräche sind eine sehr nützliche mentale Hilfe, die den Vorsatz zum Nicht-Mehr-Rauchen bestärken.
- Gezielte Zufuhr von Vitaminen und Mineralstoffen mit dem Vital-Plus-Programm (s. S. 185). Ihre Wirkung verringert spezielle Risiken bei Rauchern wie das erhöhte Krebsrisiko, die vermehrte Gefährdung von Herz und Kreislauf und die deutliche Schwächung des

Immunsystems. Sie dienen zudem der Supplementierung, um den sehr häufigen Mangel an Vitamin C sowie an anderen Mikronährstoffen bei Rauchern auszugleichen und damit eine weitere Gefahr für die Gesundheit abzuwenden.

- Unterstützende Behandlung mit den natürlichen Thymosand-Peptiden bei einer immunmodulierenden Therapie (s. S. 196). Durch sie wird das – bei allen Rauchern in Mitleidenschaft gezogene – Immunsystem wieder normalisiert und harmonisiert.

Bewegung: Training für den Stoffwechsel

Körperliche Bewegung verstärkt den vorbeugenden Effekt einer ausgewogenen Ernährung. Sie hilft mit, den Stoffwechsel in der Balance und damit auch den Diabetes in Schach zu halten. Dabei ist nicht entscheidend, welche Art von Sport betrieben wird. Es kommt vielmehr darauf an, in jeder Woche zusätzlich regelmäßig mindestens 2000 bis 3000 Kalorien durch Muskelarbeit zu verbrauchen. Wer das tut, verringert sein Diabetes-Risiko um etwa 40 Prozent, hat ein Versuch an der Universität von Kalifornien in Berkeley (USA) ergeben.
Auch hierbei hilft eine Rechnung, den guten Vorsatz in die Tat umzusetzen: 2000 bis 3000 Kalorien in der Woche ergeben sich etwa aus 285 bis 428 Kalorien pro Tag – das entspricht je nach Geschlecht und Größe etwa dem Energieverbrauch bei 50 bis 80 Minuten Spazierengehen, 30 bis 50 Minuten Tennis beziehungsweise Radfahren oder 30 bis 40 Minuten Schwimmen oder Walking.

Wie leicht Walking auszuüben ist

Für alle Menschen als Ausdauertraining bestens geeignet ist das Walking. Dieser Sport und sein Name kommen aus Amerika, gemeint ist damit Gehen mit flottem Schritt. Walking ist überall möglich; am besten geht es sich auf Park- und Waldwegen. Es strapaziert den Körper nicht übermäßig. Die Gelenke werden dabei weniger belastet als beim Joggen. Es kann von Menschen in jedem Alter ausgeübt werden, wobei es allerdings eine Höchstgrenze für die Belastung von Herz und Kreislauf gibt. Sie wird errechnet nach der Formel: 180 minus Lebens-

alter = Pulsschlag pro Minute; zum Beispiel sollte das Herz eines 50 Jahre alten Menschen beim Gehen mit flottem Schritt nicht mehr als 130mal in der Minute schlagen.
Walking ist leicht zu praktizieren:

- Immer etwa gleich lange Schritte tun; bei schnellerem Gehen mehr davon, aber die Schritte nicht verlängern.
- Die Füße mit der Ferse aufsetzen.
- Oberkörper und Kopf aufrecht halten, dabei aber nicht verkrampfen.
- Die Arme im Rhythmus der Schritte locker mitschwingen. Die Finger nur leicht krümmen, nicht zur Faust ballen.
- In flachem Gelände anfangs mit einem Spaziergängertempo von etwa 4 km/h gehen, allmählich die Geschwindigkeit bis auf maximal 8 km/h steigern. Ältere Menschen können es langsamer angehen lassen und ihre Geschwindigkeit auf 5 bis 6 km/h beschränken.

Wie »Bewegung nach Maß« möglich ist

In der Schwarzwald Privatklinik Obertal bieten wir »strukturierte Bewegung« nach einem Programm an, das die körperliche Leistungsfähigkeit jedes einzelnen Patienten und seine persönlichen Vorlieben berücksichtigt. Er kann dabei wählen zwischen den verschiedensten Bewegungs- und Sportarten: Stretching, Gymnastik, Aqua-Jogging, Schwimmen, Tennis, Radfahren, Skilanglauf oder Laufen in der schönen Umgebung des Schwarzwaldes. Regelmäßig ausgeführt, verbessert dieses jeweils individuell angepaßte Programm der strukturierten Bewegung nicht nur den Stoffwechsel, sondern darüber hinaus speziell Funktionen von Herz und Kreislauf und des Immunsystems sowie auch die geistige Aktivität und generell das gesamte Wohlbefinden.

Wie sich jeder ausreichend Bewegung verschaffen kann

Auch im ganz normalen Alltagsleben gibt es eine ganze Reihe von Möglichkeiten für mehr Bewegung. Wenn man nur will, findet man sie immer und überall:

- Steigen Sie lieber Treppen, anstatt den Aufzug zu benutzen. Stehen Sie beim Telefonieren einfach einmal auf. Benutzen Sie zwischendurch immer wieder einmal ein Stehpult.

- Erledigen Sie kleinere Besorgungen häufiger zu Fuß und lassen Sie währenddessen das Auto stehen.
- Gönnen Sie sich öfter mal einen Spaziergang, statt jeden Abend vor dem Fernseher zu sitzen.

Selbst bei randvollem Terminkalender läßt sich immer noch etwas Zeit für ausreichend körperlicher Bewegung abzweigen, und zwar so:

- Machen Sie täglich fünf bis zehn Minuten Gymnastik – das geht auch in der Mittagspause.
- Machen Sie an den Werktagen einen 15 bis 30 Minuten langen, flotten Spaziergang – am Wochenende sollte er eine Stunde dauern.

4 Stoffwechsel außer Kontrolle: Entstehung des Diabetes

»Zuckerkrankheit« ist ein populärer Begriff für Diabetes mellitus, die häufigste Stoffwechselstörung hierzulande. Sie hat vor allem zwei Erscheinungsformen, den Typ-1-Diabetes und den Typ-2-Diabetes. Dieses Kapitel informiert darüber, wie sie entstehen und wie sie verlaufen und auch welche Gemeinsamkeiten sie haben.

Charakteristisch für alle Formen des Diabetes ist, daß zuviel Zucker im Blut ist. Anhand des Blutzuckerspiegels kann deshalb der Arzt sicher feststellen, ob bereits eine Zuckerkrankheit besteht oder noch eine Vorstufe vorliegt, die sogenannte Glucosetoleranzstörung. Unter »Glucosetoleranz« versteht man die normale Reaktion des Organismus auf die Zufuhr von Glucose. Als »die Fähigkeit, die Zufuhr einer definierten Menge von Glucose ohne das Auftreten sicher krankhafter Blut- und Harnzuckerwerte zu ertragen« definiert sie ein Medizin-Lexikon.
Die Glucosetoleranz ist also ein Maß dafür, wie gut der Zucker vom Körper verarbeitet wird. Man bestimmt sie mit Hilfe des sogenannten Oralen-Glucosetoleranz-Tests (abgekürzt: OGTT). Mit ihm läßt sich bereits eine beginnende Störung des Zuckerstoffwechsels nachweisen, bei der ohne die Belastung durch Zucker zumeist noch normale Blutzuckerwerte bestehen. Auf diese Weise kann eine mögliche Zuckerkrankheit schon frühzeitig erkannt und dann bestmöglich behandelt werden. Mit den Teststreifen zur Feststellung des Harnzuckers ist das nicht so frühzeitig möglich, weil der Körper erst dann Glucose mit dem Urin ausscheidet, wenn bereits ein relativ hoher Blutzuckerspiegel besteht (s. S. 103).

Diagnose: Wie der Blutzucker bestimmt wird

Vor dem Oralen-Glucosetoleranz-Test darf der Patient zehn bis 16 Stunden lang nichts essen. Er sollte zudem in den letzten zwölf Stunden keinen Kaffee und keinen Alkohol trinken, nicht rauchen, sich auch nicht übermäßig viel bewegen und keinen übertriebenen Sport treiben, weil dadurch das Ergebnis verfälscht werden könnte.
Beim Test wird zunächst eine Blutprobe entnommen, um den »Nüchtern-Blutzucker« zu ermitteln. Danach erhält der Patient ein Glas Zuckerwasser, das möglichst innerhalb von fünf Minuten ausgetrunken werden sollte. In den folgenden zwei Stunden werden ein bis zwei Blutproben entnommen. Aus ihnen wird bestimmt, wie hoch der Blutzuckerspiegel durch diese Glucose-Belastung ansteigt und wie er wieder absinkt. Was diese Werte bedeuten, ist jetzt neu festgelegt worden.

Neue Werte: Warum die Diagnose »Diabetes« früher gestellt wird

Bisher stellte der Arzt die Diagnose »Diabetes« ab einem Nüchtern-Blutzucker – das ist der Blutzuckerspiegel acht Stunden nach der letzten Mahlzeit – von 140 mg/dl (Milligramm pro $^1/_{10}$ Liter). Dieser Wert gilt seit dem Diabetes-Kongreß 1997 in Boston (USA) nicht mehr. Die Kriterien wurden nämlich verschärft: Heute besteht ab einem Nüchtern-Blutzucker von 126 mg/dl ein »manifester Diabetes«. Eine »gestörte Glucosetoleranz« als Vorstufe des Diabetes liegt bereits bei einem Nüchtern-Blutzucker zwischen 110 und 126 mg/dl vor. Als »Nichtdiabetiker« gilt jeder Mensch mit Nüchtern-Werten unter 110 mg/dl.
Diese Neudefinition hat gute Gründe. Beim Typ-2-Diabetes, der bei weitem häufigsten Form der Zuckerkrankheit, dauert es nach Ausbruch der Krankheit im Schnitt fünf bis sieben Jahre, bis das Leiden erkannt wird. Doch dann ist es oft schon weit fortgeschritten. Jeder zweite Patient hat zum Zeitpunkt der Diagnose bereits arteriosklerotische Veränderungen an den großen Blutgefäßen im Herzmuskel (Koronarsklerose), bei jedem fünften Patient sind die Nieren geschädigt und der Augenhintergrund verändert, viele andere haben Nervenstörungen.
Mit den neuen Kriterien läßt sich der Diabetes früher diagnostizieren und deshalb erfolgreicher behandeln. »Damit wird zwar die Zahl der Diabetiker in unserem Land um etwa eine halbe Million zunehmen«,

schreibt der Münchener Diabetes-Experte Professor Eberhard Standl im »Diabetes-Journal«. Aber »lieber den Diabetes 10 Jahre früher erkennen und dafür 10 Jahre länger gut damit leben als umgekehrt«, sieht er den großen Vorteil dessen. Denn es steht außer Frage: Je früher der Blutzuckerspiegel unter Kontrolle kommt, desto geringer ist die Gefahr der Folgeschäden (mehr darüber ab Seite 91). Voraussetzung dafür ist, bereits beim geringsten Verdacht einen Oralen-Glucosetoleranz-Test durchzuführen.

Diagnose »Diabetes«: Neue und alte Kriterien

Früher:	Diabetes ab einem nüchtern gemessenen Blutzucker von 140 mg/dl
Neu:	Diabetes ab einem nüchtern gemessenen Blutzucker von 126 mg/dl
Neu:	Werte zwischen 110 und 126 mg/dl entsprechen der Vorstufe einer Glucosestoffwechselstörung.
Neu:	Nur Werte unter 110 mg/dl bedeuten einen normalen Zuckerstoffwechsel

Warnzeichen: Welche Symptome früh auftreten können

Es gibt eine ganze Reihe charakteristischer Beschwerden, die bereits zu Beginn einer Zuckerkrankheit auftreten können, jedoch nicht müssen. Beim Typ-1-Diabetes, bei dem von Beginn an ein Mangel an Insulin besteht, sind sie zumeist deutlicher ausgeprägt als beim Typ-2-Diabetes, bei dem sie sogar gänzlich fehlen können. Wer die folgenden Symptome an sich bemerkt, der sollte sie von einem Arzt abklären lassen. Es könnten die Warnzeichen einer Zuckerkrankheit sein.

Starker Durst und häufiges Wasserlassen

Steigt der Blutzuckerspiegel auf Werte über 180 Milligramm pro 100 Milliliter, wird die sogenannte Nierenschwelle überschritten. Das heißt: Die Nieren können die Glucose nicht mehr zurückhalten und scheiden sie mit dem Urin aus. Das gelingt nur, wenn die Glucose in viel Flüssigkeit gelöst ist – daher das häufige Wasserlassen (Polyurie).

Das Ausscheiden derart großer Harnmengen führt zwangsläufig zu einem Wassermangel im Organismus – und dieser wiederum verursacht starken Durst (Polydipsie).

Leistungsminderung und Abgeschlagenheit

Bedingt durch den Insulinmangel können die Zellen nicht genug Glucose aufnehmen; infolgedessen fehlt ihnen der Brennstoff zur Energiegewinnung. Ebenso wird der Aufbau körpereigener Fette und Eiweißstoffe gebremst; denn auch dieser Prozeß ist insulinabhängig. Mehr noch: Insulinmangel führt zum Abbau von Eiweiß, damit aus den frei werdenden Aminosäuren neue Glucose gebildet werden kann. Bei diesem Geschehen »schmelzen« die Muskeln regelrecht ein und beginnen zu schrumpfen.

Gewichtsabnahme bei gutem Appetit

Durch den Wasserverlust und durch den Abbau von Eiweiß und Fett schwinden die Reserven – das Körpergewicht sinkt, oftmals um mehrere Kilogramm innerhalb weniger Wochen.

Sehstörungen

Bei zuviel Glucose im Blut nehmen die Augenlinsen mehr Flüssigkeit auf. Dadurch bedingt verändert sich ihre Brechkraft und es kommt zur Kurzsichtigkeit.

Häufige Infektionskrankheiten

Unbehandelter Diabetes schwächt die körpereigenen Abwehrkräfte, unter anderem weil die Beweglichkeit von Immunzellen eingeschränkt ist und weil sowohl die Anzahl der Thymus-Lymphozyten (s. S. 76) verringert als auch deren Relation zueinander verändert ist. Das macht insbesondere Kinder anfällig für Harnwegsinfekte und Nierenbeckenentzündungen. Treten solche Infektionen wiederholt auf, sollte der Patient unbedingt auf Diabetes hin untersucht werden.

Veränderungen der Haut

Schlecht heilende Wunden und Juckreiz können ebenfalls auf eine Zuckerkrankheit hinweisen, wobei der Juckreiz entweder am ganzen

Körper oder auch nur im Bereich der äußeren Geschlechtsorgane auftreten kann – was bei Frauen häufiger der Fall ist als bei Männern.

Komplikation: Wie das diabetische Koma verläuft

Insulinmangel beim Typ-1-Diabetes und Typ-2-Diabetes verursacht nicht nur zu hohe Blutzuckerwerte, sondern läßt den gesamten Stoffwechsel entgleisen. So werden die Fettdepots geleert und die Konzentration an Fettsäuren im Blut steigt an. Wegen dieses Überangebots an freien Fettsäuren, die nicht verwertet werden können, kommt es zu einer vermehrten Bildung von sogenannten Ketonsäuren. Ins Blut geschwemmt, bewirken diese Substanzen eine Übersäuerung (Acidose). Erkennbar ist dieses Geschehen an einem charakteristischen Mundgeruch nach Aceton (riecht ein bißchen wie Nagellackentferner) oder nach Ketonkörpern (wie bei faulen Birnen).
Außerdem ist den Patienten übel, sie erbrechen sich und haben Magenschmerzen. Gleichzeitig produziert die Leber Glucose, die wegen des Insulinmangels jedoch nicht in die Zellen gelangen kann. Der Überschuß daran wird mit dem Harn ausgeschieden. Das gelingt allerdings nur dann, wenn die Glucose in viel Flüssigkeit gelöst ist – häufiges Wasserlassen ist deshalb ein charakteristisches Symptom für einen Diabetes. Auf diese Weise verliert der Körper viel Wasser – und das hat Folgen: Das Blutvolumen sinkt und es kommt zu Kopfschmerzen, Schwindel, Schwächezuständen. Sinkt das Flüssigkeitsvolumen im Hirngewebe, führt das zu Benommenheit und Verwirrtheit. Nach Tagen ohne adäquate Behandlung kann schließlich das diabetische Koma eintreten: Der Patient wird bewußtlos.

Klassifikation: Welche Formen des Diabetes es gibt

Diabetes mellitus ist kein einheitliches Krankheitsbild, sondern eine Gruppe von Krankheiten, die etwas gemeinsam haben. Jede von ihnen ist, laut Definition, »eine chronische Erkrankungen des Stoffwechsels, deren Erscheinung und Symptome durch einen Mangel an Insulin oder durch herabgesetzte Insulinwirkung erklärt werden können«. Im wesentlichen gibt es zwei Formen des Leidens, die früher nicht genau charakterisiert waren. Erst eine Klassifikation der WHO aus dem Jahr 1980 schuf Klarheit. Seitdem unterscheidet man zwischen Typ-1-Diabetes und Typ-2-Diabetes.

Der Typ-1-Diabetes

Diese Form der Zuckerkrankheit wurde früher als »juveniler (jugendlicher) Diabetes« bezeichnet, weil sie vor allem Kinder und Jugendliche im Alter unter 16 Jahren trifft. Der Typ-1-Diabetes kann jedoch in jedem Lebensalter auftreten. Deshalb beschloß die Weltgesundheitsorganisation (WHO), den Typ-1-Diabetes dadurch zu charakterisieren, daß er in jedem Fall mit Insulin behandelt werden muß, weil von Anfang an ein absoluter Mangel an diesem Hormon besteht. International spricht man deshalb von »Insulin dependent Diabetes mellitus (IDDM)«, also insulinabhängiger Diabetes. Seit 1997 ist auch diese Definition veraltet: Die Krankheit heißt nun schlicht »Typ-1-Diabetes«.

Häufigkeit: Wen und wieviel es trifft

Etwa fünf Prozent der Zuckerkranken in Deutschland sind Typ-1-Diabetiker, das sind zur Zeit circa 200 000 bis 300 000 Menschen. In den meisten Ländern ist der Anteil der Menschen mit Typ-1-Diabetes in den letzten 20 Jahren deutlich angestiegen, auch in Deutschland. Erschreckend ist: Immer mehr Kinder erkranken an Typ-1-Diabetes. Das belegen Zahlen aus dem zentralen Diabetes-Register, das in der ehemaligen DDR geführt worden ist, sowie eine Statistik des Diabetes-Forschungsinstituts der Universität Düsseldorf. Danach erkrankten 1988 drei von 100 000 Kindern im Alter unter fünf Jahren, 1993/94 waren es bereits 6,6. Daraus ergibt sich: Die Zahl der Neuerkrankungen (Inzidenz) hat sich innerhalb weniger Jahre mehr als verdoppelt. Interessanterweise erkranken Nordeuropäer häufiger als Mittel- und Südeuropäer. So schwankt die Häufigkeit des Typ-1-Diabetes in Europa zwischen 5,1 in Polen und 42,9 pro 100 000 Einwohner in Finnland.

Die Ursachen: Wie Typ-1-Diabetes entsteht

Heute besteht kein Zweifel mehr daran, daß der Typ-1-Diabetes eine Autoimmunkrankheit ist. Die Immunabwehr, die sonst so hilfreiche körpereigene Waffe gegen Krankheitserreger und entartete Zellen, unterliegt einem folgenschweren Irrtum. Sie bekämpft nicht nur »Angreifer« und »Schädlinge«, sondern greift auch gesunde Zellen und Gewebe des Körpers an. Deren physiologische Funktion wird dadurch eingeschränkt oder gar völlig unterbunden.

Beim Typ-1-Diabetes trifft ein solcher Angriff die insulinproduzierenden B-Zellen der Bauchspeicheldrüse. Erst werden sie beschädigt und schließlich restlos zerstört. Dieser Prozeß kann sich über Monate bis Jahre hinziehen. Die Insulinproduktion nimmt dabei immer mehr ab, bis sie zum Schluß endgültig versiegt. Eine erbliche Vorbelastung spielt dabei zwar eine Rolle, doch erst wenn bestimmte Umweltfaktoren hinzukommen, bricht die Krankheit aus.

Welche Bedeutung eine erbliche Belastung hat

Der Typ-1-Diabetes ist keine echte Erbkrankheit. Lediglich die Veranlagung dazu (genetische Prädisposition) kann von den Eltern auf die Kinder weitergegeben werden. Allerdings ist dieses Risiko gering. Bekommt eine Typ-1-Diabetikerin mit einem gesunden Mann ein Kind, beträgt die Wahrscheinlichkeit, daß das Kind ebenfalls an Typ-1-Diabetes erkrankt, etwa ein bis drei Prozent. Ist die Mutter gesund, der Vater aber Typ-1-Diabetiker, liegt das Risiko für das Kind bei fünf bis sieben Prozent. Sind beide Eltern Typ-1-Diabetiker, steigt das Risiko auf etwa 20 bis 40 Prozent.

Wo die genetischen Schwachstellen liegen, ist heute weitgehend bekannt. Schon vor Jahren konnte man eine Beziehung zwischen dem Vorkommen bestimmter Antigene aus der Gruppe der HLA (human leucocyte antigen) und dem Auftreten von Typ-1-Diabetes nachweisen. Die sogenannten HLA-Antigene kommen als charakteristische Merkmale auf der Zelloberfläche fast aller Gewebe vor. Ihren Namen erhielten sie, weil sie sich auf weißen Blutkörperchen (Leukozyten) besonders gut nachweisen lassen. Sie spielen eine wichtige physiologische Rolle bei immunologischen Abwehrmechanismen und helfen dem Immunsystem, zwischen »Selbst« und »Nichtselbst« zu unterscheiden. Die Struktur und Zusammensetzung der HLA-Antigene sind für jeden einzelnen Organismus typisch und werden weitgehend von den Erbanlagen bestimmt.

Über 95 Prozent aller Typ-1-Diabetiker produzieren vor allem die HLA-Typen DR3 und DR4 – eine Besonderheit, die genetisch bedingt ist. Eine solche Konstellation der Antigene bedeutet ein relativ höheres Risiko, an Diabetes zu erkranken. Warum jedoch gerade dabei das Immunsystem derart fehlgeleitet wird, daß es die B-Zellen des Pankreas zerstört, ist ungeklärt – darüber gibt es bislang nur Hypothesen.

Wie Streßfaktoren den Ausbruch der Krankheit begünstigen

Ausgedehnte epidemiologische Studien erbrachten keinen Nachweis, daß durch die besondere Konstellation der HLA-Antigene das Autoimmungeschehen direkt ausgelöst wird. Deshalb geht man von einem Modell aus, das zunächst unspezifische Schäden der B-Zellen in Betracht zieht, etwa im Rahmen von Infektionen oder durch falsche Ernährung. Die Summe vieler solcher Streßsituationen bringt schließlich das Immunsystem aus dem Gleichgewicht und setzt dann die Zerstörung der B-Zellen in Gang. Nach dieser Hypothese kommt es zur Bildung eines Antigens durch die B-Zellen in der Bauchspeicheldrüse selbst. Man vermutet, daß es identisch ist mit einem bestimmten Eiweißbaustein der Zellwand der B-Zellen. Gegen diese Eiweißkomponente findet man bei etwa 90 Prozent aller gerade diagnostizierten Typ-1-Diabetiker im Serum Antikörper, die B-Zellen angreifen. Sie sind bereits lange vor Ausbruch der Krankheit nachzuweisen und gelten daher als Marker für die beginnende Zerstörung.

Kleine Immunantwort: Was sind Antigene und Antikörper?

Antigene sind artfremde Eiweiße wie Viren, Bakterien und deren Giftstoffe, die der Organismus als »körperfremd« erkennt und sie dann bekämpft: Um die unerwünschten Eindringlinge unschädlich zu machen, bildet er spezifische, das heißt nur gegen den jeweiligen Fremdstoff gerichtete, *Antikörper*.

Welche Faktoren noch hinzukommen

Mit der ererbten Veranlagung allein ist die Entstehung vom Typ-1-Diabetes also nicht zu erklären. Zum einen, weil die wenigsten Menschen mit dieser genetischen Disposition tatsächlich erkranken. Zum anderen, weil nur jeder zehnte Typ-1-Diabetiker auch einen Elternteil mit dieser Erkrankung hat. Es müssen daher weitere Faktoren hinzukommen.

Virusinfektionen:

Kinder, die bereits im Mutterleib mit Röteln- oder Zytomegalie-Viren in Kontakt kommen, erkranken eindeutig häufiger an Typ-1-Diabetes. Dieser Zusammenhang ist gesichert, wenngleich sehr selten. Wahrscheinlich kann die Krankheit auch durch Mumps-Viren ausgelöst werden. Darauf gibt es einen indirekten Hinweis: Nachdem in Skandinavien die Schutzimpfung gegen Masern, Mumps und Röteln eingeführt wurde, registrierte man dort wesentlich weniger Fälle von Typ-1-Diabetes.

Besonders verdächtig als auslösender Faktor ist das Coxsackie-B_4-Virus. Dieser Erreger ist weitverbreitet; er verursacht vor allem bei Kindern Atemwegserkrankungen mit Fieber, die »Bornholmer Krankheit« (epidemische Pleurodynie), mit charakteristischen starken Schmerzen im Brustkorb sowie eine Form der Hirnhautentzündung (aseptische Meningitis) mit Schmerzen und Steifheit im Genick. Die Prognose dieser Erkrankungen ist normalerweise gut; sie können allerdings zu einer Komplikation führen – zum Typ-1-Diabetes.

Das Coxsackie-Virus ähnelt nämlich in einem bestimmten Eiweißbestandteil einem Enzym, das in den B-Zellen der Bauchspeicheldrüse enthalten ist. Es ist die Glutaminsäuredecarboxylase (GAD), deren Funktion noch unbekannt ist. Die Ähnlichkeit des Virusbestandteils mit dem Enzym hat aber fatale Folgen: Die Abwehrkräfte des Immunsystems können dieses Enzym mit dem Erreger verwechseln, aus diesem Grund die körpereigene Substanz attackieren und dabei die lebensnotwendigen B-Zellen zerstören. Für dieses Geschehen spricht die Tatsache, daß mehr als 80 Prozent der neu erkannten Typ-1-Diabetiker Antikörper gegen das Enzym GAD haben. Sie sind bereits mehrere Jahre vor dem Auftreten der Erkrankung im Blut nachzuweisen.

Ernährungsfehler:

Wahrscheinlich beginnt die Autoimmunerkrankung des Typ-1-Diabetes sehr früh im Leben, und zwar schon kurz nach der Geburt. In dieser Zeit kann auch bereits mit der Vorbeugung begonnen werden: Stillen hat offensichtlich einen schützenden Effekt. Denn Kinder, die vor dem zweiten Lebensmonat auf Kuhmilch umgestellt werden, erkranken häufiger an Typ-1-Diabetes als solche, die mindestens drei Monate lang gestillt worden sind. Die Kuhmilch löst vermutlich den Diabetes nicht direkt aus; doch die allzu frühe Belastung des Organismus mit fremdem Eiweiß – auch aus Getreide und anderen Nahrungsmitteln – könnte bei Kindern mit einer entsprechenden genetischen Disposition das Risiko einer Fehlreaktion des Immunsystems erhöhen. Gesicherte Befunde liegen bisher aber noch nicht vor.

Abgesehen von dem möglichen direkten Schutz gegen den Typ-1-Diabetes gibt es weitere gute Argumente für das Stillen, falls möglich über Monate hinweg. Mit der Muttermilch nehmen die Kinder fertige Abwehrstoffe auf, die sie vor Infektionen schützen – vor allem Antikörper vom Immunglobulin A (IgA). Außerdem enthält Muttermilch besondere Wirkstoffe wie den sogenannten Bifidusfaktor, der über die Besiedelung des Darms mit nützlichen Bakterien ein besser funktionierendes System der körpereigenen Abwehr aufzubauen hilft.

Übertriebene Hygiene

Der Hinweis auf diesen Risikofaktor stammt aus Tierversuchen mit sogenannten NOD-Mäusen, die eine erbliche Veranlagung für den Diabetes haben. Wurden die Tiere in besonders sauberen Ställen gehalten, erkrankten alle an Typ-1-Diabetes; nahm man es mit der Reinlichkeit nicht so genau, blieben die meisten gesund.

Dieser Befund läßt sich womöglich auch auf Säuglinge übertragen: Wachsen sie in einer hygienisch übertrieben reinen Umwelt, weitgehend abgeschirmt von Keimen, auf, ist ihr Immunsystem offenbar zu wenig gefordert und neigt eher zu Fehlfunktionen wie Autoimmunreaktionen mit Typ-1-Diabetes als Folge. Frühzeitiger Kontakt mit Erregern dagegen könnte die körpereigenen Abwehrkräfte trainieren und stärken und auch von solch folgenschweren Irrtümern abhalten.

Schadstoffe und Medikamente

Grundsätzlich sind Schadstoffe aus der Umwelt und gewisse Medikamente, zum Beispiel Cortison, für jeden Organismus eine Belastung; sie strapazieren dadurch auch die körpereigene Abwehr. Wissenschaftliche Forschungsergebnisse belegen, daß auch diese Art von Streßfaktoren zum Entstehen des Diabetes beitragen können. Das gilt, bei einer entsprechenden genetischen Disposition, für bestimmte Schwermetalle wie zum Beispiel Quecksilber.

Die Folgen: Wann der Typ-1-Diabetes auftritt

Die Zerstörung von Zellen in der Bauchspeicheldrüse verläuft lange Zeit unbemerkt. Während dieser Zeit bildet das fehlgeleitete Immunsystem spezifische Antikörper zunächst gegen das Enzym Glutaminsäuredecarboxylase (GAD), später auch gegen die B-Zellen der Bauchspeicheldrüse und gegen das Hormon Insulin. Hinzu kommt, daß die B-Zellen von bestimmten Abwehrzellen des Immunsystems, den T-Lymphozyten, angegriffen werden. Es entwickelt sich eine Entzündung, in deren Verlauf die B-Zellen zugrunde gehen. Weil die Bauchspeicheldrüse jedoch große Reserven an B-Zellen hat, können sie den Organismus noch lange Zeit mit genügend Insulin versorgen. Erst wenn 80 Prozent der B-Zellen zerstört sind, macht sich der Typ-1-Diabetes bemerkbar. Die Insulinproduktion reicht dann nicht mehr aus, um den Nahrungszucker in die Körperzellen einzuschleusen, der Blutzucker steigt auf hohe Werte und Glucose gelangt über die Niere in den Urin. Irgendwann kommt die Produktion des Hormons dann endgültig zum Erliegen.

Ein Fall: Wie man den Typ-1-Diabetes in den Griff bekommt

Für Herrn F. H., 34, erfolgreicher Jung-Manager in der Computerbranche, wäre ein Erlebnisurlaub in Australien, den er mit seiner Frau unternahm, beinahe zur Katastrophe geworden. Schon am ersten Tag vor Ort bekam er einen schweren Darminfekt, so daß der Start in die Wildnis um drei Tage verschoben werden mußte. Er hatte sich zwar schnell erholt, aber nach knapp einer Woche litt er unter starkem Durst, mußte nachts mehrfach Wasser lassen und fühlte sich von Tag zu Tag schlapper. Schließlich konnte er kaum noch gehen.
Per Funk wurde die Luftrettung alarmiert und Herr F. H. mit einem Drei-Stunden-Flug in das nächste Krankenhaus transportiert. Als er dort eintraf, war er kaum noch ansprechbar. Sehr schnell wurde die Diagnose Typ-1-Diabetes gestellt, offensichtlich ausgelöst durch den Infekt. Die sofort beginnende Insulintherapie zeigte rasch Wirkung: Bereits am nächsten Tag fühlte sich der Patient wieder ganz gesund. Er

erhielt eine Insulinpumpe, die sowohl die Versorgung mit Basis-Insulin sicherte als auch die zusätzlichen Insulin-Einheiten zur jeweiligen Mahlzeit bereitstellen konnte. Eine intensive Schulung konnte nicht erfolgen, weil der Patient auf eigene Verantwortung schon sechs Tage später zurück nach Deutschland flog.

Trotz der erfolgreichen Behandlung hatte die Krankheit Herrn F. H. verändert. Er fühlte sich von nun an gezeichnet und glaubte, als Diabetiker nicht mehr erfolgreich arbeiten zu können. Die Angst vor einer Unterzuckerung, die ihn handlungsunfähig machen könnte, belastete ihn schwer. Eine solche Hypoglykämie ist bei dem Versuch einer optimalen Einstellung des Blutzuckers insbesondere zu Beginn der Insulintherapie nicht immer auszuschließen. Eine intensive Schulung muß deshalb vor allem beim Typ-1-Diabetiker die Phase, in der die Insulindosis individuell der Menge an Kohlenhydraten und dem Maß der Bewegung angepaßt wird, begleiten.

Diese Schulung hatte Herr F. H. in Australien versäumt, sie wurde daheim in einer Diabetes-Klinik nachgeholt. Bekannte empfahlen ihm, eine ganzheitliche Therapie in unserer Privatklinik für Innere Medizin und Naturheilverfahren anzuschließen. Sie überzeugten ihn davon, daß unterstützende Maßnahmen in einem Fall wie dem seinen sehr sinnvoll sind. Er kam zu uns und brachte seine Frau mit. Das war auch gut so: Sie erhielt in unserer Lehrküche und am Beispiel des täglichen Speiseplans Einblick in die gesunde »Diabetikerkost«, die sich in nichts von einer allgemein gesunden Kost unterscheidet. Herr F. H. erlernte, die Kohlenhydratmenge der Mahlzeit einzuschätzen und seine Insulindosis daran anzupassen (s. S. 145).

Zur Behandlung von Herrn F. H. gehörte es, daß wir ihm die Vital-Plus-Therapie verordneten. Denn nach den übereinstimmenden Ergebnissen vieler Studien ist es für Diabetiker sinnvoll, die Versorgung mit Mikronährstoffen zu optimieren, um die Glukosetoleranz zu verbessern und insbesondere die Zufuhr schützender antioxidativer Vitamine zu erhöhen (mehr darüber auf Seite 44).

Soweit es möglich war, unternahmen Frau und Herr H. während des Aufenthalts in Obertal alles gemeinsam. Beide spielten Tennis und waren auch sonst sportlich sehr aktiv, ohne jedoch die körperliche Belastung zu übertreiben. Beide erlernten das Autogene Training und minderten dadurch die Streßbelastung durch die Krankheit. Beide beteiligten sich an der Gesprächstherapie, die ihnen ihre neue Lebenssituation begreiflich machte, so daß diese künftig nicht mehr so bedrohlich erschien. Als sie uns nach dreieinhalb Wochen verließen, waren beide sehr zuversichtlich, ohne Angst und voller Energie – und Herr F. H. war wirklich »so gut wie gesund«.

Der Typ-2-Diabetes

Diese Form der Zuckerkrankheit hieß früher »Altersdiabetes«, weil sie zumeist erst nach dem 40. Lebensjahr auftritt. Bis vor kurzem wurde sie wie der Typ-1-Diabetes nach der Insulinabhängigkeit benannt, und zwar »Non Insulin Dependent Diabetes Mellitus (NIDDM)«, also insulinunabhängiger Diabetes. Seit 1997 heißt sie nur noch Typ-2-Diabetes. Um Mißverständnisse auszuschließen: Die Entstehung des Typ-2-Diabetes hat überhaupt nichts mit der des Typ-1-Diabetes zu tun. Im Gegensatz zum Typ-1-Diabetes muß die Bauchspeicheldrüse der Typ-2-Diabetiker mit der Zeit mehr und mehr Insulin produzieren, da die Zellen nicht mehr so empfindlich auf das Hormon reagieren, sie werden zunehmend »insulinresistent«. Die Auswirkungen sind allerdings bei beiden Diabetes-Arten dieselben: Die Glucose aus der Nahrung kann nicht in die Körperzellen gelangen, der Blutzuckerspiegel ist erhöht.

Häufigkeit: Warum immer mehr Menschen betroffen sind

In allen Ländern ist der Typ-2-Diabetes mit Abstand die häufigste Diabetesform; in Europa trifft er etwa 90 Prozent aller Diabetiker. Mit zunehmendem Alter steigt das Risiko für den Typ-2-Diabetes: Im Jahr 1993 hatten hierzulande die 60 bis 69 Jahre alten Menschen einen Anteil von zwölf Prozent, bei den 70- bis 79jährigen betrug er sogar mehr als 22 Prozent. Und weil immer mehr Menschen immer älter werden, wird auch die Zahl der Zuckerkranken steigen: Bis zum Jahr 2010, so schätzen Experten, wird sich die Zahl der Diabetiker auf der Welt mehr als verdoppeln; in Deutschland wird es dann nicht mehr vier Millionen, sondern sechs Millionen Betroffene geben.
Eine Zahl in diesem Zusammenhang stimmt sehr nachdenklich: In Deutschland werden die meisten Menschen mit Typ-2-Diabetes erst

dann erkannt, wenn sie zwischen 55 und 60 Jahre alt sind; dann jedoch hat die Krankheit bei etwa jedem zweiten Patienten bereits zu Folgeschäden geführt. In den USA dagegen wird die Hälfte der Typ-2-Diabetiker bereits dann erkannt, wenn sie noch jünger als 50 Jahre sind; sie haben deshalb größere Chancen, besser und auch länger zu leben.

Die Ursachen: Wie der Typ-2-Diabetes entsteht

Ebenso wie der Typ-1-Diabetes ist auch diese häufigste Form der Zuckerkrankheit nicht auf eine einzige Ursache zurückzuführen. Es gibt es auch hier verschiedene Faktoren, die das Entstehen der Krankheit begünstigen.

Was eine ererbte Veranlagung bewirkt

Eine der Voraussetzungen für das Entstehen des Typ-2-Diabetes ist eine ererbte Veranlagung, die deutlich stärker ausgeprägt ist als beim Typ-1-Diabetes: Bei einem zuckerkranken Elternteil hat jedes Kind ein Risiko von etwa 40 Prozent, als Erwachsener ebenfalls Typ-2-Diabetes zu bekommen. Sind sowohl Mutter als auch Vater Typ-2-Diabetiker, beträgt das Risiko mindestens 60 Prozent. Wie aber ist dieses Risiko zu erklären? Was bewirken die entsprechenden Erbanlagen? Nun, sicherlich haben sie Anteil an der »Insulinresistenz«, also daran, daß die Körperzellen – vor allem die der Muskeln – nicht länger mit der gewohnten Empfindlichkeit auf Insulin reagieren (mehr darüber auf Seite 34). Doch können die Erbanlagen nicht allein schuld sein an der Entstehung des Typ-2-Diabetes: Ausgelöst wird er meistens erst, wenn weitere Risikofaktoren wie Bewegungsmangel und Übergewicht besonders bei Stammfettsucht (Apfeltyp) hinzukommen.

Welche Risikofaktoren noch hinzukommen

In den letzten 50 Jahren ist der moderne Lebensstil durch einen extremen Bewegungsmangel gekennzeichnet. Dazu beigetragen haben vor allem die Motorisierung und Automatisierung sowohl im privaten als auch im beruflichen Bereich sowie das stundenlange Sitzen beim Fernsehen und der bevorzugte Aufenthalt in der wohltemperierten Umgebung in der gesamten Wohnung, im Auto, in allen öffentlichen

Gebäuden. Das alles führt zu mangelnder körperlicher Aktivität, durch die der Energiebedarf stark reduziert und der Stoffwechsel verändert ist.

Auch die Ernährungsweise hat sich in den vergangenen 50 Jahren verändert, und zwar sehr zum Nachteil der Gesundheit, wie ein unfreiwilliges Massenexperiment in Deutschland beweist. Als den Menschen nach dem Ende des Zweiten Weltkriegs nur karge Rationen von durchschnittlich 1500 Kalorien zugeteilt wurden, hatte kaum einer von ihnen Übergewicht. Zur selben Zeit waren Krankheiten wie Herzinfarkt, Schlaganfall und Altersdiabetes eine Seltenheit. Das änderte sich mit der Währungsreform im Juni 1948: Es gab wieder mehr zu essen, die Deutschen wurden dicker und träger – und mit dieser Freßwelle kam »der Zucker«. So schnellte damals innerhalb eines Jahres die Zahl der Patienten in der Diabetes-Beratungsstelle der Medizinischen Universitätsklinik Frankfurt von etwa hundert auf mehrere Tausend empor.

In unserer heutigen Wohlstandsgesellschaft sind 80 Prozent der Typ-2-Diabetiker zum Zeitpunkt der Diagnose übergewichtig. Übrigens: Die restlichen 20 Prozent der Patienten mit Normalgewicht sprechen weniger gut auf Diät und Bewegungstherapie an und werden auch früher insulinbedürftig als ihre übergewichtigen Leidensgenossen.

Sind Sie ein Birnen- oder Apfeltyp?

Ohne Zweifel sind zu viele Pfunde auf der Waage ein gewichtiger Risikofaktor: Wer zum Beispiel 40 Prozent zuviel wiegt, hat im Vergleich zu Normalgewichtigen ein siebenfach erhöhtes Risiko, an Typ-2-Diabetes zu erkranken. Allerdings kommt es auch darauf an, wo das Fett sitzt: So leben »Apfeltypen«, bei denen sich das Fett am Bauch, den inneren Organen und im Bauchraum sammelt, gefährlicher als »Birnentypen«, bei denen die Fettdepots an Hüfte, Oberschenkel und Po ansetzen.

Untersuchungen haben ergeben, daß von den Apfeltypen doppelt so viele an Diabetes erkranken als von den Birnentypen. Warum der Bauchspeck gefährlicher ist als Hüftspeck, weiß man noch nicht genau. Einer Theorie zufolge verbraucht die Leber von Apfeltypen wesentlich weniger Insulin, so daß die Insulinkonzentration im Blut höher als

gewöhnlich ansteigt. Zudem neigen diese Menschen dazu, Körperfett leichter einzulagern und es schwerer wieder abzubauen.
Wer wissen will, ob auch für ihn ein derart erhöhtes Risiko besteht, der kann das ganz einfach selbst bestimmen, indem er den Umfang seiner Taille mißt: Ist er bei Frauen größer als 88 Zentimeter beziehungsweise bei Männern größer als 102 Zentimeter besteht ein erhöhtes Risiko. Von einem risikoreichen Apfeltyp wird immer dann gesprochen, wenn die Taille einen größeren Umfang hat als die Hüftregion.

Wie das Insulin wirkungslos wird

Sowohl Bewegungsmangel als auch Übergewicht führen zur sogenannten Insulinresistenz, bei der das Insulin nicht mehr ausreichend an den Zielzellen wirkt. Zuviel Alkohol und zu viele Zigaretten, Nierenerkrankungen und Leberschäden sind weitere Faktoren, welche diese Stoffwechselstörung fördern.
Bei einer Insulinresistenz kreist die Glucose im Blut und kann nicht in die Zellen gelangen. Anfangs sind vor allem die Fett- und Muskelzellen davon betroffen, später auch die der Leber. Weil das Insulin nicht wirksam wird, gibt der Körper irrtümlich das Signal »Insulinmangel«, obwohl genug von diesem Hormon vorhanden ist. Auf dieses Signal reagiert die Bauchspeicheldrüse, indem sie mehr Insulin produziert und der Insulinspiegel im Blut steigt. Von dieser sogenannten Hyperinsulinämie ist mittlerweile etwa jeder dritte Bewohner der westlichen Wohlstandsländer betroffen.
Für eine gewisse Zeit vermag die Hyperinsulinämie zu verhindern, daß der Blutzucker zu hoch ansteigt und der Stoffwechsel entgleist. Doch das Tandem Insulinresistenz/Hyperinsulinämie dreht sich in einem Teufelskreis: Ständig zuviel Insulin im Blut läßt die Rezeptoren der Zellen immer unempfindlicher werden, die Bauchspeicheldrüse produziert immer mehr Insulin – bis eines Tages die B-Zellen erschöpft sind.

Warum das »tödliche Quartett« so gefährlich ist

Auf diese Weise können Jahre und Jahrzehnte vergehen, in denen sich der Typ-2-Diabetes entwickelt. Das Fatale dabei: Diese Gefahr bleibt unbemerkt. Die Betroffenen verspüren weder Schmerzen noch

Beschwerden, wenn die Körperzellen nicht mehr auf das Insulin reagieren und zuviel von diesem Hormon im Blut kreist.
Schon in der Zeit der Hyperinsulinämie bei Insulinresistenz entstehen typische Folgeschäden: Die Glukosetoleranz ist gestört, die Fettsucht verstärkt sich, der Blutdruck und die Blutfettwerte steigen.
Das ist leider noch nicht alles. Bei zunehmender Insulinresistenz reicht trotz erhöhter Blutinsulinspiegel die Wirkung des Hormons nicht mehr aus, um diese Abweichung vom Normalen auszugleichen. Infolgedessen entwickeln sich bei vielen Patienten weitere Störungen: Der Blutzuckerspiegel ist ständig zu hoch; die Blutfette werden »verzuckert« und vermehrt oxidiert, so daß es zu arteriosklerotischen Veränderungen der Blutgefäße kommt.
Dieses Bündel von Risikofaktoren wurde in den 60er Jahren »Wohlstandssyndrom« genannt, heute heißt es »Metabolisches Syndrom« oder ebenso drastisch wie treffend »das tödliche Quartett«. Schätzungsweise 15 bis 30 Prozent der Menschen in den westlichen Industrieländern sind davon betroffen und deshalb in großer Gefahr. Das Metabolische Syndrom ist Wegbereiter der häufigsten und gefährlichsten Krankheit unserer Zeit: nämlich der Arteriosklerose als Ursache für Herzinfarkt, Schlaganfall und arterielle Durchblutungsstörungen wie das Raucherbein. Gleichzeitig kann es zu weiteren Stoffwechselstörungen kommen, zum Beispiel zu einem erhöhten Harnsäurespiegel als Auslöser der Gicht. Darüber hinaus ist eine Störung der Insulinsekretion möglich, bis hin zu deren völligem Erliegen.
In diesem »tödlichen Quartett« spielt die Hyperinsulinämie den wichtigsten Part. Zum einen, weil zuviel Insulin im Blut das Entstehen der anderen drei Risikofaktoren fördert. Zum anderen, weil das Hormon selbst im Übermaß das Wachstum von Zellen der glatten Muskulatur in der Gefäßwand anregt und so direkt zur Arteriosklerose führt. Das Metabolische Syndrom ist der Grund dafür, daß Diabetiker ein etwa dreifach größeres Risiko haben, an Arteriosklerose zu erkranken und mehr als zwei Drittel der Patienten vorzeitig an Erkrankungen von Herz und Kreislauf sterben. Ihr Schicksal hängt allerdings auch von der Behandlung ab: Generell gilt, daß schlecht eingestellte Diabetiker eine deutlich geringere Lebenserwartung haben.

Die Erkrankung: Wie der Typ-2-Diabetes ausbricht

Der Übergang von gesund zu krank vollzieht sich beim Typ-2-Diabetiker fließend und schleichend. Weil lange Zeit noch Insulin produziert wird, treten die charakteristischen Beschwerden überhaupt nicht auf oder sind nicht so deutlich ausgeprägt wie beim Typ-1-Diabetes. Wie eine Untersuchung in Deutschland ergeben hat, fehlen in jedem zweiten Fall die Leitsymptome wie häufiges Wasserlassen und großer Durst. Abgesehen davon werden andere Anzeichen wie Gewichtsverlust, Müdigkeit und Sehstörungen allzu häufig von Patienten und Ärzten gleichermaßen als »Alterserscheinung« abgetan und deshalb wird auch versäumt, deren wahre Ursachen aufzuspüren und gezielt zu behandeln.

Doch eines Tages ist es soweit: Die insulinproduzierenden B-Zellen der Bauchspeicheldrüse sind mit ihrer Kraft am Ende. Es gelingt ihnen nicht mehr, nach den Mahlzeiten noch mehr Insulin auszuschütten. Dann steigt der Blutzuckerspiegel nach dem Essen und bleibt hoch. Zwar ist der Nüchtern-Blutzucker noch normal. Aber mit der Zeit produzieren die B-Zellen auch nachts und morgens nicht mehr genug Insulin, um den Blutzucker zu senken. Erst in diesem Stadium spürt jeder Betroffene, daß mit ihm etwas nicht stimmt: Es kommt zu Müdigkeit, starkem Durst, Harnflut, Entzündungen und Juckreiz im Genitalbereich und zur Gewichtsabnahme.

Zwei Fälle: Welch schlimme Folgen der Diabetes haben kann

Wir Ärzte in der Schwarzwald Privatklinik Obertal konnten bereits viele Patienten davon überzeugen, wie wichtig es ist, erste Warnsignale ernst zu nehmen und die Lebensweise entsprechend zu ändern – auch Frau G. B., 37 Jahre alt. Seit etwa einem Jahr hatte sie zunehmend Schmerzen im Zusammenhang mit ihrer Regel, und sie litt sehr unter Verstopfung. Als dann noch leichte Zwischenblutungen und Harnwegsinfekte hinzukamen, suchte Frau B. ihre Frauenärztin auf. Bei der Ultraschalluntersuchung wurde ein großes Myom festgestellt (eine gutartige Geschwulst der Gebärmutter), das für ihre Probleme verantwortlich war. Da kein Kinderwunsch mehr bestand, empfahl die Ärztin eine Entfernung der Gebärmutter, die dann auch vorgenommen wurde. Nach diesem Eingriff hatte die Patientin sehr rasch ihre Arbeit

als Lehrerin wieder aufgenommen. Schon bald danach fühlte sie sich schlapp und müde und durch die Arbeit mit den Kindern nahezu überfordert. Alles in allem war sie unglücklich und mit sich selbst unzufrieden. Und noch etwas kam hinzu: Frau G. B. empfand jetzt die schon lange bestehende schwere Diabetes-Erkrankung ihrer Mutter als eine große Belastung.
Bei dieser Patientin, Frau U. M., 62, war schon vor Jahren ein Diabetes mellitus festgestellt worden. Die Anweisungen ihres Arztes hatte sie bislang jedoch kaum befolgt. Die Rentnerin hatte auf Mallorca ein hübsches Haus erworben und war auf die Mittelmeerinsel gezogen, weil sie dort viel billiger leben konnte als in Deutschland. Entgegen allen Prophezeiungen fühlte sie sich auch weiterhin sehr wohl. Warnzeichen wie das Nachlassen des Sehvermögens beachtete sie nicht. Niemand störte sich an ihrem Übergewicht und kein Arzt kümmerte sich um ihre erhöhten Blutzuckerwerte. Auch die Tochter hatte es mit der Zeit aufgegeben, deswegen etwas zu sagen. Die immer häufiger auftretenden Infekte bekämpfte Frau U.M. mit »Echinarell«, das ihr Freunde aus Deutschland geschickt hatten. Dieses rezeptfrei Präparat enthält Wirkstoffe aus der Heilpflanze Roter Sonnenhut (Echinacea purpurea), die das Immunsystems stärken.

Eine kleine Wunde mit schlimmen Folgen

Vor einem halben Jahr jedoch zog sich U. M. am Strand eine kleine Verletzung an der rechten Fußsohle zu. Die Wunde vergrößerte sich zwar, aber weil sie keine Schmerzen verspürte, kümmerte sie sich nicht weiter darum. Erst als das Bein anschwoll und Fieber auftrat, rief sie einen Arzt, der die Patientin sofort ins Krankenhaus verlegte. Zwei Zehen des rechten Fußes waren nicht mehr zu retten und mußten amputiert werden. Die gesamte Fußsohle war eine einzige infizierte Wunde, die sich nach Wochen strenger Entlastung des Fußes, ständiger Wundpflege und Umstellung der Patientin auf eine Insulintherapie nur sehr zögerlich besserte. Dennoch bestand die Patientin auf ihre Entlassung und flog zu ihrer Tochter nach Deutschland; die Fußwege in den Flughäfen legte sie im Rollstuhl zurück, weil sie den immer noch nicht ganz zugeheilten Fuß nicht belasten durfte.

Im Fall von Frau U. M. zeigten sich sehr deutlich typische Folgekrankheiten des Diabetes mellitus wie die Gefühllosigkeit im Bereich des Unterschenkels, verursacht durch Schädigung von Nerven (diabetische Polyneuropathie), und die Sehstörungen infolge von Schäden an den kleinsten Blutgefäßen der Augen (diabetische Retinopathie) – auf sie wird noch ausführlich eingegangen.

Seither war ihre Tochter besorgt, ebenfalls an einem Diabetes mellitus zu erkranken; denn Frau G. B. wußte, daß es bei familiärer Belastung häufiger zu dieser Zuckerstoffwechselstörung kommt. Zudem hatte die Betreuung der Mutter ihre Kräfte erschöpft. Sie beschloß deshalb, zusammen mit ihrer Mutter in die Schwarzwald Privatklinik Obertal zu kommen.

Bei uns erhielt Frau U. M. nach eingehender Erfassung der Familien- und Krankengeschichte (Anamnese) und nach Untersuchungen, bei denen sich die Schäden an Gefäßen und Nerven bestätigten, eine umfassende Therapie. Dazu gehörten eine einfühlsame, intensive Schulung und Behandlung entsprechend der Multi-Metabol-Therapie (mehr darüber ab Seite 118) mit einer Umstellung der Ernährung auf eine gesunde Kost. Besonders wichtig dabei waren die langsame Erhöhung des Kohlenhydratanteils, vorerst bis auf 50 Prozent der Gesamtenergiemenge, und eine allmähliche Gewichtsreduktion unter angepaßter Insulintherapie, ergänzt durch strukturierte Bewegung.

Wichtig war auch eine Substitution durch »Antioxirell« mit den antioxidativen Vitaminen A, C und E, der Vitamin-Vorstufe Beta-Carotin und dem Spurenelement Selen. Diese Nahrungsergänzung ist geeignet, die häufigen oxidativen Schäden bei Diabetikern (s. S. 93) zu verhindern. Zusätzliche Gaben der Alpha-Liponsäure als Infusion und von B-Vitaminen mit Injektionen von »Novirell B und Folarell« verbesserten den Nervenstoffwechsel und konnten weitere Nervenschäden verhindern bzw. zumindest vermindern. Die Therapie wurde durch Zufuhr der Spurenelemente Zink, Chrom, Mangan, Vanadium und Kupfer sowie von Magnesium zur Verbesserung des Zuckerstoffwechsels und damit auch der Wundheilung ergänzt.

Bei Frau M. führten wir außerdem eine individuell angepaßte Gefäß-Therapie (s. S. 205) durch. Mit ihrer Hilfe lassen sich bei Diabetikern weitere Gefäßschäden sicher verhindern und in vielen Fällen beste-

hende Schäden sogar verbessern. Eine unterstützende immunmodulierende Therapie mit den Thymosand-Peptiden (s. S. 196) war im Hinblick auf die erhöhte Infektanfälligkeit und die infizierte Wunde ebenfalls notwendig. Unter intensiver Wundpflege, unter anderem mit lokaler Anwendung von Alt-Insulin zur Förderung der Wundheilung, war die Wunde am Fuß nach vier Wochen endlich zugeheilt. Danach konnte die Patientin langsam mit einem Gehtraining beginnen.
Schon bald zeigten sich auch erste Erfolge bei der Behandlung der Stoffwechselstörung. Die Insulindosis konnte reduziert werden. Eine Kontrolle der Körperzusammensetzung mittels der Bioimpedanzmessung (s. S. 128) ergab eine allmähliche Gewichtsreduktion, vorwiegend durch Fettabbau, sowie einen leichten Zuwachs an Muskelmasse. Dieser wurde erreicht durch eine bessere Versorgung des Muskels mit Glucose bei optimal angepaßter Insulinsubstitution und gezieltem Bewegungstraining. Die Patientin machte schnelle Fortschritte. Sie erarbeitete gewissenhaft die Grundlagen der Diabetiker-Schulung. Nach weiteren drei Wochen konnte Frau U. M. zunächst zu ihrer Tochter und dann in ihr Häuschen auf Mallorca zurückkehren – dort war inzwischen für eine weitere ärztliche Betreuung gesorgt worden.

Viele Symptome und eine intensive Behandlung

Nachdem diese Krankengeschichte doch noch recht glimpflich verlaufen war. zeigte sich Frau G. B. sehr froh, nun nicht länger eine so große Verantwortung für ihre Mutter tragen zu müssen. Nach all den Belastungen der letzten Zeit hatte sie den dringenden Wunsch, sich endlich einmal richtig zu erholen. Deshalb kam sie auch zu uns nach Obertal. Bei dieser Gelegenheit wollte sie auch ihre Bauchmuskulatur wieder auftrainieren, die sowohl durch die Unterleibsoperation als auch durch Gewichtszunahme in Mitleidenschaft gezogen worden war. Es war ein »Hängebauch« entstanden, und der störte sie sehr. Übrigens: Die Gewichtszunahme war auf einen regelrechten Heißhunger zurückzuführen, der sie vor allem am Abend überfiel. Wenn sie dann etwas aß, erlebte sie das als Beruhigung für ihre strapazierten Nerven.
Frau G. B. wurde zunächst für die Anamnese gründlich befragt. Sie gab an, nervlich und körperlich sehr erschöpft zu sein. Sie schilderte eine

extreme Lustlosigkeit und Müdigkeit sowie häufige Wadenkrämpfe. Als sehr lästig empfand sie den häufigen Harndrang, auch wenn die Blase kaum gefüllt war. Es folgte die gründliche Untersuchung. Bis auf ein geringes Übergewicht, eine schlecht trainierte Muskulatur und Fehlhaltung, eine gewisse vegetative Überreaktion mit gesteigerten Reflexen und eine Überreaktion der Haut auf Irritationen ergaben sich keine auffälligen Befunde.
Die Patientin berichtete, daß sowohl die Kontrolle des Nüchtern-Blutzuckers als auch die Langzeitkontrolle durch die Bestimmung des HbA1c (s. S. 178) vor dem operativen Eingriff Werte im Normbereich ergeben hätten. Die von uns vorgenommenen Laborkontrollen zeigten zwar auch jetzt normale Blutzuckerwerte, aber eine gestörte Glucosetoleranz nach erhöhter Zuckeraufnahme. Dieser Hinweis auf eine beginnende Störung des Zuckerstoffwechsels ist ein frühzeitiges Warnsignal. Ändert man zu diesem Zeitpunkt seine Lebensweise durch mehr Bewegung und Umstellen der Ernährung auf eine gesunde, kalorienangepaßte Kost, bestehen beste Chancen, gesund zu bleiben. Dazu wurde Frau G. B. von uns angeleitet.
Weil die Magnesium- und Zinkkonzentration im Blut bei der Patientin erniedrigt war, erhielt sie diese Mikronährstoffe zugeführt, und zwar anfangs mit Infusionen in höherer Konzentration. Die Wadenkrämpfe vergingen schon nach der ersten Infusion. Später verordneten wir der Patientin Magnesium mit Lutschtabletten und Zink, Chrom, Mangan, Vanadium und Kupfer mit Kapseln, um durch diese breitgefächerte, moderat dosierte Gabe einen neuerlichen Mangel an den Mikronährstoffen zu verhindern und die gestörte Glucosetoleranz zu verbessern. Ein strukturiertes Bewegungsprogramm war ebenfalls Bestandteil der Therapie; in Kombination mit den anderen Maßnahmen normalisierte es nicht nur die Zuckerstoffwechselstörung, sondern besserte auch die Stimmung der Patientin.
Bei der Untersuchung des Urins stellten wir einen Harnwegsinfekt fest, der schuld am häufigen Wasserlassen der Patientin war. Deswegen war sie kurz zuvor mit Antibiotika behandelt worden; diese Therapie wollte sie auf keinen Fall schon jetzt wiederholen. Statt dessen verordneten wir zur Stärkung der körpereigenen Abwehr eine immunmodulierende Therapie mit den Thymosand-Peptiden (s. S. 196). Dadurch

sowie durch die ergänzende Behandlung mit täglich 40 Gramm Brunnenkresse und mit einem Nieren-Blasentee bei insgesamt vermehrter Flüssigkeitszufuhr konnte der Harnwegsinfekt geheilt werden.
Auf ärztlichen Rat hin erlernte die Patientin das Autogene Training. Sie nahm auch an unserer speziellen Wirbelsäulen-Gymnastik, an den regelmäßigen Wanderungen sowie am Aqua-Jogging teil. Belohnung dafür war eine bessere aufrechte Haltung, durch die am Ende ihr Körper sogar gewachsen zu sein schien.
Als Frau G. B. uns nach dreieinhalb Wochen verließ, wußte sie nicht nur ihre Mutter gut versorgt. Sie selbst war ein ganz anderer Mensch geworden. Sie war wieder voller Tatendrang und fest dazu entschlossen, in Zukunft das einzuhalten, was sie während der Multi-Metabol-Therapie bei uns gelernt hatte – eine gesunde Kost, ausreichend Bewegung und regelmäßige Entspannung, um dauerhaft gesund zu bleiben.

Weitere Diabetes-Formen

Der Typ-1- und Typ-2-Diabetes sind die wichtigsten Formen der Zuckerkrankheit. Es gibt aber noch andere, die zwar nicht so häufig, aber dennoch von Bedeutung sind.

MODY-Diabetes: Defekt durch Gene

Diese Form des Typ-2-Diabetes tritt bereits vor dem 25. Lebensjahr auf, besonders häufig in der Pubertät. Die Abkürzung MODY steht für »maturity onset type diabetes in young people« was soviel bedeutet wie »Altersdiabetes des jungen Menschen«. Etwa zwei Prozent der Typ-2-Diabetiker sind an MODY erkrankt. Sie beruht auf einem Defekt von Erbanlagen, die dominant vererbt werden. Entdeckt wurde diese Form des Diabetes erst Anfang der siebziger Jahre bei einer Familie, deren Mitglieder über fünf Generationen hinweg gehäuft an Diabetes erkrankten. Im Gegensatz zum Typ-1-Diabetes kann der MODY zunächst mit Diät und Bewegung sowie mit oralen Antidiabetika behandelt werden. In vielen Fällen wird jedoch nach mehr als fünf Jahren eine Insulintherapie nötig. Im Vergleich zum Typ-2-Diabetes ist der MODY gefährlicher. Denn bei dieser Form sind die Folgekrankheiten noch häufiger, so daß die Patienten öfter kontrolliert und besonders sorgfältig eingestellt werden sollten.

Sekundärer Diabetes: Folge von Krankheiten

Dies ist der Sammelbegriff für die chronischen Störungen des Zuckerstoffwechsels, die eine Folge bestimmter Erkrankungen sind. Dazu gehören vor allem:

- chronische Entzündung der Bauchspeicheldrüse (Pankreatitis), ausgelöst vor allem durch Alkoholmißbrauch sowie durch erhöhte Blutfette oder ein Gallensteinleiden;
- chronische Entzündung der Leber (Hepatitis) oder Schrumpfleber (Leberzirrhose);
- Überfunktion der Schilddrüse (Hyperthyreose);
- Eisenspeicherkrankheit, bei der die Haut auffällig braungrau verfärbt ist und die deshalb »Bronze-Diabetes« genannt wird.

Auch bestimmte Medikamente wie Cortison können diese Nebenwirkung haben. Werden in diesen Fällen die auslösenden Grundkrankheiten erfolgreich behandelt, sinkt der erhöhte Blutzuckerspiegel oder normalisiert sich sogar. Doch das ist leider nicht immer ausreichend möglich.

Schätzungen gehen zwar davon aus, daß es sich in weniger als ein Prozent aller Fälle von Zuckerkrankheit um einen sekundären Diabetes handelt. In Wirklichkeit aber dürfte ihre Zahl weitaus höher sein, denn häufig wird diese Form nicht erkannt oder falsch diagnostiziert.

Ein Fall: Zuckerkrank durch Cortison

Welche Auswirkungen die langfristige Einnahme von Medikamenten haben kann, mußte Frau B. K., 49, erfahren. Sie litt seit zwei Jahren an einer chronischen Polyarthritis (Gelenkrheuma). Sie wurde noch immer mit relativ hohen Dosen von Cortison behandelt, denn sie vertrug die üblichen Basistherapeutika nicht und bei niedriger Dosierung von Cortison verlief die Erkrankung noch immer hochentzündlich. Die Mitarbeit in der eigenen Fleischerei hatte sie wegen ihres Leidens bereits aufgeben müssen. Nun war sie zusätzlich an Diabetes mellitus erkrankt.

Von einer Freundin hatte sie erfahren, daß die Ärzte in der Schwarzwald Privatklinik Obertal durch Anwenden der Vital-Plus-Therapie (s. S. 185), einer speziellen Form der Orthomolekularen Medizin, bei Diabetikern – insbesondere im Anfangsstadium – sehr gute Erfolge erzielen. Die Patientin wurde von uns nicht nur wegen des Diabetes mellitus behandelt, auch die chronische Polyarthritis wurde in die Therapie einbezogen. Eine immunmodulierende Therapie mit den Thymosand-Peptiden war sowohl wegen der Zuckerkrankheit als auch wegen der chronischen Polyarthritis erforderlich. Gleichzeitig wurden die Vitamine E und C wegen ihrer guten Wirkung gegen Gelenkentzündungen substituiert. Zu Beginn erhielt Frau B. K. Injektionen von Vitamin E mit »Tocorell« und von Vitamin C mit »Ascorell«; später wurden dieselben Vitamine mit Kapseln beziehungsweise als Pulver angewendet. Sehr vorsichtig konnte die Cortison-Dosis reduziert werden. Allmählich normalisierte sich der Zuckerstoffwechsel bei Frau B. K. Der sekundäre Diabetes mellitus, ausgelöst durch eine ungünstig hohe Cortison-Therapie, war durch die Verringerung der Dosis des Medikaments und durch das Zusammenwirken der verschiedenen Mittel und Methoden unserer Multi-Metabol-Therapie beseitigt worden.

5 Die großen Gefahren: Folgekrankheiten des Diabetes

Seit der Entdeckung des Hormons Insulin im Jahre 1921 und seiner raschen Einführung in die Therapie muß zwar kein Patient mehr an einem diabetischen Koma sterben. Es zeigt sich jedoch eine andere Folge des Diabetes: Weil nun die betroffenen Menschen länger mit der Zuckerkrankheit leben, treten – insbesondere bei einer schlechten Einstellung des Blutzuckers – Folgekrankheiten auf, welche die Lebensqualität und die Lebenserwartung ganz erheblich beeinträchtigen können. Dieses Kapitel berichtet darüber, um welche Krankheiten es sich vor allem handelt und was sowohl der Arzt als auch die Patienten selbst dagegen tun können.

Die Krankheiten, die der gestörte Zuckerstoffwechsel nach sich ziehen kann, werden unter dem Begriff des sogenannten diabetischen Spätsyndroms zusammengefaßt. Dazu gehören:

- Schäden an den großen Blutgefäßen (Makroangiopathie);
- Schäden an den kleinen Blutgefäßen (Mikroangiopathie);
- Schäden an den Nerven (Neuropathie).

Außerdem leiden Diabetiker häufiger unter Infektionskrankheiten und bei vielen von ihnen heilen Wunden schlechter. Von diesen Komplikationen sind Typ-1- und Typ-2-Diabetiker gleichermaßen bedroht – insbesondere bei schlechter Stoffwechseleinstellung. Sie zeigen sich etwa zehn bis 15 Jahre nach Ausbruch der Krankheit.

Erkennen durch Selbstkontrolle: Messen, wiegen, rechnen

Es gibt also keinen Grund, den Typ-2-Diabetes zu verharmlosen: »Das bißchen Alterszucker« ist eine gefährliche Krankheit, auch wenn sie anfangs noch keine Beschwerden bereitet. Doch der Patient hat nur dann eine echte Chance, »so gut wie gesund« zu bleiben, wenn er jeden einzelnen Risikofaktor früh erkennt und konsequent bekämpft. Erforderlich dafür sind die folgenden Maßnahmen der Selbstkontrolle, die regelmäßig und ganz genau durchgeführt werden müssen.

Kontrolle des Gewichts

Übergewichtige Patienten mit einem Typ-2-Diabetes oder einem Metabolischen Syndrom müssen ihre überflüssigen Pfunde loswerden. Das ist durch eine konsequente Umstellung der Ernährung (s. S. 131) und durch regelmäßige Bewegung (s. S. 147) zu erreichen. Konsequent durchgeführt, können diese einfachen Maßnahmen wahre Wunder bewirken: Allein durch das »Abspecken« normalisieren sich in den meisten Fällen die erhöhten Werte für Blutdruck, Blutfette, und Blutzucker. Um das zu erreichen, ist eine Kontrolle des Körpergewichts unerläßlich: Täglich auf die Waage stellen, immer morgens gleich nach dem Aufstehen und der Entleerung der Blase den Wert notieren, am besten in einer Kurve, deren Verlauf nach unten Mut zum Durchhalten macht.

Kontrolle des Blutdrucks

Fast doppelt so viele Typ-2-Diabetiker wie Stoffwechselgesunde haben einen zu hohen Blutdruck (Hypertonie). Zur Kontrolle sollten sie ihren Blutdruck regelmäßig selbst messen und protokollieren. Erstrebenswertes Ziel sind Werte unter 140/90 mmHg. Oftmals ist es schon durch Änderungen der Lebensweise zu erreichen und auch zu halten: Abnehmen, körperliche Bewegung, wenig Kochsalz verwenden, wenig Alkohol trinken, ausreichend schlafen – und vor allem nicht mehr Rauchen! Reichen diese einfachen Maßnahmen nicht aus, gibt es spezielle Medikamente, die den Blutdruck aus gefährlichen Höhen zurückholen können und bei Diabetikern zusätzlich schützend gegen Folgeschäden wirken.

Kontrolle der Blutfette

Hier ist der Arzt gefragt: Er sollte in regelmäßigen Abständen bei Diabetikern die Blutfette überprüfen. Ideal ist ein Gesamt-Cholesterinspiegel unter 200 bis 220 mg/dl; für Menschen, die an einer koronaren Herzkrankheit leiden oder bereits einen Herzinfarkt erlitten haben, gelten Werte unter 180 mg/dl. Dabei spielt besonders das LDL-Cholesterin (Cholesterin mit niedriger Dichte) eine negative Rolle, wenn es oxidativ durch aggressive Sauerstoffverbindungen so verändert ist, daß es sich vermehrt in Gefäßwänden ablagert und damit die Ausbildung einer Arteriosklerose fördert. Bei Diabetikern ist das LDL-Cholesterin häufig zusätzlich verzuckert und damit noch anfälliger für oxidative Veränderungen. Aufgrund neuerer Studien sollten heute bei Diabetikern LDL-Cholesterinwerte angestrebt werden, die unter 100 mg/dl liegen. Das HDL-Cholesterin kann diese negativen Auswirkungen eher verhindern und damit in höherer Konzentration vor Arteriosklerose schützen. Auch der Gehalt an Triglyceriden (eine andere Art der Blutfette) wird kontrolliert; für Typ-2-Diabetiker akzeptable Werte liegen unter 150 mg/dl. Wie beim Blutdruck können auch erhöhte Werte der Blutfette durch eine gesunde Ernährung gesenkt werden; dabei kommt es vor allem auf eine gezielte Auswahl fettarmer Lebensmittel an (s. S. 132). Bei Alkohol ist Zurückhaltung geboten, zuviel davon verschlechtert die Blutfettwerte zusätzlich. Medikamente zur Senkung der Blutfette können die Diät lediglich begleiten, sie aber nicht ersetzen.

Kontrolle des Blutzuckers

Eine gute Blutzuckereinstellung von Anfang an ist entscheidend für die Vorbeugung der diabetischen Folgekrankheiten. »Gute« Blutzuckerwerte bedeuten im Idealfall, daß sie nüchtern unter 100 mg/dl liegen und nach der Mahlzeit höchstens bis 140 mg/dl ansteigen. Allerdings: Je älter ein Diabetiker ist, desto höhere Blutzuckerwerte darf er haben. So ist es für einen 80jährigen Patienten durchaus akzeptabel, wenn er nach dem Essen einen Blutzuckerspiegel von 180 mg/dl hat! Diese Werte kontrollieren die Diabetiker selbst, der Arzt bestimmt zusätzlich den HbA1c-Wert. Er gibt den Gehalt an verzuckertem Blutfarbstoff (glykolisiertes Hämoglobin) in den roten Blutkörperchen an. Dieser Wert ist ein genaues Maß für die Qualität der Blutzuckereinstellung während der letzten zwei bis sechs Wochen. Als eine gute Einstellung gelten Werte unter 7,5 Prozent. Ideal wäre zwar ein HbA1c-Wert von weniger als sechs Prozent, weil darüber bereits das Risiko für Folgeschäden erhöht ist, aber dieser wird in der Praxis kaum erreicht.

Ein Fall: Normaler Blutzucker – dennoch Diabetes

Frau T. L., 68, Hausfrau, hatte bei einem Sturz eine Trümmerfraktur des rechten Oberschenkelhalses erlitten. Ihr mußte deswegen ein künstliches Hüftgelenk (Endoprothese) eingesetzt werden. Sie hatte bei dieser Operation viel Blut verloren und erholte sich nur langsam davon. Aus dem Krankenhaus war die Patientin zunächst nach Hause entlassen worden, weil ihr Ehemann an einer Lungenentzündung erkrankt war. Als er wieder gesund war, kam die Patientin zur Rehabilitation in die Schwarzwald Privatklinik Obertal. Sie brachte ihren Ehemann gleich mit, damit auch er sich erholen und sein geschwächtes Immunsystem gestärkt werden konnte.
Frau T. L. gab bei der Aufnahmeuntersuchung an, daß sie in letzter Zeit viel schlechter sehen konnte als zuvor. Wir schickten sie deswegen noch am selben Tag zum Augenarzt. Er erkannte einen veränderten Augenhintergrund und stellte die Diagnose »diabetische Retinopathie« (s. S. 100). Die Patientin berichtete, daß alle Blutzuckerkontrollen, die bislang in regelmäßigen Abständen nüchtern durchgeführt worden waren, unauffällig gewesen seien. Mit einer Ausnahme: Vor etwa fünf Jahren sei einmalig ein erhöhter Nüchtern-Blutzucker festgestellt worden. Danach hatte die Patientin eine Zeitlang eine kalorienreduzierte Kost gegessen, während der sich die Blutzuckerwerte wieder normalisierten. Dies paßte so gar nicht zu den sich schon abzeichnenden diabetischen Spätschäden an den Augen.
Eine genauere Befragung brachte den Grund dafür zu Tage: Die Patientin ernährt sich schon längst nicht mehr regelmäßig so bewußt gesund wie einst, sie hält jetzt nur noch jeweils vor den morgendlichen Nüchtern-Blutzuckerkontrollen eine sehr strenge Gemüsesaftdiät ein. Mit Erfolg, wie sie angibt, da diese Werte immer normal sind. Auch bei uns war in den ersten Tagen ihres Aufenthalts der Nüchtern-Blutzucker, bedingt durch die verordnete Diät, nicht erhöht gewesen. Daraufhin wurde ein sogenanntes Blutzucker-Tagesprofil erstellt; dazu gehören Messungen morgens nüchtern, nach dem Frühstück und nach dem Mittagessen. Sie ergaben erhöhte Blutzuckerwerte nach den Mahlzeiten.

Das bestätigte unseren begründeten Verdacht: Frau T. L. war bereits seit längerem an Typ-2-Diabetes erkrankt. Im Gespräch erläuterten wir der Patientin, daß es nicht ausreicht, den Blutzucker nur gelegentlich zu normalisieren. Der Stoffwechsel muß auf Dauer so gut wie möglich eingestellt werden, um ein Fortschreiten der Zuckerkrankheit zu stoppen und weitere Schäden in ihrem Gefolge zu vermeiden. Kontrolliert wird das vom Arzt durch ein bis zwei Messungen des HBA1C-Wertes (s. S. 178) in jedem Vierteljahr. Liegt dieser im Normbereich, besteht eine relative Sicherheit, daß keine Spätschäden auftreten werden.

Die Therapie: In vier Wochen so gut wie gesund

Frau T. L. wurde bei uns wegen des Typ-2-Diabetes nach den Prinzipien der Multi-Metabol-Therapie (mehr darüber ab Seite 118) behandelt; darin wurde auch ihr eigentliches Anliegen, nämlich der Zustand nach der Hüft-Operation, einbezogen. Die Gewichtsreduktion durch eine vollwertige, kalorienangepaßte Kost beispielsweise verbesserte nicht nur den Zuckerstoffwechsel, sondern erleichterte zugleich das Gehen mit dem künstlichen Hüftgelenk. Die Zufuhr ausgewählter Mikronährstoffe mit dem Vital-Plus-Programm (s. S. 185) umfaßte sowohl unentbehrliche Vitamine und Mineralstoffe für den Stoffwechsel der Glucose, zur Verbesserung der Glukosetoleranz und Schutz vor Sekundärschäden als auch für den Aufbau der Knochen. Ein individuell angepaßtes Bewegungsprogramm tat Frau T. L. ebenfalls doppelt gut. Zum einen steigerte es die Belastbarkeit der rechten Hüfte, so daß selbst größere Spaziergänge wieder schmerzfrei möglich wurden. Zum anderen senkte die vermehrte regelmäßige Bewegung die erhöhten Blutzuckerwerte.
Eine allmähliche Umstellung der Ernährung auf mehr komplexe Kohlenhydrate glättete die Blutzuckerwerte, was durch einen sehr langsam sinkenden HbA1C-Wert bestätigt wurde. Diese Messungen ergaben noch etwas anderes: Bei der Patientin bestand ein ausgeprägter Mangel an dem Mineralstoff Magnesium; infolgedessen war der HbA1c-Wert als Zeichen zu hoher Blutzuckerspiegel noch deutlicher angestiegen. Dieser Mangel wurde durch Infusionen mit »Magnorell« ausgeglichen. Das führte zu einer Besserung der Blutzucker- und auch der HbA1C-Werte. Beim Glukosetoleranztest mit isolierter hoher

Zuckerbelastung waren die Blutzuckerwerte noch nicht normal, der Zucker aus naturbelassenen Nahrungsmitteln dagegen wurde ohne Blutzuckererhöhung gut verwertet.
Als Frau T. L. uns nach vier Wochen verließ, war sie nicht nur gut erholt, deutlich schlanker und belastbarer – sie hatte nun normale Blutzuckerwerte auch nach den Mahlzeiten. Das einzige, was sie noch störte, war die leichte Sehstörung, die sich jedoch bereits wesentlich gebessert hatte. Die Gefährdung für einen Typ-2-Diabetes wird zwar bei der bestehenden Glukosetoleranzstörung weiterhin erhalten bleiben und kann bei ungesunder Lebensweise die Patientin wieder krank machen. Aber Frau T. L. hat sich ganz fest vorgenommen, durch eine bewußte Lebensweise ohne starkes Übergewicht »so gut wie gesund« zu bleiben. Deshalb nimmt sie auch unseren guten Rat sehr ernst, mit »Antioxirell« und »Aminorell« einen ausreichenden antioxidativen Schutz sicher zu gewährleisten, um einer Arteriosklerose und deren Folgen entgegenzuwirken.

Makroangiopathie: Arterien werden hart, eng und starr

Bei der Makroangiopathie, also den Veränderungen an den großen Blutgefäßen, handelt es sich im wesentlichen um die Arteriosklerose. Es kommt zu Ablagerungen in den Gefäßwänden. Die Folgen dessen: Die betroffenen Arterien im Herzmuskel, im Gehirn, in den Gliedmaßen verhärten und verdicken sich und verlieren an Elastizität. Durch diesen Prozeß verengen sich die Blutgefäße im Lauf vieler Jahre immer mehr, so daß immer weniger Blut hindurchfließen kann. Unbehandelt kommt es nach und nach es zu immer stärkeren Durchblutungsstörungen – bis hin zum Herzinfarkt, Schlaganfall und »Brand« im Fuß durch einen völligen Verschluß von Blutgefäßen.
Die Arteriosklerose hat viele Ursachen. Ihre wichtigsten Wegbereiter sind Bluthochdruck, erhöhte Blutfette, erhöhte Homocysteinwerte, Übergewicht und Rauchen. Und sie trifft bei weitem nicht nur Diabetiker, auch der große Rest der Bevölkerung ist durch sie sehr gefährdet. Jedoch tritt die Arteriosklerose bei Zuckerkranken früher auf und sie entwickelt sich bei ihnen schneller. Ein Grund

dafür ist die Tatsache, daß sie zwei zusätzliche Risikofaktoren dafür haben.

Der eine: Bei erhöhten Blutzuckerwerten wird vermehrt LDL-Cholesterin verzucket und damit oxidativ, durch aggressive Sauerstoffverbindungen so verändert, daß es sich vermehrt in den Gefäßen ablagert. Mit Vitamin E, Vitamin C, Beta-Carotin und Selen (Antioxirell) als sogenannte Antioxidantien können die oxidativen Schäden reduziert werden. Gleichzeitig erhöht sich die Konzentration eines körpereigenen Alkohols namens Sorbitol bei erhöhten Blutzuckerwerten; diese Substanz führt zu Gefäßkomplikationen und damit zu Spätschäden. Mit Vitamin C als »Ascorell« lassen sich erhöhte Sorbitolspiegel deutlich senken.

Der andere: Erhöhte Homocysteinspiegel sind ein weiterer eigenständiger Risikofaktor für die Arteriosklerose – und bei Diabetikern ist diese Abweichung überdurchschnittlich häufig. Ihre Bedeutung ist besser zu verstehen, wenn man etwas mehr über Homocystein weiß.

Die Substanz entsteht im Körper eines jeden Menschen beim Stoffwechsel als ein Zwischenprodukt der Aminosäure Methionin. Normalerweise wird sie umgehend wieder umgewandelt oder abgebaut, wofür die Vitamine B_6, B_{12} und Folat (auch Folsäure genannt) benötigt werden. Mangelt es an diesen Vitaminen, bleibt zuviel Homocystein im Blut. In hoher Konzentration schädigt es die Gefäßwände und leistet dadurch der Arteriosklerose Vorschub.

Eine gute Versorgung vor allem mit Folat sowie mit den Vitaminen B_6 und B_{12} verhindert, daß Homocystein kritische Werte erreicht; zusätzliches Vitamin B_1 optimiert die Energiebereitstellung. Diese vier Vitamine werden in der Schwarzwald Privatklinik Obertal im Rahmen der »Gefäßtherapie« (s. S. 205) gezielt mit »Novirell B« und »Folarell« eingesetzt, um einen erhöhten Homocysteinspiegel zu senken und ihn als eigenständigen Risikofaktor der Arteriosklerose auszuschalten.

Folgeschäden: Gefahr für Herz, Gehirn und Gliedmaßen

Welche Folgeschäden die Arteriosklerose hat, ist abhängig davon, welche Blutgefäße betroffen sind. Das sind vor allem die Herzkranzgefäße (Koronararterien), die Blutgefäße im Gehirn und die Arterien in den Beinen.

Ist die Durchblutung der Herzkranzgefäße durch eine sogenannte Koronarsklerose um mehr als 70 Prozent vermindert, treten Beschwerden auf. Typisch sind Angina-pectoris-Anfälle mit Schmerzen hinter dem Brustbein, die in den linken Arm oder bis zum Hals ausstrahlen können. Ruht sich der Patient aus, verschwinden diese Beschwerden wieder. Solche Symptome sind stets ein ernstzunehmendes Warnsignal für einen drohenden Herzinfarkt. Zu diesem Ernstfall kommt es durch den Verschluß einer Herzkranzarterie. Das umliegende Gewebe kann dann nicht mehr mit Blut und Sauerstoff versorgt werden und stirbt innerhalb weniger Stunden ab.

Arteriosklerotische Durchblutungsstörungen im Gehirn sind oftmals Ursache für einen Schlaganfall. Das kann ein »Schlägle« von nur etwa 30 Sekunden Dauer sein (Transistorisch ischämische Attacke, TIA), bei dem die dennoch sehr bedrohlichen Lähmungen, Sprachstörungen, plötzlich auftretenden Kopfschmerzen nach kurzer Zeit von selbst wieder vergehen. Der Schlaganfall kann aber auch derart schwer sein, daß die neurologischen Ausfälle bestehen bleiben. Bei allen Anzeichen, die darauf hindeuten, ist unverzüglich der Arzt zu rufen – bei Lähmung und Gefühllosigkeit in einer Hälfte des Körpers, bei Störungen von Sehen und Sprechen, bei Verwirrung oder Bewußtlosigkeit.

Bei Durchblutungsstörungen der Beine wird – je nach dem Sitz der Verengung – unterschieden zwischen Beckentyp, Oberschenkeltyp, peripherem Typ und Mehr-Etagen-Typ. Anfangs verursacht die »arterielle Verschlußkrankheit« noch keine Beschwerden, der Arzt kann sie aber bereits durch eine spezielle Untersuchung mit Ultraschall (Gefäß-Doppler) sicher feststellen. Im zweiten Stadium ist die Durchblutung bereits so schlecht, daß sie zu heftigen Schmerzen beim Gehen führt. Diese können so stark sein, daß sie die Patienten zum Stehenbleiben zwingen; dann lassen die Schmerzen nach einigen Minuten nach. Diese Eigentümlichkeit hat der Krankheit den volkstümlichen Namen »Schaufensterkrankheit« eingebracht – nach dem bevorzugten Ort für diese Zwangspausen. Im dritten Stadium schmerzt das Bein sogar bei Ruhe und im Liegen. Je nach Ausmaß der Minderdurchblutung können entweder kleine oder größere Nekrosen (Gewebsuntergang) auftreten – vor allem in den Zehen, es kann jedoch der ganze Fuß betrof-

fen sein. Endstadium ist die Gangrän, das heißt soviel wie »fressendes Geschwür« und wird auch als »Fußbrand« bezeichnet (s. S. 110). Dazu kommt es, wenn infolge von Sauerstoffmangel die Zellen absterben und das betroffene Gewebe zugrunde geht.
Weil die Arteriosklerose bei Diabetikern früher auftritt und sich schneller entwickelt, treten die zum Teil lebensbedrohlichen Komplikationen bei ihnen häufiger auf. Die Statistik beweist das mit bedrückenden Zahlen: Fast die Hälfte aller Diabetiker stirbt an Gefäßkrankheiten, wobei der Herzinfarkt mit 55 Prozent die häufigste Todesursache ist, gefolgt vom Schlaganfall mit zwölf Prozent. Bei jedem zweiten Diabetiker, der einen Herzinfarkt erleidet, kommt die Erkrankung zudem wie aus heiterem Himmel; Mediziner sprechen dann von einem »stummen Infarkt«. Deutliche Warnzeichen treten oftmals deshalb nicht auf, weil das Schmerzempfinden durch eine diabetische Schädigung der Nerven abgestumpft ist (s. S. 108).

Metabolisches Syndrom: Ein »tödliches Quartett«

Vor allem bei Typ-2-Diabetikern verändern sich die Gefäße schon vor Ausbruch der Krankheit arteriosklerotisch, denn der »Alterszucker« ist mehr als nur eine Störung des Glucosestoffwechsels. Bei ihm besteht ein Metabolisches Syndrom (s. S. 82) als eine unselige Kombination von erhöhten Blutzuckerwerten, erhöhten Blutfettwerten, oft gepaart mit Übergewicht, Bluthochdruck und Insulinresistenz.
»Die erste Geige« in diesem »tödlichen Quartett« der Risikofaktoren scheint die Insulinresistenz zu spielen. Sie bewirkt einen dauerhaft erhöhten Insulinspiegel im Blut, und dieser fördert auf verschiedene Weise die Arteriosklerose: Zum einen beschleunigt die Insulinschwemme im Blut direkt die Gefäßalterung, zum anderen fördert sie die Bildung gefäßschädigender Blutfette und ist zudem Wegbereiter für einen Bluthochdruck. Hinzu kommt noch, daß beim Metabolischen Syndrom der Bedarf an Antioxidantien (s. S. 44) derart erhöht ist, daß der Bedarf an diesen Mikronährstoffen über die Ernährung allein zumeist nicht mehr gedeckt werden kann und der Organismus in dieser Hinsicht in eine Mangelsituation gerät. Um das zu verhindern, empfehlen wir in allen diesen Fällen die gezielte Zufuhr mit dem Vital-Plus-Programm (s. S. 185).

Mikroangiopathie: Augen und Nieren leiden mit

Die Mikroangiopathie ist ein Geschehen in den kleinsten Blutgefäßen, den Kapillaren: Bei dauerhaft erhöhten Blutzuckerwerten verdicken sich die Wände dieser feinen Gefäße und im Lauf der Zeit kommt es zu Durchblutungsstörungen. Wie bei der Makroangiopathie sind hohe Homocysteinspiegel auch bei den kleinen Gefäßen ein zusätzliches Risiko der Arteriosklerose. Die Mikroangiopathie betrifft vor allem zwei Organe – die Augen (Retinopathie) und die Nieren (Nephropathie)

Retinopathie: Wenn Diabetes ins Auge geht

Die Netzhaut ist ein Wunderwerk von 130 Millionen licht- und farbempfindlichen Sinneszellen. Unzählige Kapillaren versorgen sie mit Sauerstoff und Nährstoffen und erhalten auf diese Weise ihre Funktionstüchtigkeit. Früher oder später werden diese Kapillaren bei den meisten Diabetikern zur Schwachstelle: Bei erhöhten Blutzuckerwerten lagern sie zunehmend verzuckerte Fett- und Proteinstoffe in ihre Gefäßwände ein. Die dadurch entstehende Verdickung und Entzündung macht die Gefäßwand porös. Zudem bilden sich kleine Ausbuchtungen in den Gefäßwänden, sogenannte Mikroaneurysmen. Platzen diese, kommt es zu punktförmigen Blutungen in die Netzhaut. Dieser Prozeß ist der Beginn der gefürchteten »diabetischen Retinopathie«. Verantwortlich für diese schlimme Begleiterkrankung des Diabetes sind neben einem zu hohen Blutzuckerspiegel auch die Blutzuckerspitzen und -schwankungen während des Tages. Bluthochdruck, Rauchen und eine Nierenschädigung (diabetische Nephropathie) beschleunigen die Retinopathie zusätzlich.

Von den Netzhautveränderungen spürt der Patient lange Zeit nichts. Erste Anzeichen sind verschlossene, feine Äderchen im Netzhautbereich, welche die Durchblutung des Gewebes erschweren. Jederzeit, vor allem bei schlechter Blutzuckereinstellung, kann die Schädigung der Netzhaut fortschreiten. Blutungen und Flüssigkeit wandern immer weiter zur Mitte der Netzhaut und verstärken sich. Anfangs machen sich die Schäden noch nicht bemerkbar. Irgendwann läßt die Sehschärfe jedoch nach – und dann hilft dagegen auch keine Brille mehr.

Weil die Durchblutung gestört ist, mangelt es der Netzhaut bald in bestimmten Bereichen an Sauerstoff. Das wiederum aktiviert die Bildung von Wachstumsfaktoren, die neue Blutgefäße entstehen lassen. Und das ist gefährlich: Die neuen Äderchen wachsen aus der Netzhaut in den Glaskörper des Auges hinein. Ihre Wände sind brüchig und platzen leicht – vor allem dann, wenn der Patient sich körperlich anstrengt. Bei Blutungen in den Glaskörper erscheinen Flecken vor den Augen. Die Betroffenen berichten über »Schleiersehen«, »verschwommene Bilder« oder gar einen »roten Vorhang« – jedes Symptom für sich ist ein bedrohlicher Zustand. In der Regel werden die Blutansammlungen im Glaskörper im Lauf der folgenden Wochen abgebaut und die Sehkraft kehrt zurück. Es gibt aber leider Ausnahmen davon, bei denen der Patient erblindet. So kann es zu einer Netzhautablösung kommen, die unbehandelt immer weiter fortschreitet und dann irgendwann endgültig ist.
Die diabetische Retinopathie ist zusammen mit Makula-Veränderungen, der Zone des schärfsten Sehens, bei Erwachsenen die häufigste Ursache für Erblindungen. Für ihr Auftreten ist offensichtlich die Dauer der Zuckerkrankheit von Bedeutung: 20 Jahre nach der Diagnose sind zwei bis vier Prozent aller Typ-1-Diabetiker und 85 Prozent aller Typ-2-Diabetiker an dieser Komplikation erkrankt.

Vorsorge: Einmal im Jahr zum Augenarzt

Wird die diabetische Retinopathie rechtzeitig erkannt und bestmöglich behandelt, kann vielen Patienten die Erblindung erspart bleiben. Voraussetzung dafür ist bei jedem Diabetiker einmal im Jahr eine Kontrolle des Augenhintergrunds durch den Augenarzt; bei beginnender Retinopathie können kürzere Intervalle erforderlich sein. Bei der Untersuchung werden die Pupillen mit Hilfe spezieller Augentropfen geweitet, damit der Augenhintergrund mit dem Augenspiegel inspiziert werden kann. Außerdem wird der Augeninnendruck gemessen. Leider ist diese Maßnahme für viele Diabetiker keine Selbstverständlichkeit: Noch immer lassen nur die wenigsten ihre Augen regelmäßig untersuchen.
Im Anfangsstadium erkannt, ist der Schaden an der Netzhaut noch reparabel, und zwar durch die konsequent gute Blutzuckereinstellung.

Zudem müssen Diabetiker unbedingt einen bestehenden Bluthochdruck behandeln lassen, denn Druckerhöhungen im Kopf und Blutdruckspitzen schädigen die Netzhaut zusätzlich. Zur Vorsorge gehört es auch, keine schweren Gegenstände zu heben, nicht in gebückter Haltung zu arbeiten und vor allem mit dem Rauchen aufzuhören.

Preisfrage: Dürfen Diabetiker Kontaktlinsen tragen?

Antwort: Ja, sie dürfen. Auch ein Zuckerkranker muß nicht auf Kontaktlinsen verzichten. Gerade für ihn aber ist die sorgfältige Pflege der Kontaktlinsen besonders wichtig. Der Grund: Bei Diabetikern sind die meisten Körpergewebe und -flüssigkeiten mit problematischen Stoffwechselprodukten angereichert; dadurch bedingt kann auch die Zusammensetzung des Tränenfilms im Auge aus der Balance geraten. Ein intakter und in seiner Zusammensetzung gesunder Tränenfilm ist aber die Voraussetzung dafür, daß beim Tragen der Linsen keine Komplikationen auftreten. Hinzu kommt, daß Diabetiker durch ihre Erkrankung auch besonders anfällig für Infektionen der Bindehaut und Hornhaut sind.

Um Komplikationen zu vermeiden, sollten gerade Diabetiker die folgenden Empfehlungen für den Umgang mit Kontaktlinsen besonders sorgfältig befolgen:

- Lassen Sie sich vor dem ersten Tragen der Kontaktlinsen vom Augenarzt gründlich untersuchen, um eine akute Erkrankung auszuschließen.
- Verwenden Sie höchste Sorgfalt auf die Pflege der Kontaktlinsen.
- Halten Sie die vorgegebene tägliche Tragezeit ein.
- Tauschen Sie die Kontaktlinsen nach dem vom Arzt vorgegebenen Zeitraum gegen neue aus.
- Gehen Sie regelmäßig zur augenärztlichen Kontrolle.
- Nehmen Sie bei Rötungen oder anderen Veränderungen im Auge sofort die Linsen heraus und suchen Sie den Augenarzt auf.

Nephropathie: Wenn Diabetes die Nieren angreift

Die Niere ist das zweite Organ, dem Veränderungen an den kleinen Gefäßen schwer zu schaffen machen. Wie bei den Augen spielen die feinen Adern auch bei den Nieren eine Schlüsselrolle. Sie formieren sich in der Niere zu etwa einer Million Nierenkörperchen, den sogenannten Glomeruli. Diese filtern täglich etwa 1800 Liter Blut, halten wertvolle Blutbestandteile wie Eiweiße zurück und lassen giftige Abbauprodukte, Schlacken und bestimmte niedermolekulare Substanzen wie Kreatinin oder Harnstoff passieren. Hat das Blut die Glomeruli durchströmt, ist der »Primärharn« entstanden. Täglich wird davon die sehr große Menge von 1500 Litern gebildet; der größte Teil davon wird rückresorbiert, so daß nur 1 bis 1,5 Liter Harn täglich ausgeschieden werden.

Ein gefährliches Duo: Hoher Blutzucker und hoher Blutdruck

Für die hochempfindlichen Glomeruli ist ein hoher Blutzuckerspiegel geradezu Gift. Zum einen führt er zu einer stärkeren Durchblutung; bei Blutzuckerwerten von mehr als 180 mg/dl müssen die Nierenkörperchen 50 Prozent mehr Flüssigkeit filtern. Zum anderen bewirkt ein hoher Blutzuckerspiegel die Einlagerung verzuckerter Eiweiße in die feinen Membranen der Glomeruli. Die Folge: Die Membranen verdicken sich, der Filter wird gröber und kann schließlich das Eiweiß nicht mehr vollständig zurückhalten.

In diesem Stadium der Nephropathie sind kleine Mengen bestimmter Eiweißkörper im Harn enthalten, die sogenannten Albumine. Wir Ärzte sprechen dann von einer »Mikroalbuminurie«. Es gibt Teststreifen, mit denen sich bereits geringe Albuminmengen im Harn nachweisen lassen. Sie sind in jeder Apotheke erhältlich; man kann sie selbst kaufen oder sich verschreiben lassen. Dieser Test auf Mikroalbuminurie gehört unbedingt zu den regelmäßigen Checks für Diabetiker – mindestens einmal im Jahr, besser noch halbjährlich, sollte er bei ihnen durchgeführt werden. Denn anfangs stehen die Chancen gut, das Fortschreiten der Nierenschäden zu stoppen: Durch eine Normalisierung der Blutzuckerwerte läßt sich eine Mikroalbuminurie jahrelang konstant halten, teilweise erholen sich die Nieren sogar wieder.

Wenn die Nieren erst einmal angegriffen sind, genügt es nicht, nur die Blutzuckerwerte zu normalisieren – dasselbe gilt für den Blutdruck. Denn Bluthochdruck erhöht das Risiko von Nierenschädigungen bei Diabetikern um ein Vielfaches. Experten empfehlen deshalb Patienten mit Mikroalbuminurie eine sehr strenge Kontrolle und Behandlung eines erhöhten Blutdrucks – am besten bis die Werte von maximal 120/80 mmHg erreicht sind. Durch eine Langzeitmessung rund um die Uhr sollten auch die Diabetiker erkannt werden, bei denen der normale nächtliche Abfall des Blutdrucks ausbleibt, weil diese noch mehr gefährdet sind als die anderen.

Endstation Dialyse: Schäden im ganzen Körper

Gelingt es nicht, die krankhaft erhöhten Blutzucker- und Blutdruckwerte zu senken, nimmt die Schädigung weiter ihren Lauf: Auch das Stützgerüst zwischen den Glomeruli reagiert mit Zuckermolekülen und lagert Fremdsubstanzen ein. Die Nierenkörperchen verhärten sich und es verdicken sich auch die Wände der Kapillaren, die Blut hinführen und ableiten. Allmählich läßt die Nierenfunktion immer mehr nach und das hat böse Folgen für die Gesundheit:

- Mit dem Harn werden größere Eiweißmengen ausgeschieden (Makroalbuminurie) und dieser wertvolle Nährstoff fehlt nun dem Körper. Ein vermehrter Abbau von Muskelsubstanz und eine verminderte Abwehr von Infektionen können die Folgen sein.
- Im Körper bleibt zunehmend mehr Flüssigkeit zurück, weil die Nieren nicht mehr genug von dem wasserbindenden Natrium ausscheiden. Infolgedessen steigt der Blutdruck und es entstehen Wassereinlagerungen im ganzen Körper (Ödeme).
- Die geschädigten Nieren können nicht mehr genügend Vitamin D aus einer Vorstufe bilden. Zwangsläufig entkalken die Knochen, falls nicht schon früh das aktive Vitamin D von außen zugeführt wird.
- Die Ausscheidung von Elektrolyten wie zum Beispiel Kalium ist gestört. Deshalb können Herzrhythmusstörungen entstehen.

Die Nierenschädigung ist ein weiterer Wegbereiter für Arteriosklerose, Bluthochdruck und erhöhte Blutfette. Außerdem ist schon zu Beginn der Störung der Homocysteinspiegel im Blut um 100 Prozent erhöht und steigt mit fortschreitender Einschränkung der Nierenfunktion immer weiter an. Wie bereits beschrieben sind solche hohen Konzentrationen ein zusätzlicher, unabhängiger Risikofaktor für Arteriosklerose. Bei der Senkung eines erhöhten Homocysteinspiegels kommt dem Vitamin Folat eine besondere Bedeutung zu. Jedoch sind etwa 50 Prozent aller Patienten mit einer Niereninsuffizienz unzureichend damit versorgt. Ein extremer Mangel an diesem B-Vitamin tritt vor allem bei unzulänglicher Ernährung, bei Erbrechen und unter Dialyse auf. Jeder Betroffene muß deshalb seine Ernährung mit Folat ergänzen; kombiniert mit den Vitaminen B_6 und B_{12} erreicht es, daß der gestörte Stoffwechsel sich normalisiert und der erhöhte Homocysteinspiegel sinkt.

Sollten schließlich die Nieren ganz versagen, muß ihre Funktion von einer »künstlichen Niere« (Dialyse) übernommen werden; es sei denn die Organe werden durch die Transplantation einer gesunden Niere ersetzt.

Immer noch geraten viele Diabetiker in dieses letzte Stadium der Nephropathie: Etwa die Hälfte der Typ-1- und Typ-2-Diabetiker scheiden nach 25 Jahren der Krankheit Eiweiß mit dem Urin aus, und bei unzulänglicher Behandlung kommt es nach weiteren zehn Jahren zum Nierenversagen. Das ist der Grund dafür, daß 30 bis 40 Prozent der rund 40 000 Dialysepatienten in Deutschland Diabetiker sind – zu zwei Drittel Typ-2-Diabetiker, zu einem Drittel Typ-1-Diabetiker.

Die Dialyse erhält zwar den Patienten am Leben, aber seine Lebensqualität ist durch sie enorm beeinträchtigt und es kommt zu weiteren Folgeschäden. Bei Patienten, deren Nieren versagen, entwickelt sich die diabetische Retinopathie (s. S. 100) noch schneller. Unter einer Dialyse werden auch die roten Blutkörperchen geschädigt. In ihrem Inneren und an den Zellmembranen kommt es zu vermehrten Attacken durch freie Radikale (s. S. 184). Einen guten Schutz vor deren Angriffen bieten Gaben des natürlichen Vitamin E in Dosierungen von 200 bis 400 Internationalen Einheiten (I. E.) pro Tag mit ein bis zwei Kapseln »Tocorell«. Grundsätzlich gilt, daß zusätzlich weitere Antioxidantien genutzt werden müssen, um den Organismus vor vielfältigen negativen Auswirkungen der Dialyse zu bewahren. Auch eine Substitution von L-Carnitin, das unter der Dialyse verlorengeht, muß ersetzt werden, da der Energiestoffwechsel sonst gestört ist und das mit negativen Auswirkungen – nicht nur des Herzens.

Früherkennung: Die einzige Chance

Um es noch einmal zu betonen: Zum Nierenversagen muß es nicht kommen. In den ersten Stadien der diabetischen Nephropathie läßt sich der zerstörerische Prozeß aufhalten, mitunter sogar umkehren. Voraussetzung ist freilich das Wissen um diese Zusammenhänge. Und hier sieht es leider düster aus: 80 Prozent der Patienten mit einer Nephropathie haben nie eine Diabetikerschulung mitgemacht. Allerdings, es gibt Anzeichen dafür, daß sich die Situation zu bessern beginnt. Die Lebensqualität und damit die Lebenserwartung von Diabetikern ist deutlich gestiegen. Immerhin sind jetzt bereits ein Drittel der Dialysepatienten über 70 und neun Prozent über 80 Jahre alt. Früher gelangten sie in wesentlich jüngeren Jahren in das Spätstadium der Nephropathie. Hinzu kommt, daß die heutigen Verfahren der Dialyse viel schonender geworden sind.

Neuropathien: Wenn Diabetes an den Nerven zerrt

Der folgende Satz ist wörtlich zu nehmen: Diabetes kann einem auf die Nerven gehen. Wie bei den großen Blutgefäßen, den Nieren und den Augen kann der Diabetes auch an den Nerven schlimme Schäden anrichten. Die Folge sind Nervenerkrankungen, sogenannte diabetische Neuropathien. Seltener sind es Mononeuropathien, die dann häufig den Femoralisnerv betreffen, der an der Vorderseite des Oberschenkels verläuft und das Strecken des Beines ermöglicht. Häufiger finden sich Polyneuropathien, die verschiedene Teile des Nervensystems betreffen:

1. Das sensible Nervensystem. Diese Nerven sind für die Weiterleitung von Sinnesreizen wie Wärme, Kälte, Schmerz, Druck ans Gehirn verantwortlich.
2. Das motorische Nervensystem. Es steuert die Bewegungen der willkürlich beeinflußbaren Muskeln. Bei Erkrankungen des sensiblen und motorischen Nervensystems spricht man von »peripheren Neuropathien« (peripher = außen, am Rand).
3. Das vegetative oder autonome Nervensystem. Es regelt die weitgehend unbewußt ablaufenden Vorgänge im Körper wie Herzschlag, Pulsfrequenz, Blasenfunktion, Potenz, Schweißbildung, Magen-Darm-Tätigkeit.

Weil Diabetes nicht nur einen, sondern viele Nerven schädigt, sprechen Mediziner von einer »Polyneuropathie« (poly = viel, neuron =

Nerv, pathie= Krankheit). Fast jeden zweiten bis dritten Diabetiker trifft dieses Leiden, Typ-1- und Typ-2-Diabetiker gleichermaßen. Und wie bei den anderen Begleiterkrankungen spielen auch bei der Entstehung der Neuropathie die erhöhten Blutzuckerwerte eine Hauptrolle.
Bei hohen Blutzuckerwerten »verzuckern« wichtige Struktureiweiße und Fette wie die Myelinscheiden, von denen die Nerven umschlossen sind. Vor allem aber verstoffwechseln Diabetiker die Glucose in den Nervenfasern auf ungewöhnliche Weise. Dabei entsteht ein Alkohol namens Sorbitol, der sich in den Nervenfasern ansammelt. Er verdrängt das Myoinositol, eine für die Nervenfunktion notwendige Substanz. Hohe Sorbitolspiegel lassen sich mit Vitamin C (enthalten in »Ascorell«) senken. All diese Vorgänge beeinträchtigen die Reizleitung in den Nerven. Was man noch wissen sollte: Übermäßiger Alkoholkonsum und Rauchen verstärken Nervenschädigung.

Periphere diabetische Neuropathie: Laufen wie auf Watte

Über 80 Prozent aller diabetischen Nervenerkrankungen betreffen das sensible Nervensystem – genauer gesagt zuerst die langen Nerven und damit zu Beginn die Zehen, Füße, Unterschenkel und etwas später erst die Finger und Hände.
Die Symptome sind äußerst unangenehm. Vor allem nachts quält die Patienten ein Kribbeln, Ameisenlaufen oder Brennen in den Füßen; schon die Berührung der Bettdecke ist für viele unerträglich. Die Betroffenen können ihre Beine kaum ruhig halten – ein Phänomen, das man auch als »restless legs« (ruhelose Beine) bezeichnet. Hinzu kommen Schmerzen in den Beinen. Sie sind stechend, blitzartig oder auch bohrend und dumpf, beim Umhergehen verschwinden sie. Dieser Schmerz peinigt vor allem in der Nacht – kein Wunder, daß die meisten der Patienten auch noch an Schlafstörungen leiden.
Einerseits sind die Betroffenen also extrem berührungsempfindlich und haben Schmerzen. Andererseits haben sie Wahrnehmungsausfälle – und das ist gefährlich: Weil das Gefühl für Wärme und Kälte, Druck oder Schmerz sich verschlechtert, vergrößert sich die Gefahr, daß etwa Verletzungen zu spät bemerkt werden oder sogar anfangs unbemerkt bleiben. Deshalb eine Warnung: Bei einem Kältegefühl in den Füßen auf keinen Fall ein Heizkissen oder eine Wärmflasche anwenden – es

könnte sonst leicht zu Verbrennungen kommen. Viele Patienten mit einer peripheren Neuropathie empfinden kaum noch Schmerzen. Die gestörte Wahrnehmung verändert auch ihren Gang: »Man läuft wie auf Watte, als ob einem die Füße gar nicht gehören«, beschreibt das einer meiner Patienten. Besonders schlimm dabei: Die gestörte Wahrnehmung ebnet den Weg für eine besonders gefürchtete Komplikation – für den diabetischen Fuß (s. S. 110).

Motorische Neuropathie: Manche sehen alles doppelt

Sehr viel seltener verändert sich beim Diabetes das motorische Nervensystem. Dennoch kann es auch hier zu Ausfällen kommen, die Schmerzen und Muskelschwäche zur Folge haben – bis hin zur Lähmung von Muskeln in den Beinen, der Schulter, dem Bauch, Rücken oder der Brust. Ist einer der Hirnnerven geschädigt, von denen die Bewegung der Augenmuskeln gesteuert wird, sieht der Patient Doppelbilder; glücklicherweise vergeht in den meisten Fällen die Augenmuskellähmung nach vier bis sechs Wochen wieder.
Weil es so wichtig ist, sei es noch einmal betont: Diese diabetischen Nervenschäden sind kein Schicksal, es muß gar nicht soweit kommen. Und wie bei den Augen- und Nierenschäden liegt auch der Schlüssel zum Vermeiden dieser Folgeschäden in einer guten Blutzuckereinstellung. Je früher und langfristiger dem Patienten dies gelingt, desto besser ist die Prognose. Denn die Nervenschädigungen beginnen langsam und schleichend – lange bevor der Patient sie bemerkt. Werden sie bereits in diesem Stadium durch den Arzt erkannt, sind die Folgen am besten zu verhindern.

Autonome Neuropathie: Das Herz spürt keinen Schmerz

Ein hoher Blutzuckerspiegel schädigt auch die vegetativen Nerven. Welch fatale Auswirkungen das haben kann, ist erst in den letzten Jahrzehnten erkannt worden. Besonders gefährlich sind Nervenschädigungen am Herz-Kreislauf-System: Betroffen sind dann Nerven, die den Patienten bei Überbelastung vor einem drohenden Herzinfarkt warnen könnten – etwa mit Anfällen von Angina pectoris oder mit Stichen in der Brust. Diese Diabetiker trifft dann häufig völlig unverhofft ein »stummer Herzinfarkt«.

Ein Hinweis auf eine derartige Schädigung ist ein erhöhter Herzschlag in Ruhe. Der Patient hat dann ständig das Gefühl, sein Herz würde »jagen«, selbst wenn er ruhig dasitzt. Auch Blutdruckabfall und Schwindel beim Aufstehen können Warnzeichen für diese Form der Nervenschädigung sein, die zu einer gestörten Anpassung des Herzrhythmus und des Blutdruck führt.

Sind auch die Nerven geschädigt, die Magen und Speiseröhre steuern, wird das Essen zur Qual: Schluckstörungen, Übelkeit, Erbrechen oder Völlegefühl vergällen den Appetit. Geschädigte Dünndarmnerven verursachen wäßrige Durchfälle, die insbesondere die Nachtruhe stören.

Bei einer »Gastoparese« ist die Entleerung des Magens gestört. Weil die Nahrung oft viele Stunden lang in ihm liegenbleibt, kann es nach den Mahlzeiten zu einer Unterzuckerung kommen. Denn das Insulin wirkt bereits dann blutzuckersenkend, wenn der Speisebrei noch gar nicht in den Dünndarm gelangt ist und aus ihm noch keine Glucose vom Blut aufgenommen werden konnte. Das erklärt, warum das Einstellen des Blutzuckers bei diesen Patienten extrem schwierig ist. Normalerweise macht sich eine solche Hypoglykämie deutlich bemerkbar, etwa durch Zittern, Schweißausbrüche und Herzklopfen. Die Neuropathie kann jedoch dazu führen, daß der Diabetiker diese Symptome nicht mehr wahrnimmt – und deshalb in Lebensgefahr gerät.

Damit nicht genug. Schwierigkeiten beim Wasserlassen treten auf, wenn sich die Nerven in der Blasenwand verändern. Der Harndrang setzt erst dann ein, wenn die Blase übervoll ist; der Urinstrahl ist schwach, tröpfelt nach und in der Regel bleibt etwas Restharn zurück – als eine ideale Brutstätte für Bakterien und häufige Ursache von Infektionen.

Selbst die Haut kann durch eine autonome Neuropathie in Mitleidenschaft gezogen werden. Sie wird trocken und rissig, vor allem an den Füßen und Unterschenkeln. Auf der Stirn und am Körper dagegen schwitzen die Patienten stark, vor allem beim Essen.

Das Problem ist: Viele Symptome der autonomen Neuropathie können ihre Ursachen auch in anderen Krankheiten haben. Das macht die Diagnose oft so schwierig. Zudem entwickeln sich die Nervenschäden schleichend und bleiben lange Zeit unbemerkt. Um so wichtiger ist ihre frühe Erkennung. Sie kann wahrlich lebensrettend sein – vor allem bei Patienten mit einem stummen Herzinfarkt oder einer unbemerkten Unterzuckerung.

Der diabetische Fuß: Vorbeugen erspart schlimme Folgen

Diabetiker sollten ihre Füße mit ganz besonderer Vorsicht behandeln. Nur so ist zu verhindern, daß es zu einem »diabetischen Fuß« kommt – eine besonders gefürchtete Komplikation, die allzuoft mit einer Amputation endet. Allzuoft bedeutet: Das Risiko von Diabetikern, ihren Fuß, Unter- oder Oberschenkel zu verlieren, ist 35mal höher als bei Nichtdiabetikern! Und in einem Viertel der Fälle müssen die Chirurgen gleich mehrmals eingreifen: Erst geht der Fuß verloren, später das Bein.
Es gibt zwei Ursachen für den diabetischen Fuß:

- Die Makroangiopathie, also eine Arteriosklerose der großen Arterien, die in den Füßen zu Durchblutungsstörungen und offenen Geschwüren (Gangrän) führt;
- Die Neuropathie, die das Empfindungsvermögen der Füße derart verringert, daß kleine Verletzungen unbemerkt bleiben. Ebenfalls durch die gestörte Empfindung bedingt, belasten die Patienten den Fuß falsch. So entstehen zunächst Schwielen auf der Fußsohle, insbesondere am Fußballen. Darunter bilden sich Blutergüsse, die sich entzünden und zu einem Abszeß auswachsen können, der später als Geschwür aufbricht. Wegen der geschädigten Nerven geschieht das alles schmerzlos und wird deshalb häufig zu spät bemerkt.

Patienten, die sowohl eine Neuropathie als auch eine Makroangiopathie haben, sind besonders gefährdet. Bei ihnen kommt es trotz verringerter Durchblutung selten zu Schmerzen beim Gehen. Zudem kann die Fehlbelastung zum Zusammenbruch des Fußgewölbes und des Sprunggelenkes führen; »Charcot-Fuß« nennt man dieses Phänomen.
Die Ursache für etwa 60 Prozent der diabetischen Füße ist eine Nervenschädigung, an 13 Prozent sind Durchblutungsstörungen schuld, 25 Prozent sind Mischformen. Weil immer noch nicht alle Diabetiker regelmäßig auf Nerven- oder Gefäßschäden untersucht werden, sollten die Kranken selbst wissen, auf welche Symptome sie achten müssen.

Warnzeichen für eine Neuropathie

- Die Haut ist warm und rosig, trocken und unter Umständen auch rissig; sie ist sehr anfällig für Pilzinfektionen und neigt zur Verhornung.
- An den Fußsohlen bilden sich Druckstellen und es entstehen Hornhautschwielen.
- Was weh tun müßte, schmerzt nicht mehr, zum Beispiel Druckstellen, zu enge Schuhe, Verletzungen und Verbrennungen.
- Die Füße fühlen sich taub und kalt an, obwohl sie warm sind, oder sie kribbeln.
- Der Gang wird unsicher, nachts schmerzen die Füße und Beine, Umhergehen oder Kühlen bringen Linderung.
- Die Füße werden breiter, die Gelenke schwellen an, es bilden sich Krallenzehen, Hohl- oder Plattfüße.

Hinweise auf Durchblutungsstörungen:

- Die Füße sind ungewöhnlich kalt.
- Die Haut ist trocken, dünn und schuppig, blaß oder bläulich verfärbt, insbesondere an den Zehen und Fußrändern.
- Die Füße schmerzen beim Gehen; bleibt der Betroffene stehen, läßt der Schmerz nach. Wunden, Druckstellen und Verletzungen tun weh.
- An den Zehen und der Ferse entstehen »fressende« Geschwüre (Gangräne), an den Druckstellen stirbt das Gewebe ab (Nekrosen).

Der Ausweg: Konsequente Vorsorge

Fatal ist: Die diabetischen Füße werden immer noch sträflich vernachlässigt. Untersuchungen ergaben, daß selbst in Diabetes-Kliniken bei ganzen zwölf Prozent der Patienten mit eintägigem Aufenthalt und auch nur bei 50 Prozent der Langzeitpatienten die Füße untersucht wurden. Dabei wäre es so einfach, die Risikopatienten zu erkennen – der Arzt müßte lediglich die Füße inspizieren, die Durchblutung und die Nervenfunktionen testen. Diese Untersuchungen könnten Tausenden von Diabetikern ein schlimmes Schicksal ersparen – die Amputation.

Anderseits hapert es auch mit der Information der Patienten über den diabetischen Fuß. Untersuchungen ergaben, daß sich die Amputationsrate bei geschulten Diabetikern um 50 bis 80 Prozent gegenüber nicht geschulten Diabetikern senken ließ. Um das häufiger als bisher zu erreichen, haben einige Diabeteszentren spezielle »Fußambulanzen« eingerichtet, in denen sich Ärzte dieses Problems intensiv annehmen und Patienten entsprechend geschult werden. Denn für den diabetischen Fuß gilt dasselbe wie für die anderen Folgekrankheiten: Richtig vorgebeugt, muß es nicht soweit kommen.

Vorbeugung: Tips zur Fußpflege

Generell gilt für jeden Diabetiker: Nehmen Sie sich täglich eine Viertelstunde Zeit für die Fußpflege. Was Sie währenddessen tun beziehungsweise lassen sollten, nennen die folgenden fünf Punkte.

- Inspizieren Sie die Füße nach Auffälligkeiten und kleinen Verletzungen – auch und vor allem von unten. Am besten geht das, wenn Sie einen kleinen Spiegel schräg auf den Boden stellen. Falls Sie eine Verletzung entdecken, gehen Sie sofort zum Arzt – selbst wenn diese noch so klein ist!
- Messen Sie die Wassertemperatur mit einem Thermometer, wenn Sie Ihre Füße baden – 30 bis 35 Grad sind ausreichend. Beschränken Sie das Bad auf maximal fünf Minuten, sonst weicht die Haut auf und der Hornhautschutz geht verloren, Pilze und andere Krankheitserreger haben dann ein leichtes Spiel. Nach dem Bad unbedingt die Füße gut abtrocknen, auch zwischen den Zehen, und sie anschließend eincremen – so wird Hautrissen vorgebeugt, die Eingangspforten für schwere Entzündungen sein können.
- Gebrauchen Sie keine spitzen Scheren und scharfe Hornhauthobel – die Verletzungsgefahr ist zu groß. Feilen Sie die Fußnägel mit einer Sandpapierfeile und entfernen Sie die Hornhaut mit Bimsstein. Aber feilen Sie die Nägel nicht zu kurz, sie könnten sonst einwachsen und sich entzünden. Benutzen Sie auch keine Bürsten und Massagehandschuhe, diese reizen die Haut zu sehr.
- Wärmen Sie kalte Füße nicht mit Wärmflaschen oder Heizkissen – das könnte zu Verbrennungen führen, weil das Temperaturempfinden vermindert ist. Besser ist es, Wollsocken anzuziehen.
- Überlassen Sie die Behandlung von Hühneraugen lieber einem erfahrenen medizinischen Fußpfleger. Abzuraten ist auch von Pflastern und Tinkturen gegen Hühneraugen – sie greifen die Haut an.

Auch das ist wichtig: Augen auf beim Schuhkauf

Für Diabetiker ist gut passendes Schuhwerk besonders wichtig. Deshalb an dieser Stelle einige wichtige Tips, die einfach zu befolgen und dennoch von großem Nutzen sind:

- Kaufen Sie Schuhe nicht vormittags, sondern erst am Nachmittag. Tagsüber schwellen nämlich die Füße an und es kann deshalb passieren, daß Schuhe, die vormittags noch gut paßten, abends zu eng sind.
- Prüfen Sie, ob sich innen Nähte oder Falten befinden, denn Schuhe dürfen auf keinen Fall drücken. Kaufen Sie aus demselben Grund nur Schuhe aus weichem, nachgiebigem Leder. Stöckelschuhe sind verboten.
- Kontrollieren Sie jedesmal, bevor Sie die Schuhe anziehen, ob Steinchen, Sand oder andere Fremdkörper hineingeraten sind. Falls ja, entfernen Sie diese sorgfältig.
- Bedenken Sie, daß Spezialschuhe erforderlich sein könnten, falls Sie bereits Probleme mit den Füßen haben. Achten sie auf das GM-Qualitätssiegel des TÜV. Möglich ist auch die Maßanfertigung von Schuhen von einem Orthopädieschuhmacher.
- Lassen Sie im Zweifelsfall den Arzt kontrollieren, ob Ihr neuer Schuh wirklich gut sitzt. Denn wenn die Nerven angegriffen sind, können Sie sich nicht mehr auf Ihr Druckgefühl und Schmerzempfinden verlassen.

Mund- und Zahnschäden: Öfter eine neue Zahnbürste

Mit besonderer Sorgfalt müssen sowohl die Zähne als auch das Zahnfleisch und die Mundschleimhaut gepflegt werden. Regelmäßige Kontrolluntersuchungen durch den Zahnarzt sind insbesondere bei Diabetikern erforderlich, weil bei ihnen die Wundheilung meist nicht optimal ist und auch eine erhöhte Infektanfälligkeit besteht. Parodontose muß behandelt werden.

Zur täglichen Zahnpflege sollte die regelmäßige gründliche Reinigung mit einer weichen Zahnbürste und Zahnseide gehören. Die Zahnbürste muß spätestens nach vier Wochen erneuert werden. Zahnersatz muß exakt passen, damit keine Druckstellen im Mund entstehen. Implantate als Zahnersatz sind meist nicht zu empfehlen.

Potenzstörungen: Mit dem Arzt darüber sprechen

Ein großes Problem sind Potenzstörungen, die bei Diabetikern früher auftreten können als bei gesunden Männern. Viele der Betroffenen verschweigen diese Komplikation ihrer Krankheit aus falscher Scham und vertrauen sich auch dem Arzt nicht an. So ergab eine Befragung von 428 Diabetikern einer Praxis in England, daß zwar 53 Prozent von ihnen eine Erektionsstörung hatten, die aber nur bei acht Prozent dokumentiert war. Und nur bei einem Prozent aller Patienten wurden Behandlungsmöglichkeiten überhaupt erwogen. In Deutschland leidet etwa jeder zweite zuckerkranke Mann unter Potenzstörungen, die bei Typ-1-Diabetikern und Typ-2-Diabetikern etwa gleich häufig sind.
Grundsätzlich sollte jeder Betroffene ganz offen mit seinem Arzt über die Potenzstörungen reden. Eventuell wird dieser ihn an einen Urologen oder Andrologen als Spezialisten dafür überweisen. Auf jeden Fall ist auch bei dieser Komplikation Hilfe möglich. Die Zeiten, in denen Impotenz bei Zuckerkranken als Schicksal angesehen wurde, gegen das nichts zu tun sei und mit dem man sich eben abfinden müsse, sind inzwischen endgültig vorbei.
Die Ursache der Potenzstörungen ist je nach Art des Diabetes verschieden gewichtet. Bei Typ-2-Diabetikern ist die Impotenz häufiger auf Durchblutungsstörungen kleiner Blutgefäße infolge Mikro- und Makroangiopathien zurückzuführen. Bei den insulinpflichtigen Typ-1-Diabetikern sind sie dagegen mehr durch Störungen der Nervenfunktion bei einer Polyneuropathie bedingt.
Vorbeugen läßt sich diesem, die Patienten sehr belastenden Problem am besten durch eine optimale Einstellung des Blutzuckerspiegels. So gelingt es, Beeinträchtigungen des Allgemeinbefindens wirkungsvoll zu vermeiden und den Hormonspiegel günstig zu beeinflussen.
Ist es dafür schon zu spät, bedarf es einer genauen ärztlichen Betreuung und anderer Maßnahmen. Es stehen mehrere bewährte Behand-

lungsmethoden zur Wahl, die den Betroffenen helfen können. Die neueste stammt aus den USA: Eine Tablette mit dem Wirkstoff Sildenafil (Handelsname Viagra), die gezielt das Enzym Phosphodiesterse hemmt. Im männlichen Glied kommt es zu einer besseren langanhaltenden Blutversorgung der Schwellkörper und damit bei gut 80 Prozent zur Errektion. Ohne sexuelles Verlangen (Libido) hat die Tablette keine Wirkung. Doch leider aber Nebenwirkungen. Unter der Einnahme kann es zu Kopfschmerzen, zu Gesichtsrötungen, zu Sodbrennen, zu verstofter Nase und zu Störung des Farbsehens mit Blauschleier kommen. Dieses Medikament dürfen Patienten mit schweren Herz-Kreislauf-Erkrankungen wie schwere Herzinsuffizienz, instabile Angina sowie Patienten mit kürzlich erlittenem Schlaganfall oder Herzinfarkt, mit sehr niedrigem Blutdruck, mit schwerer Leberfunktionsstörung, mit degenerativen Netzhauterkrankungen und/oder mit Unverträglichkeit der Inhaltsstoffe nicht einnehmen. Patienten, die bestimmte Herz-Medikamente wie Nitrate oder Stickstoffmonooxid-Donatoren einnehmen, sind durch dieses Medikament akut lebensbedrohlich gefährdet. Vereinzelt kam es zu Todesfällen unter diesen zusätzlichen Medikamenten. Das Medikament ist verschreibungspflichtig. Der Diabetiker sollte seinen Arzt befragen.

In unserer Klinik behandeln wir Potenzstörungen mit Agnurell-Potenzakkord, einem hochspezifischen Keuschlamm-Homöopathikum mit gutem Erfolg. Zu Beginn wird eine Injektionstherapie mit Agnurell an speziellen Akupunkturpunkten durchgeführt, danach wird die Therapie in Tablettenform fortgesetzt, um den Therapie-Erfolg zu stabilisieren. Die Wirkstoffe des Keuschlamms harmonisieren den Hormonhaushalt, verbessern die Durchblutung, unterstützen den Streßabbau, geben die nötige Kraft und fördern die Sensibilität, die für eine befriedigende Partnerschaft notwendig ist. In Gesprächen werden Versagensängste und Leistungsdruck abgebaut. Viele Menschen haben die natürliche Fähigkeit verlernt, liebevolle Berührung im Umgang mit nahestehenden Menschen einzusetzen und Berührung selbst zuzulassen. Für sie gilt es, diese positive Kontaktmöglichkeit wieder zu erlernen. Unser ganzheitlicher Therapieansatz erbringt Erfolge über den Tag hinaus. Auch für Diabetikerinnen ist diese Therapie bei mangelnder Libido angezeigt.

Schon länger besteht auch die Möglichkeit, mit der »Schwellkörper-Autoinjektions-Therapie (SKAT)« bestimmte Wirkstoffe zu injizieren, welche gezielt die Durchblutung verbessern und dadurch zu einer Erektion verhelfen.
Versagen diese medikamentösen Therapien oder werden sie vom Patienten nicht akzeptiert, bleiben noch die Anwendung einer Vakuumpumpe, die ebenfalls eine vermehrte Blutzufuhr in die Schwellkörper bewirkt, und als letzte Möglichkeit die Implantation einer Penisprothese. Dabei werden entweder Kunststoffstäbchen in den Penis implantiert oder Kunststoffzylinder, die bei Bedarf mittels Pumpbällchen aus einem im Hodensack eingepflanzten Flüssigkeitsreservoir gefüllt werden. Die Erfahrungen mit solchen Prothesen sind gut. Es gibt heute Patienten, die ihr Penisimplantat bereits seit mehr als 15 Jahren ohne Komplikationen tragen. Welche dieser Therapien im Einzelfall anzuwenden ist, kann stets nur nach einer gründlichen diagnostischen Abklärung von Arzt und Patient gemeinsam entschieden werden.

Die St.-Vincent-Erklärung: Das große Ziel wurde nicht erreicht

Vom 10. bis 12. Oktober 1989 trafen sich Gesundheitspolitiker, Diabetes-Experten und Diabetes-Patienten aus ganz Europa in der italienischen Stadt St. Vincent. Der Anlaß für diese Zusammenkunft war ernst: Es ging um die schlechte medizinische Versorgung von Diabetikern.
Vor allem Patienten mit Typ-2-Diabetes werden nicht optimal betreut. Die Behandlung beschränkt sich oftmals auf »reine Blutzuckerkosmetik«. Eine Fragebogenaktion des Deutschen Diabetiker-Bundes ergab zum Beispiel, daß niedergelassene Ärzte die Füße ihrer Patienten zu selten inspizieren und Albuminwerte zur Erkennung einer beginnenden Nierenschädigung längst nicht bei jedem Patienten einmal pro Jahr messen. Der HbA1c-Wert (s. S. 178), mit dem sich die Stoffwechseleinstellung am besten beurteilen läßt, wird bei vielen niemals bestimmt. Außerdem sind nur wenige Diabetiker geschult. Dabei

steht außer Zweifel, daß die diabetischen Folgeschäden an Augen, Nerven und Nieren verhindert werden könnten – vorausgesetzt, sie werden frühzeitig erkannt und bestmöglich therapiert.
Vor diesem Hintergrund erarbeiteten die Teilnehmer an der Tagung in St. Vincent ein Papier, das die Situation der Diabetiker in Europa binnen fünf Jahren grundlegend verbessern sollte. Die wichtigsten Forderungen waren: Bis zum Ende des Jahres 1994 sollten diabetesbedingte Erblindungen und endgültiges Nierenversagen um mindestens ein Drittel reduziert werden, Amputationen von Füßen um die Hälfte. Zudem sollten weniger Diabetiker an Herz und Gefäßen erkranken und sterben, und schwangere Diabetikerinnen sollten nicht mehr Risiken und Komplikationen zu erwarten haben als gesunde Frauen.
Was ist heute, etwa zehn Jahre später, aus diesen Forderungen geworden? Um es kurz zu sagen: nicht viel. Keines der gesteckten Ziele ist auch nur annähernd erreicht worden. In Deutschland sterben noch immer 55 Prozent aller Diabetiker an einem Herzinfarkt, werden jährlich etwa 1000 Diabetiker dialysepflichtig, weil ihre Nieren versagen, erblinden 7000 Diabetiker, erfolgt bei 28 000 Diabetiker eine Fußamputation und drei Jahre nach der Amputation leben 50 Prozent dieser Patienten nicht mehr.
Trotzdem ist die Deklaration von St. Vincent nicht vergessen. So starteten niedergelassene Ärzte, die schwerpunktmäßig diabetologisch tätig sind, eine Fortbildungsinitiative, die sich an Kollegen und Arzthelferinnen richtet. Sie wollen vor allem die Typ-2-Diabetiker schulen, aufklären und aufrütteln. Denn gewußt wie, lassen sich alle Folgekrankheiten des Diabetes vermeiden oder zumindest lange Zeit im Anfangsstadium halten. Trauriger Beweis dafür sind die 28 000 Fußamputationen in jedem Jahr; Experten schätzen, daß drei Viertel von ihnen zu vermeiden wären.

6 Der erste Schritt der Multi-Metabol-Therapie: Hilfe zur Selbsthilfe für die Patienten

Wer an Typ-2-Diabetes erkrankt ist, der muß nicht unbedingt von Anfang an mit Medikamenten und Injektionen behandelt werden. In den meisten Fällen ist es dem Patienten möglich, die Zuckerkrankheit selbst in den Griff zu bekommen und dadurch wieder so gut wie gesund zu leben. Das ermöglicht ihm die Multi-Metabol-Therapie, deren Schwerpunkt die Hilfe zur Selbsthilfe ist. Welche Maßnahmen dieser erste, wichtigste Schritt umfaßt und wie sie in den Alltag umzusetzen sind, erfahren Sie in diesem Kapitel.

Es ist erstaunlich und erschreckend zugleich, daß selbst viele Betroffene eine Tatsache nicht wissen, die für ihr weiteres Leben mit der Zuckerkrankheit von entscheidender Bedeutung sein könnte: Etwa 80 Prozent aller Patienten mit Typ-2-Diabetes brauchen keine Tabletten einzunehmen und sich kein Insulin zu spritzen, wenn sie rechtzeitig einige wichtige Regeln befolgen. Um so gut wie gesund zu sein, müßten sie nichts anderes tun, als sich vernünftig zu ernähren, damit der Blutzuckerspiegel nicht zu hoch ansteigt und sich regelmäßig zu bewegen, damit durch Muskelarbeit mehr Glucose verbraucht wird. Mit diesen »primär nichtmedikamentösen Maßnahmen« läßt sich die Zuckerkrankheit in ein Vorstadium mit normalen Blutzuckerwerten zurückdrängen.
Leider nutzt nur eine Minderheit der Betroffenen die Chance, die Zuckerkrankheit selbst in den Griff zu bekommen. Die Mehrzahl befolgt die Empfehlungen für die Ernährung nur sehr nachlässig

oder beachtet sie gar nicht. Viele schlucken gewissermaßen als »Dessert« blutzuckersenkende Tabletten in der Annahme, damit die Ernährungssünden korrigieren zu können. Zwar sind Medikamente wie Sulfonylharnstoff (s. S. 167) durchaus von Nutzen. Man sollte sie aber erst dann einnehmen, wenn die »Ernährungstherapie« allein nicht ausreicht, um den Stoffwechsel wieder ins Lot zu bringen. So steht es auch ausdrücklich auf dem Beipackzettel dieser Medikamente. Werden die Präparate ohne zwingenden Grund angewendet, können sie schaden. Sie regen nämlich die Bauchspeicheldrüse zu einer verstärkten Produktion von Insulin an, so daß der ohnehin schon erhöhte Hormonspiegel noch weiter ansteigt und die Bauchspeicheldrüse mit ihrer Leistungsfähigkeit noch schneller am Ende ist. Die Entwicklung des Typ-2-Diabetes wird auf diese Weise unnötig beschleunigt.

Wie die Zuckerkrankheit verläuft und welche Folgen sie haben wird, ist also weitgehend vom Verhalten des Betroffenen selbst abhängig – nicht nur nicht zu schaden ist das Ziel, sondern zusätzlich die Gesunderhaltung und Gesundung zu fördern. Wenn der Diabetiker Übergewicht abbaut, eine gesunde Ernährung einhält, sich regelmäßig bewegt und auch aktiv entspannt, hat er beste Chancen, weiterhin »so gut wie gesund« leben zu können – sowohl hinsichtlich der Lebensqualität als auch der Lebensdauer. Es ist das erklärte Ziel der Multi-Metabol-Therapie, und deshalb auch ihr Schwerpunkt, den Diabetes-Patienten in der Schwarzwald Privatklinik Obertal zu einem optimalen Leben mit der Zuckerkrankheit zu verhelfen. Es werden verschiedenste Mittel und Methoden angewendet und mit ihnen überraschend gute, dauerhafte Erfolge erzielt – auch gegen Übergewicht.

Übergewicht: Runter mit den Pfunden

Etwa 90 Prozent aller Typ-2-Diabetiker haben zum Zeitpunkt der Diagnose ein beträchtliches Übergewicht. Grundsätzlich gilt, daß Übergewichtige einen geringeren Anteil an Fett verbrennen, statt dessen mehr ins Fettgewebe einlagern und deshalb an Gewicht zunehmen. Neuere Forschungen zeigen, daß insbesondere durch das Einschrän-

ken des Fettverzehrs überflüssige Pfunde abgebaut werden können. Das bedeutet nicht, zu darben. Der Hunger läßt sich nahezu beliebig mit ballaststoffreichen Kohlenhydraten stillen.
Für übergewichtige Patienten gilt das Abnehmen als »primäre Therapie«. Als erstes müssen die den Stoffwechsel belastenden, krank machenden Pfunde weg. Dabei kommt es gar nicht so sehr darauf an, das Idealgewicht zu erreichen. Selbst verhältnismäßig geringe Gewichtsverluste reichen oft aus, um die Insulinresistenz zu mindern und das Insulin in den Zellen wieder besser wirken zu lassen. Der Kohlenhydratstoffwechsel kann sich dann normalisieren, weil die Bauchspeicheldrüse nicht mehr zuviel Insulin absondert und die ursprünglich erhöhten Hormonspiegel im Blut (Hyperinsulinämie) können auf niedrigere Werte sinken.
Oftmals können sogar Typ-2-Diabetiker, die bereits Tabletten einnehmen müssen, wieder zu annähernd »Stoffwechselgesunden« werden. Das Abnehmen verbessert nicht nur ihre Lebensqualität, es verlängert auch die Lebensdauer. Denn mit dem Übergewicht vergehen beziehungsweise verringern sich auch Risikofaktoren wie Bluthochdruck (Hypertonie) und erhöhte Blutfette (Hyperlipidämie), die bei Diabetikern besonders häufig Auslöser der tödlichen Folgekrankheiten Herzinfarkt und Schlaganfall sind. Aus einer wissenschaftlichen Studie ergab sich für diesen Zusammenhang folgende Faustregel: Jedes Kilogramm Gewichtsabnahme im ersten Jahr nach der Diagnose bedeutet eine um vier Monate verlängerte Lebensdauer; wer also sechs Kilo abnimmt, der gewinnt zwei Lebensjahre und vor allem Lebensqualität.

Wer zu oft abnimmt, wird immer dicker

Es gibt kein Patentrezept dafür, wie man überschüssige Pfunde am besten los wird. Generell läßt sich jedoch sagen: Hände weg von strikten Hungerkuren und Blitzdiäten oder oftmals angepriesenen Wundermitteln. Sie sind gefährlich für die Gesundheit und machen eher krank statt schlank. Im übrigen sind so erzielte Erfolge auch nicht von Dauer. Wer glaubt, radikales Hungern sei das Mittel der Wahl, der hat seine Rechnung ohne die Natur gemacht. Sie entwickelte nämlich ihr Konzept für das Verwerten von Energie bereits vor Tausenden von Jahren, als hauptsächlich Not und Mangel die Ernährungssituation des

Menschen bestimmten. Verschwendung konnte sich der Organismus damals nicht leisten, also ersann er ein außerordentlich effektives Sparkonzept. Bei guter Versorgungslage wird jede überschüssige Kalorie sorgsam gespeichert. Als eiserne Reserve für Notzeiten entstehen dabei die sattsam bekannten Fettpolster, bevorzugt an Bauch, Po, Hüften und Oberschenkeln. Ihnen verdankt die seit Urzeiten immer wieder von Hungersnöten geplagte Menschheit ihr Überleben – heute werden sie nur noch als lästig und unschön empfunden.

Beim Versuch, die Fettpolster durch Hungerkuren einzuschmelzen, wird sogleich eine zweite Sparmaßnahme des Körpers ausgelöst. Wenn die Reserven drohen, knapp zu werden, drosselt er kurzerhand seinen Energieverbrauch. Der Grundumsatz – das sind die in Ruhe und bei Zimmertemperatur benötigten Kalorien – sinkt allmählich ab, täglich etwa um ein Prozent. Schon nach zwei Wochen kann der Stoffwechsel bis zu 20 Prozent seines ursprünglichen Energieverbrauchs einsparen.

Der Organismus ist also bis zum heutigen Tag auf Vorratshaltung und Sparen gepolt. Sein biologisches Programm hat eben noch nicht wahrgenommen, daß wir inzwischen im Überfluß leben. Hier liegen die Ursachen für allen Frust, den zahllose Diäterfahrene leidvoll erleben mußten. Der auf Nulldiät gesetzte Körper verliert die ersten Pfunde zwar meist sehr rasch. Allerdings: Dies ist ein Scheinerfolg, denn der Organismus zehrt nach dem ersten Tag, an dem er die Kohlenhydratreserven (Glycogen) verbraucht hat, zunächst hauptsächlich von seinen Eiweißbeständen und schwemmt reichlich Wasser aus. Erst nach etwa einer Woche geht das eigentliche Abspecken los. Dann aber hat der Stoffwechsel bereits sein Sparprogramm gestartet. Man ißt wenig und immer weniger, dennoch verläuft die ersehnte Gewichtsabnahme nur im Schneckentempo oder hört sogar gänzlich auf. Übrigens: Das homöopathische Therapeutikum »Adiporell« (rezeptfrei, Apotheke) vermag über diesen Punkt hinwegzuhelfen.

Je häufiger ein solches Fastenszenario durchgezogen wird, desto nachdrücklicher verteidigt der Körper seine Energiereserven. Kaum ist das Abspecken beendet, macht sich der Körper wieder daran, sich neue Fettpolster zuzulegen. Diese sind häufig sogar üppiger als je zuvor, weil der Körper nun mit jeder Kalorie zuviel noch sparsamer

umgeht. »Jo-Jo-Effekt« nennen es die Ernährungswissenschaftler, wenn jemand, der doch eigentlich abnehmen wollte, auf diese Weise von Hungerkur zu Hungerkur immer mehr an Gewicht hinzugewinnt. Der Jo-Jo-Effekt fördert die Ausbildung einer Zuckerstoffwechselstörung extrem, wie Untersuchungen ergaben.
Und noch etwas sollte man bedenken: Das Zusammenspiel der verschiedenen Anpassungsvorgänge führt nach rund drei Wochen Fasten zu einer Stoffwechsellage, die es dem Körper ermöglicht, über einen längeren Zeitraum ohne jede Nahrung auszukommen. Dieses Notprogramm, man spricht von »Hungerstoffwechsel«, durchzuhalten, bedeutet für den Körper eine enorme Belastung und ist wirklich nur zum Überleben in extremen Situationen gedacht. Wer abnehmen möchte, sollte seinem Körper derartige Gewaltleistungen nicht abverlangen. Es gibt bessere Strategien.

Mit weniger Kalorien zum Ziel

Wer überzählige, krank machende Pfunde loswerden möchte, kann das nur über eine negative Energiebilanz erreichen. Das bedeutet: Man nimmt weniger Kalorien auf als der Körper verbraucht. Bei nicht allzu großem Übergewicht sind mäßig kalorienreduzierte Ernährungskonzepte das Mittel der Wahl. Konsequent durchgehalten, garantiert eine solche Reduktionskost auch langfristigen Erfolg.
Für die tägliche Energiezufuhr gibt es keine starren Angaben. Sie richtet sich nach Alter, Geschlecht, Körpergröße, Ausgangsgewicht und körperlicher Aktivität; bei Männern liegt sie zwischen 1000 und 2000, bei Frauen zwischen 800 und 1800 Kilokalorien. Grundsätzlich gilt, daß die tägliche Aufnahme an Kalorien den Energieverbrauch um mindestens ein Drittel unterschreiten sollte, wenn eine langfristige Gewichtsabnahme erzielt werden soll. Eine Energiebeschränkung in diesen Größenordnungen läßt bei ausreichender Bewegung pro Woche einen Gewichtsverlust von knapp einem Kilogramm erwarten. Die Freude am Essen und Trinken braucht darunter nicht zu leiden. Es bleibt genügend Spielraum für Abwechslung auf dem Speiseplan.
Wichtigster Ansatzpunkt bei der Reduktionskost ist das Verringern der Fettzufuhr. Damit läßt sich am meisten Energie sparen. Das ist kein einfaches Unterfangen, denn vielfach verbirgt sich der kalorienträchtige

Nährstoff gut getarnt in Lebensmitteln wie Wurst, Fleisch oder fettem Käse. Diese sogenannten versteckten Fette machen bei der in unseren Breiten üblichen Kost etwa 50 Prozent der Fettzufuhr aus. Der Diabetiker muß so geschult werden, daß er sie erkennen kann.

Die wichtigsten Regeln für eine Reduktionskost

- Möglichst wenig Fett verzehren und keinen Alkohol trinken.
- Lebensmittel mit hoher Nährstoffdichte bevorzugen: Vollkornprodukte, Gemüse, Obst, Kartoffeln, fettarme Milch und Milchprodukte enthalten bei relativ wenig Energie reichlich lebensnotwendige Nährstoffe.
- Den Verzehr von Zucker einschränken, statt dessen mehr stärke- und ballaststoffreiche Lebensmittel verzehren wie Brot, Nudeln, Reis und Kartoffeln.
- Bei eiweißhaltigen Lebensmitteln auf die Qualität achten und mageres Fleisch, mageren Fisch, fettarme Milch und Milchprodukte bevorzugen.

Der Ersatz fettreicher Nahrungsmittel durch fettarme führt zu individuell unterschiedlichen Gewichtsabnahmen. Zwischen 17 Gramm und 76 Gramm pro Tag waren es bei entsprechenden Versuchen. Dabei wurden absolut zwar 37 Gramm Fett weniger gegessen, aber 18 Prozent mehr Kalorien über Kohlenhydrate zugeführt. Also absolut kein Hungern, sondern gesunde, bedarfsgerechte, sättigende Kost. Alles in allem wurden dennoch innerhalb von 56 Tagen 15 800 weniger Kalorien aufgenommen – und das führte zu einer mittleren Gewichtsabnahme von 2,26 Kilogramm Körperfett.

Zusätzliche Mikronährstoffe nicht vergessen

Selbst bei einer mäßig kalorienreduzierten Kost zum Abnehmen ist es kaum möglich, mit der Nahrung genügend der lebensnotwendigen Mikronährstoffe aufzunehmen. Es droht ein Mangel, der sich anfangs durch allgemeine und wenig spezifische Symptome bemerkbar macht: Abgespanntheit, Nervosität, körperliche Schwäche, leichte Ermüdbarkeit, Schlafstörungen, Kopfschmerzen und erhöhte Infektanfälligkeit.

Um diese unerwünschten Folgen der Gewichtsabnahme von vornherein zu verhindern, ist es unerläßlich, die tägliche Kost durch zusätzliche Gaben essentieller Nährstoffe zu ergänzen. Optimal möglich ist das mit dem Vital-Plus-Programm (s. S. 185), das von uns Ärzten in der Schwarzwald Privatklinik Obertal entwickelt worden ist. Es beruht auf dem »Vier-Säulen-Prinzip«, nach dem Vitamine und Mineralstoffe und auch essentielle Aminosäuren dem Körper stets in der richtigen Zusammensetzung, in der richtigen Menge und zur richtigen Zeit zugeführt werden. Das erspart es auch dem Patienten, mehrmals täglich zehn oder noch mehr Nährstoffe einzeln einnehmen zu müssen. Mit unserer Vital-Plus-Therapie kann die Behandlung ganz individuell gestaltet werden – für jeden einzelnen der Nährstoffe und zugleich für die ganze Gruppe von ihnen, je nach Verordnung des Arztes.

Tips, die das Abnehmen leichter machen

Natürlich muß eine Reduktionskost nach ernährungsphysiologischen Gesichtspunkten zusammengesetzt sein. Aber auch die Psyche spielt beim Abnehmen eine Rolle. Sie kann ein Hindernis sein – oder aber eine große Hilfe, wenn die folgenden Empfehlungen bedacht werden:

- Stecken Sie sich für das Abnehmen ein realistisches Ziel – ein Kilogramm pro Woche ist schon ein sehr guter Erfolg. Zu hoch geschraubte Erwartungen führen erfahrungsgemäß schnell dazu, das ganze Unternehmen frustriert wieder abzublasen.
- Versprechen Sie sich selbst für das Erreichen des gesteckten Zieles eine Belohnung, zum Beispiel ein neues Kleidungsstück – das spornt an.
- Geben Sie liebgewordene Gewohnheiten nicht von einem Tag auf den anderen auf. Stellen Sie die Ernährung langsam um – dann fällt das Umgewöhnen leichter.
- Verzichten Sie nicht gleich auf sämtliche Lieblingsspeisen – besser ist es, die Portionen zu verkleinern oder beim Zubereiten Kalorien, vor allem in Form von Fett, zu sparen.
- Genießen Sie die Mahlzeiten bewußt, in gemütlicher Atmosphäre ohne Streß und Hektik – dann kommt das Gefühl von Entbehrung gar nicht erst auf.
- Hören Sie mit dem Essen auf, sobald Sie satt sind, auch wenn der Teller noch nicht leer ist.
- Räumen Sie danach den Tisch gleich ab und rühren Sie die Reste nicht mehr an. Naschen Sie nie unkonzentriert nebenbei, zum Bei-

spiel vor dem Fernseher – denn alle diese Gewohnheiten, die keinen echten Genuß bringen, sind die größten Feinde der schlanken Linie.

- Servieren Sie das Essen auf kleinen Tellern – dann sehen die Portionen größer aus.
- Essen Sie langsam und kauen Sie gründlich – und legen Sie ab und zu Messer und Gabel beiseite.
- Suchen Sie Beistand in einer Gruppe von Gleichgesinnten – Erfahrungsaustausch und ein gewisser Erfolgsdruck erleichtern das Abnehmen.

Eine große Hilfe: Die Halb-Pfund-Regel

Eine sehr gute Grundlage für das Umsetzen der Reduktionskost ist die sogenannte »Halb-Pfund-Regel« nach Professor Reinhold Kluthe von der Ernährungsakademie Freiburg. Sie gibt für verschiedene Lebensmittelgruppen an, wieviel davon bei einer täglichen Energiezufuhr von 1500 Kilokalorien pro Tag beziehungsweise pro Woche verzehrt werden sollte:

- Pro Tag jeweils 250 Gramm Brot und andere Backwaren, Milch und Milchprodukte, Gemüse sowie jeweils 125 Gramm Kartoffeln, Obst, Fruchtsaft.
- Pro Woche jeweils 250 Gramm Fleisch, Fisch, Käse, Eier sowie 125 Gramm Wurst, Getreideprodukte, Reis beziehungsweise Teigwaren, Süßwaren, Speisefett.

Plan für eine Tageskost mit 1500 Kalorien nach der Halb-Pfund-Regel

Frühstück		kcal	EW	F	KH	Na	BE
Brot mit Belag, Orangensaft							
50 g	Weizenvollkornbrot	106	3,9	1	21	256	1,5
60 g	Roggenvollkornbrot	112	3,9	1	22	337	2,0
15 g	Margarine, Linolsäure >50 %	106	0,0	12	0	6	0,0
20 g	Camembert, Halbfettstufe	35	4,9	2	0	220	0,0
30 g	Konfitüre	33	0,1	0	9	2	0,5
125 g	Orangensaft	56	1,2	0	11	1	1,0

		kcal	EW	F	KH	Na	BE
Zwischenmahlzeit							
Rosinenbrötchen, fettarmer Joghurt mit Erdbeeren							
40 g	Weizenbrötchen mit Rosinen	102	2,9	1	21	200	1,5
180 g	Joghurt, teilentrahmt	83	6,1	3	7	90	0,5
75 g	Erdbeeren, frisch	24	0,6	0	4	2	0,5
Mittagessen							
Geflügeltopf aus Hähnchenbrust, Sojasprossen, Möhren und Porree mit Reis							
100 g	Brathähnchen, Brust, frisch	102	23,5	1	0	72	0,0
50 g	Sojasprossen, frisch	26	2,7	1	2	15	0,0
60 g	Möhren, frisch	16	0,6	0	3	36	0,0
40 g	Porree, frisch	10	0,9	0	1	2	0,0
5 g	Margarine, Linolsäure 30–50 %	35	0,0	4	0	5	0,0
30 g	Reis, ungeschält	105	2,2	1	22	3	2,0
30 g	Kopfsalat	4	0,4	0	0	0	0,0
30 g	Gemüsepaprika	11	0,4	0	2	2	0,0
20 g	Zuckermais, Konserve	11	0,4	0	2	40	0,0
30 g	Joghurt-Salat-Soße	48	0,8	4	1	242	0,0
50 g	Kiwi, frisch	30	0,5	0	5	2	0,5
Zwischenmahlzeit							
Toast mit Quark und Schnittlauch							
40 g	Weizentoastbrot mit Schrot	103	3,2	1	19	203	1,5
40 g	Quark, Magerstufe	30	5,4	0	2	16	0,0
3 g	Schnittlauch, frisch	1	0,1	0	0	0	0,0
Abendessen							
Kartoffelsalat, Brot, belegt mit gekochtem Ei							
125 g	Kartoffeln	89	2,5	0	19	4	1,5
20 g	Gurke, mildsauer	2	0,1	0	0	174	0,0
5 g	Essigmarinade	18	0,0	2	0	50	0,0
60 g	Roggenvollkornbrot	112	3,9	1	22	337	2,0
5 g	Margarine, Linolsäure >50 %	35	0,0	4	0	4	0,0
30 g	Hühnerei	46	3,9	3	0	43	0,0
Gesamtsumme		**1493**	**75,0**	**42**	**198**	**2365**	**15,0**

Wichtig: Täglich Aceton bestimmen

Und noch etwas ist bei einer Reduktionskost zu beachten: Beim Abbau von Fett können sogenannte Ketonkörper freigesetzt werden, zum Beispiel Aceton. Ein Übermaß davon kann zu Komplikationen führen. Um dies zu verhindern, sollte mindestens einmal täglich mit einem speziellen Teststreifen gemessen werden, wieviel Aceton mit dem Urin ausgeschieden wird. Bei nur geringen Mengen an Ketonkörpern ist das Ergebnis »einfach positiv« und eine sichtbare Bestätigung dafür, daß tatsächlich Fett eingeschmolzen wird. Die Konzentration an Ketonkörpern läßt sich durch reichlich Flüssigkeit verringern – deshalb während einer Reduktionsdiät mindestens zweieinhalb, besser noch drei Liter pro Tag trinken. Bei höheren Werten sollte man den Arzt aufsuchen.

Was das Abnehmen so schwer macht

Der Erfolg beim Abnehmen ist weniger von der Willensstärke, sondern offensichtlich viel mehr von den Erbanlagen abhängig. Manche Typ-2-Diabetiker scheinen Gene zu besitzen, die sie zum »guten Futterverwerter« machen. Ihnen ist eine gewisse körperliche Trägheit angeboren und bei ihnen ist das Sättigungsgefühl gestört. Sie können essen und essen und werden dennoch nicht satt, weil bei ihnen das Signal »Magendehnung« wirkungslos bliebt, während es bei den anderen Menschen dem Hunger prompt ein Ende setzt. Von Bedeutung ist auch das »Hungerzentrum« im Gehirn, das beim Abnehmen stimuliert wird. Deshalb haben auch Typ-2-Diabetiker während einer Reduktionsdiät ständig Hunger und das macht ihnen das Durchhalten besonders schwer. Haben sie jedoch erst einmal ihr Ziel erreicht, wird alles leichter: Mit dem Körpergewicht normalisieren sich auch Appetit und Sättigungsgefühl.
Um Übergewicht loszuwerden, brauchen viele Patienten dringend Rat und Unterstützung durch den Arzt. Bei manchen genügt auch die Reduktionsdiät dafür nicht, für sie ist Heilfasten die bessere Methode.

Heilfasten: Viel mehr als nur hungern

Der freiwillige Verzicht auf Nahrung unter ärztlicher Aufsicht ist ein Gesundheitsfaktor erster Ordnung, insbesondere für Typ-2-Diabetiker.

Allerdings, das totale Fasten – auch als Nulldiät bezeichnet – ist mittlerweile suspekt geworden. Eine solche Radikalkur führt nämlich nicht nur zu dem erwünschten Abbau von Fett, sondern greift auch Körpereiweiß an. Dabei wird die Skelettmuskulatur in Mitleidenschaft gezogen und es gehen auch wertvolle Strukturproteine zum Beispiel der Leber oder des Herzens verloren.
Die Patienten erhalten deshalb beim »proteinsparenden Fasten«, so wie es in der Schwarzwald Privatklinik Obertal durchgeführt wird, geringe Mengen an Kalorien in Form von Eiweiß und Kohlenhydraten, um den Abbau von körpereigenem Protein (lean-body-mass) zu verhindern. Ergänzt wird dieses Nährstoffangebot durch Vitamine, Mineralstoffe und essentielle Fettsäuren aus dem Vital-Plus-Programm (s. S. 185). Vor und nach dem Fasten wird die Zusammensetzung des Körpers – vorwiegend sein Gehalt an Wasser, Fett und Muskelmasse – mit Hilfe der Bioimpedanzmessung bestimmt, um eine Kontrolle darüber zu haben. Und das geschieht so: Ein sehr schwacher, nicht spürbarer Strom wird durch den Körper geleitet. Er fließt um so besser, je mehr Wasser im Gewebe enthalten ist; Fett dagegen hemmt seinen Fluß, in stoffwechselaktiven Zellen wird sein Fluß kurzzeitig verzögert. Aus diesen unterschiedlichen Widerständen wird der Anteil von Wasser, Muskelmasse und Fett im Körper errechnet. Übrigens: Es gibt bereits Waagen für den Hausgebrauch, die nach dem Prinzip der Bioimpedanz funktionieren.

Was das Heilfasten bewirkt

Der große Nutzen, den das Heilfasten auch beim Typ-2-Diabetiker hat, ist auf zwei Prinzipien zurückzuführen. Zum einen auf die »Entlastung« als eine zwangsläufige Folge vom Ausbleiben der Nahrung. Beim Heilfasten gewinnt der Körper anfangs das dringend benötigte Eiweiß, indem er hauptsächlich überalterte Zellen, krankes Gewebe und schädliche Ablagerungen abbaut und verwertet, weshalb Heilfasten auch als »Operation ohne Messer« bezeichnet wird. Daß dabei Übergewicht abgebaut wird, ist nicht unbedingt das eigentliche Ziel, jedoch beim übergewichtigen Typ-2-Diabetiker eine sehr willkommene Nebenwirkung. Weil zudem Risikofaktoren wie erhöhter Blutdruck und erhöhte Blutfettwerte verringert werden, gilt das Heilfasten als »Therapie ohne Medikamente«.

Zum anderen auf die »Umstimmung« als eine positive Reaktion des gesamten Organismus auf den Nahrungsentzug, bei der er wirkungsvoll seine physiologischen Anpassungsmechanismen trainiert. Sie führt langfristig zu einer Verbesserung der Funktionen beispielsweise von Nerven- und Immunsystem, von Herz und Kreislauf, des Stoffwechsels und der Verdauungsorgane wie Darm, Leber und Bauchspeicheldrüse.

Hinzu kommt noch die positive Wirkung des Heilfastens auf die Psyche. Bereits der Entschluß dazu verschafft ein Gefühl der Genugtuung, etwas sehr Gutes für die Gesundheit zu tun. Die Zeit während des Heilfastens gibt Gelegenheit zu Besinnung und Selbstfindung, sie läßt wieder Kraft und mehr Erlebnisfähigkeit gewinnen und neuen Sinn im Leben finden. Der sicht- und spürbare Erfolg stärkt die Motivation, hinterher gesunde Lebensweisen anzunehmen.

Wie das Heilfasten verläuft

Heilfasten ist ein wichtiger Bestandteil der ganzheitlichen Therapie in der Schwarzwald Privatklinik Obertal; es wird von uns als proteinsparendes Fasten unter Schonung von körpereigenem Eiweiß durchgeführt. Bei insgesamt etwa 100 000 Anwendungen in den vergangenen 25 Jahren haben wir sehr gute Erfolge erreichen können, auch bei Typ-2-Diabetes.

Voraussetzung für einen Erfolg ist, daß das Heilfasten im Abstand zum Alltag in einer als angenehm empfundenen Umgebung und unter ständiger ärztlicher Kontrolle geschieht. Unerläßlich ist auch der feste Wille des Patienten zum Fasten. Denn während der Fastenzeit kann so manches geschehen, was nicht vorauszusehen ist. So können Stimmungsschwankungen den Menschen ganz auf sich selbst zurückwerfen. Ein erfahrener Fastenarzt erkennt das und kann rechtzeitig gegensteuern. Auch der Kontakt mit anderen Fastenden ist eine Hilfe, damit die positive Selbstbestimmung nicht in einer negativen Selbstzerfleischung endet. Wer sich ausführlich informieren will, dem sei das Buch »Heilfasten – der Weg zu neuer Jugend« von Dr. Hermann Geesing unter Mitarbeit von Dr. Thomas Adrian empfohlen, ebenfalls ein »Gesundheitsratgeber« aus dem Herbig Verlag, München.

Das Heilfasten im Schwarzwald Sanatorium Obertal verläuft in der Regel so:

- Der erste Tag dient dem »Vorfasten«. Es wird zum Beispiel Reis gegessen, mit Gemüse aber ohne Salz, um den Darm von Rückständen zu reinigen und die kommende Umstellung zu erleichtern.
- Der zweite Tag beginnt mit dem Trinken einer lauwarmen Lösung von Bittersalz – durch das natürliche Abführmittel wird der Darm möglichst schonend und gründlich entleert. Manche Patienten erhalten Bittersalz über längere Zeit in individuell festgelegten Abständen, um die Darmtätigkeit und auch den Gallefluß anzuregen und auf diesem Wege die Entgiftung zu unterstützen; falls erforderlich werden Einläufe angewendet. Die Fastentherapie wird zusätzlich durch Laborkontrollen überwacht.

Wer fastet, muß etwas essen und viel trinken

Die folgenden Fastentage werden nicht etwa von einer »Null-Diät« diktiert. Es gibt zu essen, und zwar im gewohnten Ablauf über den Tag, wenngleich in sehr kleinen Portionen: etwas Quark, Joghurt, Kefir oder Buttermilch sowie Gemüsesuppen, die weder Fett noch Salz enthalten. Täglich müssen insgesamt mehr als drei Liter Mineralwasser, Gemüsesaft oder Kräutertees, die mit wenig Honig gesüßt sein dürfen, getrunken werden. Mit der reichlich zugeführten Flüssigkeit werden die vermehrt anfallenden Schlackenstoffe über die Niere ausgeschieden. Um einen Mangel an Vitaminen, Mineralstoffen und Spurenelementen zu vermeiden, werden diese lebensnotwendigen Mikronährstoffe mit dem Vital-Plus-Programm (s. S. 185) regelmäßig zugeführt. Eine Besonderheit in der Schwarzwald Privatklinik Obertal ist das geführte »Fastenwandern«. Es aktiviert den Kreislauf, erhöht die Aufnahme von Sauerstoff, erhält das Eiweiß der Muskulatur und verbessert enorm das Wohlbefinden. Mit einer speziellen Fastengymnastik wird zudem die Muskulatur soweit wie möglich erhalten und die Energie vorwiegend durch Fettabbau gewonnen.

Das Fastenbrechen beendet das Heilfasten, dessen Dauer für jeden Patienten individuell vom Arzt festgelegt wird. Darauf folgt eine Aufbauzeit, die in ihrer Länge in etwa der Fastenzeit entspricht und mit mindestens drei Aufbautagen beginnt. Auf diese Weise gewöhnt sich der Organismus allmählich wieder an eine gesunde, möglichst vollwertige Kost – ebenfalls genau nach den Anweisungen des Arztes.

Damit der Erfolg für die Gesundheit von Dauer ist, sollte die Zeit des Heilfastens überleiten zu einer Umstellung auf eine neue, wieder den Bedürfnissen angepaßte Lebensweise. Dazu gehört die natürliche Freude an einer gesunden, bedarfsgerechten Kost ebenso wie die Rückbesinnung darauf, daß es noch andere Lebensgenüsse gibt als nur das Essen und Trinken, beispielsweise Bewegung in freier Natur. Besonders wichtig für Diabetiker ist es, hinterher das neugewonnene, gesündere Körpergewicht zu halten. Das fällt nicht schwer, wenn die – im vorigen Abschnitt genannten – Regeln für eine kohlenhydratreiche und fettarme Kost eingehalten werden.

Ernährung: Richtiges Essen und Trinken als Therapie

Grundlage jeder Behandlung des Typ-2-Diabetes ist nach wie vor eine angepaßte Ernährung. Trotz so mancher Fortschritte der Medizin hat sich daran bislang nichts geändert. Jeder Patient entscheidet selbst über sein Schicksal, indem er sich entweder entschließt, die entsprechenden Empfehlungen zu befolgen oder sich weiterhin so unvernünftig ernährt wie bisher. Der Entschluß zu einer angepaßten Kostform dürfte heute eigentlich leichtfallen wie nie zuvor. Denn sie beruht nicht länger auf strikten Verboten und starren Vorschriften – im Grunde genommen darf ein Diabetiker alles essen, was mit einer guten Stoffwechsellage vereinbar ist. Sie besteht auch nicht aus einer faden Kost – innerhalb des vorgegebenen Rahmens kann der Diabetiker die Nahrungsmittel ganz nach seinem Geschmack auswählen.
Ziel der »Ernährungstherapie« beim Diabetiker ist es zum einen, den gestörten Stoffwechsel zu normalisieren und chronische Folgekrankheiten zu verhindern sowie zum anderen, seine Leistungsfähigkeit zu erhalten und sein Wohlbefinden zu gewährleisten.

Der tägliche Speiseplan: Alte Zöpfe sind gefallen

Die einst so strikten Vorschriften für die Ernährung von Typ-2-Diabetikern sind heute entscheidend gelockert. Im Prinzip wird ihnen keine andere Ernährung empfohlen als gesunden Menschen, um dem Diabetes vorzubeugen. Dies empfiehlt auch der Ausschuß Ernährung der

Deutschen Diabetes-Gesellschaft. »Es soll hervorgehoben werden, daß die Ernährungsempfehlungen für Diabetiker denen sehr ähnlich sind, die auch der Allgemeinbevölkerung zum Erhalt guter Gesundheit angeraten werden. So sollte sich die Nahrung von Diabetikern nicht wesentlich von der unterscheiden, die der ganzen Familie empfohlen wird.« Das heißt, die Empfehlungen in dem Kapitel »Ernährung: Vorbeugen mit Messer und Gabel« gelten auch hier.

Oberstes Gebot: Weniger Fett

Grundsätzlich sollte Fett einen Anteil von höchstens 30 Prozent an der gesamten Kalorienzufuhr haben, jeweils zu etwa gleichen Teilen aus den drei wichtigsten Arten. Mehr Fett erhöht das Risiko einer Arteriosklerose und deren Folgekrankheiten, von denen Diabetiker ohnehin besonders stark gefährdet sind. Wegen dieser Gefährdung sollte die Zufuhr gesättigter Fettsäuren plus trans-ungesättigter Fettsäuren weniger als zehn Prozent der Gesamtenergie betragen. Gesättigte Fettsäuren kommen hauptsächlich in tierischen Fetten wie Butter und Schmalz, aber auch in Wurst, fettem Fleisch und fettem Käse vor. Trans-Fettsäuren entstehen beim Härten von Fetten und sind vor allem in industriell hergestellten Produkten wie Pralinen, Keksen, Kuchen und verschiedenen Margarinesorten enthalten. Der derzeitige Verbrauch dieser beiden Fettsäurearten ist in den meisten westlichen Ländern – auch in Deutschland – deutlich überhöht und angesichts des besonderen Risikos für Herz-Kreislauf-Erkrankungen bei Diabetikern nicht akzeptabel.

Mehrfach ungesättigte Fettsäuren gelten nicht länger als uneingeschränkt gut für die Gesundheit. Ihr Anteil sollte etwa zehn Prozent der Gesamtenergie nicht überschreiten. Eine höhere Zufuhr kann zu einer Abnahme des »guten« HDL-Cholesterins im Blut sowie zu einer Zunahme der Oxidation des »schlechten« LDL-Cholesterins führen und dadurch das Entstehen der Arteriosklerose fördern. Vitamin E schützt bis zu einem gewissen Grade davor. Mehrfach ungesättigte Fettsäuren sind in Pflanzenölen und daraus hergestellten Produkten enthalten: Safloröl, Sonnenblumenöl, Maiskeimöl, Sojaöl, Baumwollsaatöl und Margarine.

Der Anteil an einfach ungesättigten Fettsäuren sollte etwas über zehn Prozent der Tagesgesamtenergie liegen. Einfach ungesättigte Fettsäuren sind vor allem Bestandteile von Olivenöl, Rüböl und Nüssen.

Warum fetter Fisch so gesund ist

Ausdrücklich empfohlen wird vom Ausschuß Ernährung der Deutschen Diabetes-Gesellschaft der regelmäßige Verzehr von fettem Fisch wie Hering oder Makrele statt Fleisch, ohne den Gesamtfettanteil zu erhöhen. Diese Arten sind reich an Omega-3-Fettsäuren, die als Schutzfaktor gegen Arteriosklerose gelten. Sie verringern das Risiko für Herz und Kreislauf, indem sie einen erhöhten Cholesterinspiegel senken, das Entstehen von Blutgerinnseln verhindern und die Fließeigenschaft des Blutes verbessern. Noch besser, sicherer und mit weniger zusätzlicher Energiezufuhr ist allerdings das Einnehmen der Omega-3-Fettsäuren mit entsprechenden Präparaten. Das gilt zudem für alle Patienten, bei denen eine höhere Kalorien- und Eiweißzufuhr durch häufigere Fischmahlzeiten ein Problem darstellt.

Für den Alltag hier noch einige praktische Tips, wie sich Fett in der Ernährung einsparen läßt:

- Nahrungsmittel mit »versteckten« Fetten möglichst meiden; das sind vor allem Wurst, Schinken, fetter Käse, fettes Fleisch, Kuchen und Sahne.
- Vom Fleisch vor dem Zubereiten den Fettrand wegschneiden und vom fertigen Gericht die Fettschicht abschöpfen. Außerdem fettsparende Garverfahren wählen: dünsten, schmoren, dämpfen und grillen.
- Kleinere Fleischportionen essen, es sollte eher die Beilage sein, dafür mehr Gemüse, Reis, Kartoffeln oder Nudeln.
- Von der Wurst nur fettreduzierte Produkte verzehren.
- Prinzipiell fettreiche Lebensmittel gegen fettärmere austauschen, und zwar nach den Vorschlägen in der folgenden Aufstellung.

Austausch fettreicher Lebensmittel gegen fettärmere Varianten gleichen Gewichts

Lebensmittel	ausgetauscht durch
Streichfette	
Butter	Halbfettbutter (39 % Fett)
Margarine	Margarineerzeugnis (24 % Fett)

Beilagen	
Pommes frites	Kartoffeln gekocht
Milch und Milchprodukte	
Milch, Joghurt (3,5 % Fett)	Trinkmilch, Joghurt (1,5 %)
Speisequark (40 % Fett i. Trockenmasse)	Speisequark, Magerstufe
Schlagsahne in Aufläufen und Soßen	die halbe Menge durch Milch 1,5 % Fett ersetzen
Mayonnaise	fettreduzierte Mayonnaise (39 % Fett)
Schmand	saure Sahne (10 % Fett)
Käse	
Herkömmliche Sorten	fettreduzierte Produkte wählen
Fleisch und Wurstwaren	
Herkömmliche fettreiche Sorten	fettreduzierte Sorten wählen
Schweinehackfleisch	Rinderhackfleisch
Schweinebauch gegrillt	Rindfleisch gekocht
Schweine-Bratwurst	Hühnchenbrust natur
Schnitzel Wiener Art	Schnitzel natur
Mettwurst	Geflügelsülze
Kuchen und Kleingebäck	
Sahnetorte, Rührkuchen	Obstkuchen mit Hefe- oder Biskuitteig
Croissant	Hefehörnchen
Süße und salzige Knabberartikel	
Schokolade	Fruchtgummi, Lakritze,
Kartoffelchips	Salzstangen oder -brezeln

Eiweiß: Zuviel belastet die Nieren

Die Zufuhr an Eiweiß kann zwischen zehn und 20 Prozent der Tagesenergie ausmachen. Für Diabetiker mit einer beginnenden Nierenerkrankung, die sich durch Spuren von Eiweiß im Urin bemerkbar macht (Mikroalbuminurie, s. S. 103), sollte der Anteil auf jeden Fall im unteren Bereich dieser Mengenbegrenzung liegen. In diesen Fällen beträgt die empfohlene tägliche Eiweißzufuhr 0,6 Gramm pro Kilogramm Körpergewicht, also maximal 45 Gramm bei einem Patienten mit 75 Kilogramm Gewicht. Die empfohlene Proteinzufuhr für gesunde Erwachsene liegt bei 0,8 Gramm pro Kilogramm Körpergewicht; das entspricht etwa zehn Prozent der täglichen Gesamtenergie und beträgt bei einem 75 kg schweren Menschen höchstens 60 Gramm. Wie der jüngste Ernährungsbericht der DGE jedoch gezeigt hat, ist der tatsächliche Eiweißkonsum in Deutschland mit durchschnittlich 67 Gramm bei Frauen und 85 Gramm bei Männern höher.

Nun ist Eiweiß zwar für den Körper ein lebenswichtiger Baustoff, aber sehr ungünstig als Energielieferant. Ein Zuviel an Eiweiß wird im Körper abgebaut und muß über die Nieren ausgeschieden werden. Diese Organe, die bei Diabetikern ohnehin stärker belastet sind, können durch die überschüssige Fracht langfristig in ihrer Funktion gestört werden. Daher sollten zuckerkranke Patienten folgende Grundsätze beherzigen:

- Den Verzehr eiweißhaltiger Lebensmittel einschränken – insbesondere von Fleisch.
- Etwa die Hälfte der täglichen Eiweißration sollte aus pflanzlichem Eiweiß bestehen – wobei die biologische Wertigkeit (s. S. 41) durch geschickte Kombination verschiedener Eiweißarten noch erhöht werden kann.

Kohlenhydrate: Für sie gibt es einen Index

Falls die Bauchspeicheldrüse noch soviel Insulin produziert, daß weder Tabletten noch Spritzen erforderlich sind, müssen Diabetiker ihre Kohlenhydratzufuhr nicht berechnen. Es genügt, wenn sie die Gesamtenergiemenge entsprechend dem Gewicht normalisieren oder bei Wunsch nach Gewichtsabnahme reduzieren, wobei der Anteil der Kohlenhydrate 50 bis 60 Prozent betragen sollte.

Naturbelassene Nahrungsmittel, die den Blutzuckerspiegel nach der Mahlzeit nicht zu rasch und nicht zu hoch ansteigen lassen, sind zu bevorzugen. Aus Nahrungsmitteln mit derselben Menge an Kohlenhydraten geht nämlich beim Stoffwechsel die Glucose unterschiedlich schnell ins Blut über. Das ist vor allem von ihrem Gehalt an Faserstof-

fen und vom Grad ihrer Verarbeitung abhängig. Beispielsweise enthält ein Brötchen aus fein ausgemahlenem Weizenmehl relativ viel Glucose und nur zwei Prozent Fasern. Es läßt deshalb den Blutzuckerspiegel schneller und stärker ansteigen als ein Brot aus grobem Roggenschrot mit zwölf Prozent Faseranteil, das deshalb für die Ernährung der Diabetiker viel besser geeignet ist.
Entscheidend ist also nicht allein der Gehalt eines Nahrungsmittels an Kohlenhydraten. Von großer Bedeutung ist auch dessen Auswirkung auf den Blutzuckerspiegel. Zu diesem Zweck wurde der »glykämische Index« definiert. Er ist ein Maßstab dafür, wie stark ein bestimmtes Nahrungsmittel im Vergleich zu reiner Glucose (Traubenzucker) den Blutzuckerspiegel erhöht; Traubenzucker hat einen glykämischen Index von 100 Prozent. Je niedriger der glykämische Index ist, desto geringer ist der Anstieg des Blutzuckers nach der Mahlzeit, desto weniger Insulin muß die Bauchspeicheldrüse absondern – und desto geeigneter ist das Nahrungsmittel für die Ernährung des Diabetikers.
Als Hilfe für den Einkauf kann der folgende Leitfaden für den glykämischen Index verschiedener Lebensmittel dienen.

Glykämischer Index	**Lebensmittel**
< 30 Prozent	Linsen, Bohnen, Sojabohnen, Blattgemüse, Nüsse, Frischkornmüsli, Schwarzwurzeln.
30 bis 50 Prozent	Milch, Joghurt, Obst, Spaghetti, Hülsenfrüchte, Eiscreme.
50 bis 70 Prozent	Haferflocken, Bananen, Parboiled Reis, Salzkartoffeln, Haushaltszucker, Pumpernickel, Vollkornbrot, ungesüßte Obstsäfte.
70 bis 90 Prozent	Weißbrot, Graubrot, Knäckebrot, Kräcker, Fertigmüsli, Milchreis, Bier, Puddingpulver, Weizenmehl, Biskuit, Plätzchen, Sandkuchen.
90 bis 110 Prozent	Honig, Instant-Kartoffelpüree, gebackene Kartoffeln, Minutenreis, Puffreis, Cornflakes, Cola-Getränke.

Fazit dessen: Der Bedarf sollte überwiegend mit den sogenannten komplexen Kohlenhydraten aus Obst, Gemüse, Getreideprodukten und Hülsenfrüchten gedeckt werden. Ein weiterer Vorzug: Wegen ihres relativ hohen Gehalts an Faserstoffen sättigen die Nahrungsmittel besser und anhaltender.

Zucker: Kein Tabu mehr

Das ist gewiß eine erfreuliche Nachricht für Diabetiker: »Eine mäßige Aufnahme von Saccharose (Haushaltszucker) ist, wenn erwünscht, bei beiden Diabetes-Typen akzeptabel«, heißt es in den neuen »Ernährungsempfehlungen für Diabetiker«. Das darf jedoch nicht als Freibrief für den Genuß von Süßigkeiten mißverstanden werden: Haushaltszucker sollte einen Anteil von weniger als zehn Prozent an der Gesamtkalorienmenge haben. Dementsprechend ist je nach erlaubter Kalorienmenge etwas Zucker pro Tag gestattet. Zuviel davon würde den Blutzuckerspiegel unzulässig erhöhen und könnte zu einem Anstieg von Blutfetten (Triglyceride) führen. Haushaltszucker besteht zu gleichen Teilen aus Traubenzucker und aus Fruchtzucker, für dessen Verarbeitung je nach der Magenentleerung und der Kombination mit anderen Lebensmitteln weniger Insulin benötigt wird. Seine Wirkung auf den Blutzuckerspiegel hängt davon ab, mit welchen Nahrungsmitteln er aufgenommen wird. Zucker aus Bonbons und aus Limonaden erhöhen den Blutzucker rascher und stärker, während Süßigkeiten wie Schokolade und Speiseeis ihn langsamer und flacher ansteigen lassen, weil sie relativ viel Fett enthalten, das wiederum die Entleerung des Magens und damit gleichzeitig die Aufnahme der Glucose ins Blut verzögert. Trotzdem sollten Schokolade und fettreiches Speiseeis nur in geringen Mengen verzehrt werden, da an erster Stelle einer gesunden Kost die Fettreduktion (maximal 30 Prozent der Gesamtkalorien) steht – und sie enthalten reichlich versteckte Fette. In jeder Form jedoch enthält Zucker nichts als »leere Kalorien«, die im Übermaß in Fett umgewandelt werden und zu Übergewicht führen können.

Zurückhaltung beim Zucker ist also nach wie vor angebracht – und so fällt das leichter:

- Obst und Trockenfrüchte essen, die Süßigkeiten aller Art ersetzen können;
- Kaffee sollte nur mit Milch beziehungsweise Tee mit Zitrone getrunken werden, dann schmeckt man ohnehin mehr vom Aroma;

- Limonaden und Cola-Getränke sind in der »light«-Version zu trinken, die mit künstlichen Süßstoffen hergestellt sind und deshalb auch keine Kalorien enthalten;
- wer Süßstoffe ablehnt, dem verbleiben immer noch verdünnte Fruchtsäfte sowie kalte oder warme Fruchttees.

Künstlich süßen – auch mit Fructose

Sollen Speisen oder Getränke gesüßt werden, gibt es zwei Möglichkeiten. Die eine sind Süßstoffe wie Saccharin, Zyklamat und Aspartam. Diese künstlich hergestellten Substanzen haben keinerlei Nährwert und deshalb auch keine Auswirkungen auf den Glucosestoffwechsel, sie können praktisch unbegrenzt genutzt werden.
Das gilt nicht für die andere Möglichkeit der sogenannten Zuckeraustauschstoffe wie Xylit und Sorbit. Sie sind Kohlenhydrate und enthalten Kalorien. Sie »bringen Diabetikern keinen wesentlichen Vorteil gegenüber der Verwendung von Saccharose außer einer verminderten Kariesbildung«, bewertet sie der Ausschuß Ernährung der Deutschen Diabetes-Gesellschaft und kommt zu dem Schluß: »Zum Verzehr von Zuckeraustauschstoffen sollte nicht ermutigt werden«. Dafür gibt es noch einen anderen Grund: Vor allem Sorbit kann, weil es sehr langsam resorbiert wird, bereits in kleinen Mengen zu Blähungen und anderen Magen-Darmbeschwerden führen.
Fructose macht allerdings eine Ausnahme von dieser Regel und ist deshalb durchaus zu empfehlen, wie neuer wissenschaftliche Studien bestätigen. Dieser Zuckeraustauschstoff kann nämlich die Insulinresistenz bei Typ-2-Diabetikern verbessern. Versuchsweise wurde ein Teil der Kohlenhydrate in der Diabetes-Diät durch 45 bis 65 Gramm Fructose pro Tag ersetzt. Dieser Austausch wirkte sich günstig auf die Stoffwechseleinstellung der Patienten aus: Die Nüchtern-Blutzuckerspiegel besserten sich deutlich und der HbA1c-Wert fiel um durchschnittlich ein Prozent. Nach drei Wochen hatte sich bei den Versuchsteilnehmern die insulinstimulierte Verwertung der Glucose um 34 Prozent verbessert.

Natürlich süßen – sogar mit Honig

Wer es ganz natürlich möchte, der kann zum Süßen auch Honig, Dicksaft aus Äpfeln oder Birnen und eingeweichtes Trockenobst verwen-

den. Honig hat zwar einen hohen glykämischen Index, aber seine Wirkung ist abhängig von der Dosis: Ein Teelöffel mit zehn Gramm Honig enthält etwa vier Gramm Glucose und ebensoviel Fructose, diese Kohlenhydrate in Maßen lassen den Blutzuckerspiegel nicht bedenklich ansteigen. Günstiger ist der fructosereiche Agavensirup.
Ein anderes Faktum kann gerade für Diabetiker von besonderem Nutzen sein: Wer konsequent einige Wochen lang auf Süßigkeiten aller Art verzichtet, dessen Verlangen nach Zucker läßt von selbst nach und dessen Geschmacksnerven werden sensibler für Süßes. Infolgedessen kann künftig die natürliche Süße von Obst und Früchten vollauf genügen, um den »Hunger auf Süßes« zu stillen. In diesem Zusammenhang sind Untersuchungsergebnisse von Wissenschaftlern am Western General Hospital in Edinburgh (Schottland) besonders interessant. Sie konnten zum einen nachweisen, daß bei schlecht eingestellten oder unbehandelten Typ-2-Diabetikern der Geschmack für Süßes abgestumpft ist. So schmeckten Diabetiker, deren HbA1c-Wert zum Zeitpunkt der Untersuchung bei 12,8 Prozent lag, Süßes erst in deutlich höheren Konzentrationen als gesunde Testpersonen. Sie fanden zum anderen heraus, daß diese Störung reversibel ist. Nach dreimonatiger konsequenter Diabetes-Therapie hatten sich bei den Patienten die Geschmacksnerven erholt und reagierten wieder empfindlicher auf Süßes.

Salz: Zuviel ist doppelt schlecht

Was gesunden Menschen empfohlen wird, das gilt erst recht für Diabetiker: Höchstens sechs Gramm Kochsalz pro Tag aufnehmen! Mehr davon kann nicht nur den Blutdruck krankhaft erhöhen, sondern auch die negativen Auswirkungen eines hohen Blutzuckerspiegels verstärken. Folgende Ratschläge bewahren davor, die Grenze von sechs Gramm zu überschreiten:

- Möglichst sparsam mit Salz würzen, dafür häufiger mit Gewürzen und Küchenkräutern, die es in großer Vielfalt gibt – von Basilikum und Bohnenkraut über Majoran und Paprika bis hin zu Pfeffer und Thymian.
- Fertige Gewürzmischungen (Flüssigwürze, Aromat), Ketchup und Dressings möglichst wenig anwenden – fast alle sind reichlich gesalzen.

- Salzarme Lebensmittel bevorzugen – Gemüse, Obst und Fisch (frisch oder tiefgefroren) gehören ebenso dazu wie alle rohen Fleischsorten.
- Fertiggerichte nicht nachsalzen und frisch zubereitete Speisen erst kurz vor dem Verzehr – dann genügt erfahrungsgemäß weniger Salz.
- Auf stark gesalzene Lebensmittel wie eingelegte Heringe und Pökelfleisch verzichten – aber auch auf gesalzene Erdnüsse, Salzstangen und Pommes frites.

Getränke: Ein Schoppen für die Gesundheit

Mindestens zwei Liter Flüssigkeit pro Tag gehören ebenfalls zur richtigen Ernährung bei Diabetes. Beste Quellen dafür sind Wasser, Mineralwasser, Kaffee und Tee (ohne Zucker), Limonaden mit Süßstoff und Light-Getränke, die quasi unbegrenzt erlaubt sind.

Sogar Alkohol in Maßen ist vom Ausschuß Ernährung der Deutschen Diabetes-Gesellschaft gestattet: »Bei den meisten Patienten sind Mengen akzeptabel, die einem bis zwei Glas Wein pro Tag äquivalent sind.« Ein Glas Wein für Frauen und bis zu zwei Glas Wein für Männer zu 0,2 Liter entsprechen etwa 20 bis 40 Gramm reinem Alkohol und damit auch in etwa zwei bis vier Glas Bier. Dieser mäßige Konsum kann durchaus positive Wirkungen haben, unter anderem gegen Arteriosklerose, indem sowohl Alkohol als auch andere Bestandteile im Wein das »gute« HDL-Cholesterin vermehren, die Blutgerinnung vermindern und die Oxidation von Blutfetten hemmen. Über dieses Maß hinaus wirkt sich Alkohol ungünstig aus. Er treibt den Blutdruck in die Höhe und auch die Blutfett-Werte der Triglyceride, zudem begünstigt er Übergewicht – ein Liter Wein enthält etwa 600 Kalorien und damit etwa ein Viertel des täglichen Bedarfs.

Diabetiker müssen noch etwas anderes bedenken: Alkohol kann zu einer gefährlichen Unterzuckerung (Hypoglykämie s. S. 109) führen. Dazu kommt es, weil er zum einen die Insulinausschüttung aus der Bauchspeicheldrüse anregt und zum anderen die Zuckerproduktion (Gluconeogenese) in der Leber hemmt. Die Hypoglykämie als Folge dessen tritt häufig erst Stunden später auf, wenn der Alkohol vollständig verstoffwechselt ist. Nach einem Dämmerschoppen kann das mitten in der Nacht geschehen, so daß der Betroffene von der Gefahr überhaupt nichts bemerkt, sondern weiterschläft. Das ist zu verhindern, indem entweder am Abend kein Alkohol mehr getrunken wird oder anderenfalls ein kohlenhydratreicher Imbiß dazu gegessen wird. Grundsätzlich sollte bei moderatem Alkoholkonsum auf eine ausreichende Zufuhr der Vitamine vom B-Komplex, von Zink und Magnesium geachtet werden, weil mehr davon verbraucht werden. Ein Hinweis: Wem es an Zink mangelt, der verträgt Alkohol schlechter.

Mikronährstoffe: Sicherheitshalber mehr davon

Vitamine und Mineralstoffe sind für Menschen mit Diabetes – über ihre grundsätzliche Wirkung hinaus – aus zwei Gründen von besonderer Bedeutung. Zum einen kann der Verlauf der Zuckerkrankheit durch eine optimale Versorgung mit diesen Mikronährstoffen positiv beeinflußt werden. Das ist unter anderem mit Magnesium möglich. Der Mineralstoff regt die B-Zellen in der Bauchspeicheldrüse dazu an, wieder etwas mehr Insulin zu produzieren. Umgekehrt steigt bei einem Mangel an Magnesium der HbA1c-Wert unverhältnismäßig hoch an. Bei einem erhöhten Blutzuckerpiegel und Zuckerausscheidung mit dem Urin kommt es zu einem vermehrten Verlust an Mikronährstoffen, insbesondere an Magnesium, Selen und Zink. Ein Mangel an Zink wiederum führt dazu, daß beim Diabetiker Wunden noch schlechter heilen und Vitamin A nicht mehr richtig wirken kann.

Zum anderen können die richtigen Mikronährstoffe in der richtigen Menge das Entstehen von Folgekrankheiten verhindern, insbesondere der Arteriosklerose und ihrer Auswirkungen auf Herz, Gehirn und periphere Blutgefäße (s. S. 96). Für diese Prävention sind natürliche Schutzfaktoren unerläßlich, welche die aggressiven freien Radikale (s. S. 184) abfangen und unschädlich machen. Mittel zu diesem Zweck sind die sogenannten Antioxidantien in Form der Vitamine A, C, E und der Vitaminvorstufe Beta-Carotin sowie die Enzyme der Superoxiddismutasen und Glutathionperoxidasen, deren Aktivität von einer ausreichenden Versorgung mit den Spurenelementen Zink, Mangan und Kupfer beziehungsweise Selen abhängig ist. Die Spurenelemente Chrom, Kupfer, Mangan, Vanadium und Zink sind für einen intakten

Zuckerstoffwechsel unentbehrlich. Zudem ist genügend Vitamin B_1 für die Energiebereitstellung erforderlich sowie zusammen mit Vitamin B_6 und B_{12} unerläßlich, um Erkrankungen von Nerven (Polyneuropathien, s. S. 106) zu verhindern. Bei Mißempfindungen im Sinne eines »Burning-Feet-Syndrom« sind auch Injektionen mit Pantothensäure (Vitamin B_5) angezeigt. Das Spurenelement Molybdän schließlich verbessert den Fettstoffwechsel.

Die genannten Vitamine und Mineralstoffe sollten dem Organismus mit der Ernährung zugeführt werden; Obst und Gemüse sowie andere komplexe Kohlenhydrate (s. S. 136) sind wichtige Quellen dafür. Sie allein genügen jedoch nicht, um den erhöhten Bedarf der Diabetiker sicher zu decken. Denn viele Pflanzen enthalten heutzutage weniger Mikronährstoffe als allgemein angenommen wird, weil sie aus den ausgelaugten, übersäuerten Böden nicht mehr soviel aufnehmen und weil sie wegen vorzeitiger Ernte nicht ausreifen können. Von den wenigen Nährstoffen verlieren sie zudem noch viel bei weiten Transporten und industrieller Bearbeitung, bei langer Lagerung und falscher Zubereitung.

Um eine ausreichende Versorgung mit Vitaminen, Mineralstoffen und Spurenelementen zu gewährleisten, empfehlen wir Ärzte in der Schwarzwald Privatklinik Obertal unseren Patienten die Ergänzung der Diät mit dem Vital-Plus-Programm (s. S. 185), dessen vier Säulen jeder Diabetiker rezeptfrei in der Apotheke erhalten kann.

Lebensmittelauswahl: Gesunde Vielfalt

Für Diabetiker gibt es, genauso wie für die Gesamtbevölkerung, keine absoluten Tabus bei der Auswahl der Lebensmittel. Ihre Ernährung sollte vielfältig und abwechslungsreich sein. Das bedeutet: reichlich frisches Obst, Gemüse, Salat, magere Milch und Milchprodukte, mageres Fleisch, Seefisch sowie Vollkornprodukte. Zurückhaltung ist geboten bei Lebensmitteln, die reichlich gesättigte und Trans-Fettsäuren enthalten. Andererseits darf man bei Lebensmitteln, die Kohlenhydrate, lösliche Ballaststoffe, Vitamine, Mineralstoffe und einfach ungesättigte Fettsäuren enthalten, ohne Einschränkungen zugreifen – solange man darauf achtet, daß das Körpergewicht nicht zunimmt.

Diabetiker-Lebensmittel: Teuer und unnötig

Spezielle Lebensmittel für Diabetiker sind aus heutiger Sicht überhaupt nicht erforderlich. Viele dieser im Handel angebotenen Produkte haben einen hohen Fett- und Energiegehalt und sind schon allein aus diesem Grund nicht zu empfehlen, betonen die Experten der Deutschen Diabetes-Gesellschaft. Nicht die teuren Produkte halten ihrer Ansicht nach gesund, sondern ein ausgewogener Speiseplan. Damit kann man durchaus auch gehobenen kulinarischen Ansprüchen gerecht werden. Wer sich beispielsweise an der wohlschmeckenden Küche der Mittelmeerländer orientiert, befolgt damit gleichzeitig alle wesentlichen Regeln für die Ernährung von Diabetikern – ihre zehn Pluspunkte nennt der nachfolgende Kasten.

Die zehn Pluspunkte der mediterranen Küche

- Zahlreiche Gemüse gemischt,
- ausgewählte Getreideprodukte (vorwiegend Vollkorn),
- Olivenöl,
- großzügig Gewürze,
- wenig tierische Fette, dafür mehr pflanzliche Öle,
- nicht viel Fleisch, aber reichlich Fisch,
- wenig Zucker und eine Vielfalt von Früchten,
- ein paar Tausend Jahre Erfahrung,
- endlose Liebe und Zeit zum Kochen,
- eine entspannte Atmosphäre bei Tisch – mit Hilfe von etwas Wein – aber nicht zuviel.

(Aus: Toeller, M. et. al.: Mit Diabetes gut leben, Deutscher-Ärzte-Verlag 1992)

Mahlzeiten: Lieber öfter und weniger

Unverändert gültig ist die Empfehlung, mehrere kleine Portionen anstelle weniger großer Mahlzeiten einzunehmen. Diabetiker sollten fünf- bis sechsmal täglich essen: ein erstes Frühstück, ein zweites Frühstück, das Mittagessen, eine Kaffeemahlzeit, das Abendessen und eine Spätmahlzeit. Patienten, die keine Tabletten einnehmen beziehungsweise kein Insulin spritzen, schonen auf diese Weise ihre noch einigermaßen funktionierende Bauchspeicheldrüse, weil diese nach einem kleineren Imbiß vergleichsweise weniger Insulin produzieren muß.

Ernährungsempfehlungen im Überblick

Energie

Gerade so viele Kalorien, um das optimale Körpergewicht zu erhalten (BMI: 19–25)

Nährstoffrelation

10 % der Energie:	Gesättigte Fettsäuren mit möglichst geringem (höchstens) Anteil an Trans-Fettsäuren,
knapp 10 % der Energie:	Mehrfach ungesättigte Fettsäuren
gut 10 % der Energie:	Einfach ungesättigte Fettsäuren
10–20 % der Energie:	Eiweiß (weniger als 10 % bei beginnender Nephropathie)

Der größte Teil der täglichen Energie (50–60 %) sollte aus Kohlenhydraten bestehen, der Rest aus einfach ungesättigten Fettsäuren. Die prozentuale Verteilung der beiden Nährstoffe kann entsprechend individueller Vorlieben variieren.

Kohlenhydrate

Sehr zu empfehlen:	Kohlenhydratträger, die komplexe Kohlenhydrate und lösliche Ballaststoffe enthalten und einen niedrigen glykämischen Index haben.
Akzeptabel:	Eine Saccharosemenge bis 10 % der Energie, vorausgesetzt, es besteht kein Übergewicht.
Zu empfehlen:	Bei Hypogklykämie zuckerhaltige Getränke.

Alkohol

Akzeptabel:	Täglich 1 bis 2 Glas Wein oder entsprechende Mengen anderer alkoholischer Getränke.
Achtung:	Bei Insulin- und Sulfonylharnstoffbehandlung sollten alkoholische Getränke wegen des Risikos einer Hypoglykämie nur während kohlenhydrathaltiger Mahlzeiten getrunken werden.

Kochsalz

Maximal:	6 g pro Tag.

Vitamine und Mineralstoffe

Sehr zu empfehlen:	Vitamin- und mineralstoffreiche Lebensmittel. Die Nahrung zusätzlich mit Mikronährstoffen ergänzen (Aminorell, Antioxirell, Minerell, Vicoferell).

Lebensmittelauswahl

Zu bevorzugen sind Obst, Gemüse, Hülsenfrüchte, Getreideprodukte (Vollkorn), Nudeln (Vollkorn), Reis, Kartoffeln und Fisch.
Vorsichtig umgehen sollten Diabetiker mit gesättigten (tierischen) Fetten (z. B. in Wurst, Käse, fettem Fleisch, Konfekt, Gebäck, Torten).

Kohlenhydrate: Schätzen statt Wiegen

Um insulinpflichtigen Patienten und solchen, die mit Sulfonylharnstoff behandelt werden, den Umgang mit den Kohlenhydraten beziehungsweise die Portionierung ihrer kohlenhydratreichen Mahlzeiten zu erleichtern, gab es in den alten Bundesländern die sogenannte Broteinheit (BE). Eine Broteinheit entspricht einem Gehalt von zwölf Gramm verdaulichen Kohlenhydraten. Sie läßt sich leicht auf viele gebräuchliche Nahrungsmittel anwenden. So ist eine BE enthalten in einer Scheibe Graubrot oder einer mittelgroßen Kartoffel oder einer kleinen Banane.
In der Ex-DDR war es seit Mitte der 70er Jahre üblich, Kohlenhydratträger nicht nach der 12-g-BE, sondern nach der 10-g-KHE (Kohlenhydrateinheit) zu berechnen. Auf dem Jahreskongreß der Deutschen Diabetes-Gesellschaft 1990 in Düsseldorf kam man dann überein, beide Berechnungseinheiten bis auf weiteres nebeneinander weiterzuführen. In der Praxis bereitete das keine sonderlichen Probleme, denn schließlich sind Angaben über die BE oder KHE immer nur ungefähre Größen, weil die biologische Schwankungsbreite der einzelnen Kohlenhydratträger groß ist. Diese liegt zwischen 20 und 30 Prozent, so daß eine starre Festlegung der Einheiten auf eine ganz bestimmte Gramm-Menge von Lebensmitteln ohnehin nicht sinnvoll ist. BE und

KHE sind daher nach heutiger Auffassung nicht mehr als Berechnungs-, sondern als Schätzeinheiten zur Orientierung von insulinpflichtigen Diabetikern anzusehen.
In der Zwischenzeit hat der Ausschuß Ernährung der Deutschen Diabetes-Gesellschaft nun doch für eine Vereinheitlichung plädiert und einen zehn bis zwölf Gramm Schätzwert für kohlenhydrathaltige Lebensmittel vorgeschlagen. Neuere Austauschtabellen tragen dieser Regelung bereits Rechnung.

Beispiele für Portionen von Lebensmitteln, die zehn bis zwölf Gramm Kohlenhydrate und dabei 60 bis 140 Kilokalorien enthalten

Croissant	35 g
Grahambrot	30 g
Knäckebrot	20 g
Leinsamenbrot	30 g
Pumpernickel	30 g
Roggenvollkornbrot	30 g
Roggenmischbrot	30 g

Beispiele für Portionen von Lebensmitteln, die zehn bis zwölf Gramm Kohlenhydrate und dabei rund 60 Kilokalorien enthalten

Ananas	90 g
Apfel	110 g
Apfelsine	170 g
Aprikose	130 g
Banane	80 g
Birne	110 g
Blaubeeren	170 g
Brombeeren	170 g

Ernährungsschulung: Besseres Leben, weniger Kosten

Ganz wichtig für richtiges Essen und Trinken ist noch etwas anderes: Die Diabetiker sollten möglichst zusammen mit ihren Angehörigen oder Freunden geschult werden, denn auch die Menschen in der Familie und näheren Umgebung der Patienten müssen die Ernährungsrichtlinien verstehen und im Alltag unterstützen können.

Das macht schon allein deshalb Sinn, weil die entsprechenden Empfehlungen auch der Gesunderhaltung von Nicht-Diabetikern dienen. Es ist eine Kost, die ganz allgemein als Prävention und Therapie von Herz-Kreislauf-Leiden und anderer ernährungsabhängiger Krankheiten angesehen werden kann. Und noch etwas spricht dafür, nämlich ein handfester finanzieller Gewinn: Ein gut geschulter, nicht-insulinpflichtiger Typ-2-Diabetiker verursacht alles in allem jährlich Kosten von etwa 2000 DM, während ein nur unzulänglich unterwiesener insulinpflichtiger Typ-2-Diabetiker jährlich mindestens 14 000 DM kostet.

Bewegung: Muskelarbeit ist eine gute Medizin

Sie wissen es bereits: Abbau von Übergewicht ist der erste Schritt zur Besserung. Wer nur einige Kilogramm abnimmt, wird bereits mit einem sinkenden Blutzuckerspiegel belohnt. Ideal wäre ein Body-Mass-Index (s. S. 37) von 22,5, weil dieser mit der niedrigsten Sterblichkeit verbunden ist. Bis dahin kann es ein weiter Weg sein. Das Ziel der Normalisierung des Zuckerstoffwechsels sollte in kleineren Schritten angestrebt werden, um Frustrationen zu vermeiden. Je geringer die Einschränkung der Kalorien, desto länger dauert zwar die Zeit des Abnehmens, um so schonender aber ist das für den Körper.
Mit der Gewichtsreduktion allein ist es jedoch nicht getan. Um einen individuell angepaßten, weitgehend normalen Zuckerstoffwechsel zu erreichen, zählt auch das Maß der körperlichen Aktivität (darüber gleich noch mehr). Das langfristige Einsparen von 300 Kalorien pro Tag beim Essen und/oder der Mehrverbrauch derselben Kalorienmenge durch Bewegung vermag den BMI dauerhaft unter 25 zu senken. Zu Beginn kann dafür allein der Verzicht auf Kalorien beim Essen genügen, obgleich ein Mehrverbrauch von ihnen durch zusätzliche Bewegung das Abnehmen beschleunigen würde. Wenn im weiteren Verlauf der Körper seinen Kalorienverbrauch immer weiter reduziert, sind körperliche Aktivität und angepaßter Sport ein absolutes Muß, um den Rest vom Übergewicht loszuwerden.
Dabei gibt es einen bedeutsamen Unterschied je nach Art der Zuckerkrankheit.

Typ-1-Diabetiker *dürfen* Sport treiben, wenn ihr Stoffwechsel gut eingestellt ist und sie die Dosis der Insulininjektion dem Grad der Belastung anpassen. Daß sie unter diesen Umständen sogar zu körperlichen Höchstleistungen fähig sein können, bewiesen der Hockeyspieler Carsten Fischer und der Ruderer Ulrich Viefers als Teilnehmer an den Olympischen Spielen 1996 in Atlanta (USA). Patienten, die nach der intensivierten Insulintherapie (s. S. 172) behandelt werden, müssen dabei jedoch sehr genau prüfen, wieviel Insulin sie nach körperlicher Belastung benötigen.

Typ-2-Diabetiker *sollen* Sport treiben, weil er – über seine Bedeutung für die Gewichtsreduktion hinaus – ein natürliches Mittel zur besseren Regulation ihres Stoffwechsels ist. Jede Muskelarbeit erhöht den Verbrauch der Zellen an Glucose und führt darüber zum Absinken eines erhöhten Blutzuckerspiegels, sie wirkt also wie zusätzliches Insulin und reduziert die Insulinresistenz.

Wird Sport richtig und regelmäßig durchgeführt, reagieren die Zellen wieder sensibler auf das Insulin, so daß künftig weniger von dem Hormon für die Aufnahme von Glucose erforderlich ist und der Stoffwechsel langfristig stabilisiert werden kann. Körperliche Aktivität ist zudem hilfreich gegen erhöhte Blutfettwerte und erreicht dabei, daß der Anteil des »guten« HDL-Cholesterins sogar ansteigt; Sport dient somit auch zur Vorbeugung der sehr bedrohlichen Folgekrankheiten von Herz und Kreislauf (s. S. 97). Und nicht zu vergessen: Sport stärkt das Selbstbewußtsein, verhilft zu mehr Wohlbefinden und Lebensfreude.

Mehr Bewegung, die jedem möglich ist

Viele Patienten mit Typ-2-Diabetes sind zum Zeitpunkt der Diagnose bereits in fortgeschrittenem Alter oder durch zusätzliche Erkrankungen gehandikapt, so daß sie nicht mehr Sport im eigentlichen Sinne betreiben können. Für sie gibt es andere Möglichkeiten, sich mehr Bewegung zu verschaffen und trotzdem Nutzen zu haben. In erster Linie durch das sogenannte Walking (s. S. 63), das durch Aktivitäten im Alltagsleben ergänzt werden kann; etwa indem man zum Einkaufen mit dem Rad fährt oder zu Fuß geht sowie indem man mit dem Auto nicht direkt zum Ziel fährt, sondern es in einem größeren Abstand parkt und den Rest des Weges läuft. Senioren sollten täglich

eine individuell angepaßte morgendliche Gymnastik durchführen und regelmäßig spazierengehen. Moderates Tanzen, Kegeln, bzw. Bowling oder Boccia, das im Kreise von Gleichgesinnten zudem großen Spaß macht, unterbricht den Alltag der Senioren positiv. Selbst bei größerer Einschränkung der Leistungsfähigkeit und Beweglichkeit kann die »Hocker-Gymnastik« im Sitzen mit rhythmischen Bewegungen von Armen und Beinen auch mit Musikunterstützung, die selbst von Patienten mit Arthrose in Hüft- und Kniegelenken ausgeführt werden kann, die nötige Bewegung ermöglichen. Selbst Gartenarbeit kann für den gestörten Stoffwechsel nützlich sein, beispielsweise das Unkrautjäten, Blumenzüchten und Beerenpflücken; schwere Arbeiten wie Graben sind zu meiden, weil sie die Gelenke übermäßig belasten.
Wer als Typ-2-Diabetiker Sport treiben kann und will, der sollte nicht gleich aus dem Stand starten. Er muß sich zuvor vergewissern, ob er überhaupt Sport treiben darf. Nur sein Arzt kann durch gründliche Untersuchungen feststellen, ob nicht etwa weitere Risikofaktoren bestehen wie Herz- und Kreislauferkrankungen oder ob es bereits zu Komplikationen von Augen, Nieren oder Nervensystem gekommen ist; Neuropathien beispielsweise können Ursache dafür sein, daß das Herz selbst bei lebensbedrohlichem Sauerstoffmangel nicht mit Schmerzen warnt oder daß Blasen an den Beinen unbemerkt bleiben und daraus ein Geschwür (Ulcus cruris) entstehen kann (s. S. 110). In diesen Fällen wird der Arzt vom Sport abraten und die anderen körperlichen Aktivitäten empfehlen.

Regeln, die jeder einhalten sollte

Wer als Typ-2-Diabetiker Sport treiben darf, der sollte sich an folgenden Grundsätzen orientieren:

- Die richtige Sportart wählen! Dauerlauf, Aqua-Jogging und Schwimmen wirken besonders gut, weil dabei große Muskelgruppen gleichmäßig beansprucht werden. Gut geeignet ist auch Radfahren, weil dabei sowohl die Gelenke als auch das Herz nicht übermäßig belastet werden – die Muskulatur der Oberschenkel ermüdet eher als die des Herzens. Günstig sind außerdem Ballspiele, Tanzen, Rudersport (auch Trockenrudern), Tischtennis, Reiten, Skilanglauf und Eislauf.

- Den Sport richtig ausüben! Es kommt nicht auf Leistung und Geschwindigkeit, vielmehr auf Ausdauer und Regelmäßigkeit an. Mindestens dreimal in der Woche jeweils 20 bis 30 Minuten lang zu trainieren ist weitaus nützlicher, als das nur einmal alle sieben Tage und dann stundenlang zu tun. Um den Körper nicht übermäßig, jedoch ausreichend zu belasten, ist der »Trainingspuls« zu kontrollieren. Dabei hilft eine Faustregel: 180 minus Lebensalter in Jahren = Pulszahl; demzufolge sollte zum Beispiel bei einem 60 Jahre alten Menschen das Herz während des Trainings nicht mehr als 120 Schläge in der Minute tun. Zudem sollte man beim Sport niemals völlig außer Atem kommen, sondern immer noch soviel Luft haben, daß man sich unterhalten kann.

Besonderheiten, die für drei Gruppen der Patienten gelten

Beim Sport müssen unbedingt die Besonderheiten beachtet werden, die durch die Behandlung der Zuckerkrankheit bedingt sind: Wer »rein diätetisch eingestellt« ist, also den Stoffwechsel allein durch seine Ernährung gut regulieren kann, darf ohne weitere Beschränkungen trainieren.

Wer mit »oralen Antidiabetika« behandelt wird, der sollte sich möglichst gleichbleibende Belastungen zumuten. Vor stärkerer oder längerer körperlicher Anstrengung ist der Arzt zu befragen, ob die Dosis verringert oder sogar eine Tablette weggelassen werden sollte. Bei diesem Patienten könnte es durch die ungewohnte, zusätzliche blutzuckersenkende Wirkung der Muskelarbeit erstmals zu einer Unterzuckerung (Hypoglykämie) kommen. Er muß sich deshalb vorher sowohl über deren charakteristische Symptome als auch über die notwendigen Gegenmaßnahmen informieren, um in diesem Notfall sofort Selbsthilfe leisten zu können: Traubenzucker muß immer griffbereit sein, um eine Hypoglykämie beseitigen zu können.

Wer »insulinpflichtig« ist (und das gilt natürlich erst recht für Typ-1-Diabetiker), der muß die Insulindosis oder die Ernährung der körperlichen Belastung anpassen, um eine Hypoglykämie zu verhindern. Im einzelnen geschieht das individuell in Absprache mit dem Arzt sowie nach dem Zustand und den Erfahrungen des Patienten. An dieser Stelle sollen nur zwei Grundsätze genannt werden:

- Bei oder nach kurz dauernden körperlichen Belastungen, insbesondere bei nicht vorhergesehenen, sollten zum Ausgleich zusätzliche Kohlenhydrate aufgenommen werden, beispielsweise mit Joghurt oder Milch, Keksen oder Zwieback, Obst oder Obstsäften.
- Vor länger dauernder, geplanter Muskelarbeit muß die Insulindosis deutlich reduziert werden, um den blutzuckersenkenden Effekt des Sports auszugleichen, nötigenfalls bis um die Hälfte.

Zur genauen Bemessung kann erforderlich sein, den Blutzuckerspiegel vor und während der sportlichen Betätigung zu messen – und auch hinterher (mehr über die Selbstkontrolle ab Seite 91). Denn noch viele Stunden nach der körperlichen Aktivität besteht ein geringerer Bedarf an Insulin, weil währenddessen die Glykogendepots der Muskelzellen langsam wieder mit Glucose aus dem Blut aufgefüllt werden. Um zu verhindern, daß es etwa nach einem sportlichen Wochenende zu einer Unterzuckerung kommt, muß auch am Sonntag abend und noch am Montag morgen der Blutzucker kontrolliert und die Insulindosis entsprechend reduziert werden.

Entspannung: Belastender Streß wird bewältigt

Nur wenige Patienten mit Diabetes wissen, daß Streß ihren Zustand verschlechtern kann; zwangsläufig nutzen sie auch nicht die Möglichkeiten zur Entspannung, mit denen sie vor allem psychisch belastende Faktoren ausschalten und darüber ihren Stoffwechsel positiv beeinflussen könnten. Um die Konsequenzen daraus zu ziehen und künftig Maßnahmen zur Selbsthilfe durchzuführen, ist es für sie wichtig, vor allem vier Begriffe besser zu verstehen.

Streß ist »eine unspezifische Reaktion des Organismus auf jede Form von Anforderung«. So definierte ihn der aus Österreich stammende und in Kanada arbeitende Wissenschaftler Hans Selye (1907–1982), der diesen Begriff prägte. Demzufolge reagiert der Körper des Menschen auf alle von außen und von innen kommenden Belastungen und Veränderungen gleichartig, um sich an die neuen Gegebenheiten anzupassen und den Zustand eines gesunden »Fließgleichgewichts« wiederherzustellen. Allerdings wird dieser Begriff häufig mißverstanden.

Streß als solcher ist nicht schädlich. Im Gegenteil: Jeder Mensch braucht ein individuelles Quantum davon. Das ist der sogenannte »Eu-Streß«, der wach und aufmerksam erhält, zu körperlichen und geistigen Hochleistungen befähigt. Gefährlich dagegen ist der übermäßige »Dis-Streß«, der auf Dauer einwirkt, den Organismus erschöpft und den Menschen krank macht.

Stressoren sind alle Faktoren, die eine Streßreaktion auslösen. Das können ungewohnte psychische und körperliche Belastungen, Lärm, Infektionen oder Verletzungen, Hunger oder Kälte sein. Besonders häufig sind es andauernde psychosoziale Belastungen, die Dis-Streß verursachen. Dazu gehören Ärger, Trauer, Angst, Kummer, Unsicherheit, Ehrgeiz, Neid, Unzufriedenheit im Beruf oder Unstimmigkeiten in der Ehe.

Die Streßreaktion hat die Aufgabe, den Körper auf Höchstleistungen vorzubereiten, um dem Menschen beispielsweise Kampf oder Flucht zu ermöglichen. Dazu gehört es, mehr Energie für die Arbeit der Muskulatur bereitzustellen, und dadurch geraten die Hormone im Stoffwechsel aus dem Gleichgewicht.

Wie Streß den Stoffwechsel verändert

Bei Streß wird von der Bauchspeicheldrüse weniger Insulin ausgeschüttet und seine Gegenspieler gewinnen die Oberhand (s. S. 29). Die Streßhormone Adrenalin und Noradrenalin aus dem Nebennierenmark bewirken, daß gespeichertes Glykogen zu Glucose abgebaut und freigesetzt wird; gleichartiges geschieht mit Fetten, wobei unter anderem freie Fettsäuren entstehen. Das Hormon Cortisol aus der Nebennierenrinde veranlaßt die Leber, noch mehr Glucose zu bilden, wofür vermehrt Aminosäuren aus körpereigenem Eiweiß verbraucht werden. Es hindert zudem die Fettzellen daran, Glucose aufzunehmen und zwingt sie dazu, freie Fettsäuren abzugeben.

Diese biochemischen Vorgänge sind der Grund dafür, warum bei einer Streßreaktion der Blutzuckerspiegel ansteigt, ebenso der Gehalt des Blutes an freien Fettsäuren. In weit zurückliegenden Zeiten konnte diese vorsorgliche Maßnahme das Leben retten, indem sie der Armmuskulatur genug Kraft gab, um den Gegner abzuwehren beziehungsweise die Beinmuskulatur in die Lage versetzte, den Feinden davonzulaufen. Heutzutage jedoch gibt es kaum noch die Möglichkeit, in einer vergleichbaren Situation die vermehrt bereitgestellte Energie durch körperliche Aktivität zu verbrauchen und dadurch den Blutzuckerspiegel zu normalisieren.

Streß bietet heute keinen Vorteil fürs Überleben mehr, im Gegenteil: Er kann auf Dauer zu einer Gefahr für die Gesundheit werden. Speziell bei Diabetes belastet der erhöhte Blutzuckerspiegel zusätzlich den ohnehin gestörten Stoffwechsel, er begünstigt das Auftreten von Komplikationen und das Entstehen von Folgekrankheiten.

Was mit Entspannung zu erreichen ist

Die wirksamste Gegenmaßnahme ist es natürlich, die Stressoren als Ursache auszuschalten und dadurch die Streßreaktion von vornherein zu verhindern. Das ist insbesondere bei den psychosozialen Faktoren kaum möglich, sie sind nun einmal ein Teil des Lebens. Man kann jedoch lernen, sie besser zu bewältigen und dadurch die Gefährdung der Gesundheit zu vermindern. Das beste Mittel dafür ist die Entspannung. Dieser Zustand psychischer und körperlicher Gelöstheit ist ein biologisch notwendiger Ausgleich zur Anspannung und Erregung bei Streß. Kurz gesagt: Entspannung beseitigt die Belastung, fördert die Erholung von Körper und Psyche – und wirkt darüber auch positiv auf Stoffwechsel und Blutzuckerspiegel.

Entspannung kommt jedoch nicht von selbst. Passives Nichtstun nach Feierabend allein genügt nicht, man muß aktiv etwas dafür tun. Wir Ärzte in der Schwarzwald Privatklinik Obertal vermitteln im Rahmen unserer ganzheitlichen Therapie auch unseren Patienten mit Diabetes bewährte Methoden zur Entspannung. Später können sie diese zu Hause zur Bewältigung von Streß nutzen – vorausgesetzt, sie haben sie richtig erlernt und wenden sie regelmäßig an.

Autogenes Training: Bewußte Selbstentspannung

Das Autogene Training ist zwar eine besonders gute Methode, um eine tiefgreifende Entspannung zu erreichen, es ist aber nicht ganz einfach zu erlernen. Unsere Patienten werden von erfahrenen Ärzten in Einzel- oder Gruppentherapie in mehreren Übungsstunden dazu

angeleitet. Zur Vertiefung des Erlernten können sie die Tonbandkassette »In der Ruhe liegt die Kraft« mit einer »Anleitung zur bewußten Selbstentspannung« mit nach Hause nehmen. Andere Gelegenheiten zum Erlernen des Autogenen Trainings bieten Ärzte und Psychologen, Volkshochschulen und Privatinstitute. Dieses Lernen unter Anleitung ist erfolgreicher und auch sicherer, als sich das Wissen selbst aus einem Buch anzueignen. Zum besseren Verständnis hier einige grundsätzliche Informationen über die modifizierte Form, in der das Autogene Training in Obertal durchgeführt wird.
Zur Vorbereitung sich ganz entspannt auf den Rücken legen, die Arme locker neben den Rumpf plazieren, die Beine ausstrecken und die Füße nach außen fallen lassen, die Augen schließen und die Stirn glätten. Dann die drei Grundübungen ausführen.

- Die erste ist die »Atem-Übung«: Man konzentriert sich ganz auf das ruhige, gleichmäßige Atmen – darauf, wie die Luft ganz von selbst in die Lunge einströmt und wieder ausströmt.
- Die zweite ist die »Schwere-Übung«: Man suggeriert sich selbst, wie die Gliedmaßen immer schwerer werden – zuerst der rechte Oberarm, dann der rechte Unterarm und die rechte Hand; danach mit dem linken Arm, dem rechten Bein und dem linken Bein ebenso verfahren.
- Die dritte ist die »Wärme-Übung«: In Gedanken wird ein wärmender Blutstrom vom Herzen aus in den Körper gelenkt – in den rechten und in den linken Arm, von den Beinen in den Bauchraum und von den Armen in den Brustraum; so entsteht das angenehme Gefühl »Mir wird ganz warm ums Herz«.

Welche formelhaften Leitsätze helfen

Mit diesen drei Grundübungen wird das Stadium der Entspannung erreicht, in dem man sich schwer, warm und ruhig fühlt und durch das Psyche und Körper entspannt werden. In diesem Stadium ist man zudem empfänglich für Suggestionen, die man sich selbst vorsagt und mit denen man sein Fühlen, Denken und Handeln positiv beeinflussen kann. Um den Dis-Streß besser zu bewältigen und seine negativen Auswirkungen abzuwenden, werden diese »formelhaften Leitsätze« empfohlen: »Ich bin ganz ruhig, ausgeglichen, wenn nötig kon-

zentriert, positiv, freundlich... Dieser Tag wird für mich ein guter Tag, es wird mir alles gelingen... Es wird alles gut, alles wird sich klären.«
Der Abschluß richtet sich nach dem, was folgt. Wer das Autogene Training am Abend durchführt, der kann gleich danach in einen tiefen, erholsamen Schlaf hinübergleiten. Die erreichte Entspannung ist das natürlichste Schlafmittel und damit auch das beste. Wer danach noch arbeiten oder irgend etwas anderes tun muß, der muß die Übungen »zurücknehmen«. Das geschieht mit der Formel »Ich rufe mich zurück« und mit der Vorstellung »Die Schwere schwindet aus dem Körper, es ist wieder ganz leicht, Arme und Beine zu bewegen« sowie mit einem Recken und Strecken des Körpers von den Fingerkuppen bis zu den Zehenspitzen. Danach werden die Augen geöffnet und man erhebt sich mit einem Gefühl, sehr viel entspannter und ruhiger, frischer und leistungsfähiger zu sein.
Den größten Nutzen vom Autogenen Training hat, wer es täglich mindestens einmal anwendet, bei andauerndem, sehr belastendem Streß noch öfter. Je häufiger es nämlich durchgeführt wird, desto leichter gelingen die Grundübungen und desto nachhaltiger wirken die formelhaften Vorsätze – und desto effektiver ist die Entspannung zur Streßbewältigung. Insbesondere für Diabetiker, die von ihrer Umgebung nicht so gut angenommen werden, wie sie es sich wünschen, und deshalb seelisch ganz auf sich selbst gestellt sind, ist das Autogene Training eine ideale Möglichkeit, ihre Psyche ins Gleichgewicht zu bringen.

Muskelentspannung: Kurzform mit acht Übungen

Die »progressive Muskelentspannung« wurde in den USA entwickelt und ist dort weit verbreitet, auch in Deutschland wird sie zunehmend häufiger angewendet. Ihr Prinzip: Verschiedene Muskelgruppen jeweils fünf bis sieben Sekunden lang möglichst kräftig anspannen und sie dann 20 bis 30 Sekunden lang entspannen, dabei ruhig und gleichmäßig atmen und sich jedesmal ganz auf Anspannung und Entspannung der Muskelgruppen konzentrieren. Dieser Wechsel wirkt vom Körper aus auf Nervensystem und Psyche. Er erreicht eine tiefgreifende Entspannung, erfordert jedoch relativ viel Zeit.
Aus diesem Grund habe ich eine spezielle Kurzform der aktiven Muskelentspannung entwickelt und in der Schwarzwald Privatklinik Obertal

eingeführt. Ihre acht Übungen gelingen am besten im Liegen. Sie sollten jedoch auch im Sitzen erlernt werden, denn Entspannung ist besonders häufig dann vonnöten, wenn es weder die Zeit noch einen Ort zum Hinlegen gibt. Hier die Anleitungen für die Übungen im Liegen.
Hinlegen und sich von allen äußeren Dingen lösen und in sich selbst versenken. Das gelingt, indem Sie in Ihren Körper hineinfühlen und erspüren, wie er auf der Unterlage aufliegt mit der natürliche Schwere, ganz ohne Ihr Zutun. Fersen, Unterschenkel, Oberschenkel, Hände, Unterarme, Oberarme, Gesäß, Rücken und Hinterkopf – alles liegt auf der Unterlage mit der natürlichen Schwere des Körpers, ganz ohne Ihr Zutun. Alles störende ist Ihnen gleichgültig. Und jetzt folgen die Übungen in dieser Reihenfolge:
Im Wechsel: Erst anspannen, dann entspannen.

1. Sie krallen die Zehen zusammen und fühlen die Anspannung in den Füßen und sagen sich ruhig und langsam: »In die Spannung hineinfühlen, hineinfühlen, hineinfühlen.« Dann zum Entspannen: »Loslassen angenehm, hineinfühlen, hineinfühlen, hineinfühlen.«
2. Sie ziehen die Füße hoch in Richtung Knie und fühlen die Anspannung in den Unterschenkeln und sagen sich ruhig und langsam: »In die Spannung hineinfühlen, hineinfühlen, hineinfühlen.« Dann zum Entspannen: »Loslassen angenehm, hineinfühlen, hineinfühlen, hineinfühlen.«
3. Sie drücken die Knie kräftig nach hinten durch und fühlen die Anspannung in den Oberschenkeln – und sagen sich ruhig und langsam dieselben Befehle wie bei den ersten Übungen.
4. Sie schließen die Finger fest zur Faust und fühlen die Anspannung in den Händen – und sagen sich ruhig und langsam dieselben Befehle.
5. Sie überstrecken die Hände nach hinten, so daß sich der Handrücken dem Unterarm nähert und fühlen die Anspannung in den Händen – und sagen sich ruhig und langsam dieselben Befehle.
6. Sie strecken die Arme fest nach hinten und fühlen die Anspannung in den Oberarmen – und sagen sich ruhig und langsam dieselben Befehle.
7. Sie ziehen die Schultern hoch und fühlen die Anspannung im gesamten Nacken- und Schulterbereich – und sagen sich ruhig und langsam dieselben Befehle.

8. Sie drücken Arme und Beine, Gesäß und Rücken sowie den Hinterkopf fest gegen die Unterlage und fühlen die Anspannung im ganzen Körper – und sagen sich ruhig und langsam dieselben Befehle.

Zum Abschluß suggerieren Sie sich: » Es geht mir von Tag zu Tag ein wenig besser. Ich komme von Tag zu Tag besser mit mir zurecht.« Dann recken und strecken Sie sich, wobei Sie förmlich ein wenig »umherhampeln« dürfen. Alles um Sie herum betrifft Sie wieder.

Zusätzlicher Nutzen: Reflex gegen Streß

Diese Kurzform der aktiven Muskelentspannung hat über die entspannende Wirkung hinaus einen zusätzlichen positiven Effekt gegen den Streß. Er beruht auf dem Formelwort »Loslassen angenehm«, das bei regelmäßigem täglichen Training zu einer Art bedingten Reflex führt.

Nutzen davon können auch Sie haben, indem Sie sich bei Aufregung – oder besser noch, bevor die Aufregung von Ihnen Besitz ergreifen kann – zunächst innerlich sagen: »Halt. Moment mal.« Dann atmen Sie tief ein, und beim langsamen Ausatmen und bewußtem Hängenlassen der Schultern sagen Sie sich: »Loslassen angenehm«. Dadurch erreichen Sie, daß Sie nicht in helle Aufregung geraten, sondern daß Ihr Verstand sich einschalten und arbeiten kann – und Ihnen die Streßreaktion samt deren negativen Auswirkungen erspart, auch auf den Stoffwechsel und den Blutzuckerspiegel.

Atemübungen: Einfach, aber hilfreich

Training und aktive Muskelentspannung sind bewährte Methoden, um eine tiefgreifende Entspannung zu erreichen, und sie sind erwiesenermaßen gegen Streß von größtem Nutzen. Wer sie noch nicht erlernt hat, der kann sich in akut belastenden Situationen mit wesentlich einfacheren Atemübungen behelfen. Sie wirken zwar rasch, jedoch nicht nachhaltig beruhigend und sind deshalb eher eine Notlösung.

Die »Intensiv-Atmung«: Zuerst durch die Nase ausatmen und dabei den Bauch etwas einziehen. So lange warten, bis der Körper von selbst nach Luft verlangt. Nun ganz sacht und gleichmäßig durch die Nase einatmen, dabei Brust und Bauch sich ausdehnen lassen. Sind die Lungen gefüllt, die Luft nicht anhalten, sondern wieder fließend ausatmen – und denselben Ablauf von vorn beginnen.

Das »Atmen nach der Sechser-Regel«: Sechs Sekunden lang die Luft gleichmäßig durch die Nase einziehen; sechs Sekunden lang die Luft anhalten; sechs Sekunden lang die Luft allmählich durch den Mund entweichen lassen. Diesen Ablauf mehrmals wiederholen und dabei jeweils in Gedanken bis Sechs mitzählen – bis der Stressor vergangen ist oder die Streßreaktion sich besser ertragen läßt.

Ein Fall: Gesund durch die Multi-Metabol-Therapie

Der feste Vorsatz und die gezielte Anleitung zur einer Umstellung der Lebensweise kann genügen, um im Rahmen der Multi-Metabol-Therapie die Zuckerkrankheit in den Griff zu bekommen und künftig wieder »so gut wie gesund« zu leben. Das kann Herr K. H. Sch., 56, bestätigen, denn er hat in der Schwarzwald Privatklinik Obertal diese gute Erfahrung gemacht.
Herr Sch. war als Leiter eines Supermarktes derart erfolgreich gewesen, daß die Konzernspitze ihm Kontrolle und Schulung aller Niederlassungen der Kette übertrug. Mit der neuen Position änderte sich sein Leben von Grund auf. Bisher hatte er sehr regelmäßig gelebt, mit Freizeit wenn auch erst am späten Abend und an den Wochenenden. Seine gesundheitsbewußte Frau hatte für eine vollwertige Ernährung gesorgt und ihn auch immer wieder zu Sport und Wanderungen animiert. Seit seiner Beförderung jedoch war Herr Sch. nur noch am Samstag und Sonntag zu Hause und das nicht einmal immer. Unter der Woche mußte er entweder in Hotels beziehungsweise Restaurants essen oder er wurde von den jeweiligen Leitern der Supermärkte abends ausgeführt oder nach Hause eingeladen. Jedes dieser Geschäftsessen bestand aus sehr üppigen Mahlzeiten, zu denen reichlich Alkohol getrunken wurde. Besonders ausgeprägt war der Mangel an Bewegung: Herr Sch. lief kaum noch, fuhr nur noch mit dem Auto.
Er selbst empfand das alles als nicht so schlimm, da er sich bis vor vier Wochen so gesund und leistungsfähig fühlte wie nie zuvor. Allerdings hatte er in der letzten Zeit einige Kilo zugenommen, worauf er die seit drei Wochen zunehmenden Rückenbeschwerden zurückführte. Und

seit etwa acht Monaten hatte er immer wieder unter Infekten zu leiden. Seine Frau ergriff deshalb die Initiative. Sie überredete Herrn K. H. Sch. zu einem Aufenthalt in unserer Privatklinik für Innere Medizin und Naturheilverfahren, um seine Rückenbeschwerden »möglichst ohne Chemie«, wie sie sagte, zu kurieren und um mit einer immunmodulierenden Thymosand-Therapie (s. S. 196) seine Infektanfälligkeit zu beheben.

Was die Laborbefunde besagten

Bei der Aufnahmeuntersuchung fand sich eine extrem schmerzhafte Muskulatur beiderseits der Wirbelsäule, vor allem im Bereich der Lendenwirbelsäule. Der Patient hielt seine Schultern verkrampft hochgezogen. Die Haltemuskulatur war insgesamt verkürzt und schmerzhaft. Die Haut war auffallend trocken. Zu dieser Zeit bestand nach Ansicht des Patienten ein Harnwegsinfekt, da er häufig nachts Wasser lassen mußte; seither hatte der Patient auch ständig Durst. Ein lästiges Ekzem an den Unterschenkeln bestand erst seit einigen Tagen und quälte durch ständigen Juckreiz. Als erfreulich empfand Herr Sch., daß er seit kurzem etwas vom Übergewicht abgenommen hatte, wenngleich er sich schlapp fühlte.

Eine krankengymnastische Behandlung und die immunmodulierende Therapie waren in diesem Fall nicht ausreichend, denn die Symptome deuteten auf einen Diabetes mellitus hin. Diesem Verdacht gingen wir mit einer gründlichen Untersuchung nach. Die laborchemischen Analysen des Blutes ergaben stark erhöhte Blutzuckerwerte, sowohl nüchtern als auch nach den Mahlzeiten. Der HbA1c-Wert, der Anteil des mit Zucker verbundenen Hämoglobins, war ebenfalls stark erhöht. Das war ein deutlicher Hinweis darauf, daß die Blutzuckerspiegel schon seit längerem zu hoch gewesen waren. Ebenso fand sich ein erhöhter Insulinspiegel und ein erhöhtes C-Peptid – das Hormon wurde also in ausreichender Menge gebildet. Diese Befunde waren charakteristisch für eine Insulinresistenz, denn trotz genügender Insulinproduktion und ausreichendem Insulingehalt im Blut lagen die Blutzuckerwerte zu hoch.

Darüber hinaus bestand ein Mangel an den Spurenelementen Zink, Chrom, Mangan, Vanadium und Magnesium, die für den Zuckerstoffwechsel und die Glucosetoleranz so wichtig sind. Die Kontrolle des Antox-Profils, bei dem umfassend die wesentlichen antioxidativen Schutzfaktoren und auch belastende Faktoren erfaßt werden, ergab eine oxidative Belastung, die zu Schäden an den Zellen führen kann. Es mangelte vor allem an Vitamin E – sowohl Alpha- als auch Gamma-Tocopherol – und auch an dem schützenden Pflanzenstoff Lycopen (s. S. 50). Zugleich wurden erhöhte Werte des »schlechten« LDL-Cholesterin gemessen, während die Konzentration von dem »guten« HDL-Cholesterin zu niedrig war. Auffällig hoch war der Gehalt an Malondialdehyd. Die Konzentration dieser Substanz ist ein Maß für die erhöhte Oxidation von Fetten. Was das Körpergewicht betraf, lag der Body-Mass-Index mit 31,5 deutlich zu hoch.

Welche Mittel und Methoden angewendet wurden

Wir haben Herr Sch. eingehend über diese Befunde informiert und ihn beraten, was bei einem Typ-2-Diabetes mit Übergewicht wie in seinem Fall zu tun sei. Er war danach zu einem proteinsparenden Heilfasten bereit. Die sogenannte Bioimpedanzmessung (s. S. 128) zu Beginn ergab, daß Herr Sch. einen zu hohen Anteil an Fett, einen etwas zu niedrigen Muskelanteil und einen deutlich zu niedrigen Wasseranteil hatte. Bei hohen Blutzuckerwerten wird nämlich über die Nieren sehr viel Flüssigkeit ausgeschieden.

Um den Mangel an Mikronährstoffen auszugleichen, verabreichten wir zu Beginn des Fastens diese im Rahmen der Vital-Plus-Therapie, zum Teil durch Infusionen. Eine immunmodulierende Therapie mit Thymosand-Peptiden beseitigte die – bei Diabetikern häufige – erhöhte Infektanfälligkeit. Begleitet wurde die Behandlung durch ein strukturiertes Bewegungsprogramm, dessen Konzept die spezielle Rückenproblematik des Patienten berücksichtigte. Eine Akupunktmassage nach Penzel unterstützte die Anpassungsleistung.

Natürlich kam auch die Diabetiker-Schulung nicht zu kurz. Diese Bestandteile der Multi-Metabol-Therapie werden in Kapitel 7 ausführlich erklärt.

Nach dem Heilfasten wurde Herr Sch. auf eine vollwertige Ernährung (s. S. 181) umgestellt. Während der zehntägigen Aufbauphase war die Kost zunächst kalorienreduziert, konnte dann jedoch kalorienange-

paßt fortgesetzt werden. Der Body-Mass-Index war danach mit 27,7 zwar noch immer erhöht, aber die Blutzuckerwerte nüchtern und nach der Mahlzeit lagen im normalen Bereich. Das gleiche galt für den Insulinspiegel, für die Konzentration an C-Peptid und für die Blutfette, sowohl für das HDL- als auch für das LDL-Cholesterin.
Herr Sch. war nun so gut wie gesund. Damit dieser gute Zustand erhalten bleibt, wird von ihm zu Hause die Substitution von Mikronährstoffen mit dem Vital-Plus-Programm fortgesetzt – mit Zink, Chrom, Mangan, Vanadium und Molybdän aus »Aminorell«, mit Vitamin E aus »Tocorell« und Vitamin C aus »Ascorell«. Der Patient erhielt am Ende des Aufenthaltes auch einen umfassenden Plan für eine individuell angepaßte Ernährung (inklusive guter Ratschläge für eine gesunde Kost auf Reisen), für ausreichend Bewegung und Entspannung sowie eine Anleitung für den Wiedereinstieg in den Alltag und das Arbeitsleben.

Wie gesund der Patient jetzt lebt

Herr Sch. befolgt diese Empfehlungen ganz genau – auch in seinem Beruf, den er weiterhin ausübt. Er verhält sich jetzt ganz anders. Statt umfangreicher Mahlzeiten wählt er bei Geschäftsessen geschickt aus – Fleisch ist jetzt eine Beilage, nicht mehr Hauptbestandteil. Alkohol trinkt er nur noch in kleinen Mengen – ein Glas Wein am Abend hat sich für ihn als verträglich erwiesen. Er kombiniert das so geschickt mit Mineralwasser, daß er nicht – wie anfangs befürchtet – in den Ruch eines strikten Abstinenzlers gerät und dadurch womöglich berufliche Nachteile hat. Zudem motiviert er seine Geschäftspartner zu Spaziergängen – auch dabei lassen sich erfolgreich Gespräche führen. Er führt täglich Spaziergänge von 15–30 Minuten durch und morgens eine fünf bis zehn Minuten dauernde Gymnastik. An den Wochenenden und im Urlaub wandert er mindstens eine Stunde täglich.
Herr K. H. Sch. kommt auch pünktlich zu den individuell festgelegten Kontrolluntersuchungen wieder in die Schwarzwald Privatklinik Obertal. Bei diesen Gelegenheiten waren alle Laborwerte unauffällig, bis auf eine noch leicht gestörte Glucosetoleranz unter Zuckerbelastung. Diese wird aber bei der gesunden Lebensweise nicht weiter fortschreiten und daher nicht zu einem Diabetes mellitus führen.

Das Fazit aus diesem Fall: Wenn Herr Sch. sich weiterhin so gesund verhält wie bisher, wird er niemals Medikamente benötigen und so gut wie sicher auch keine Spätschäden davontragen.

Die Erfahrung lehrt, daß eine rechtzeitige moderate Änderung des Lebensstils mit Umstellung auf eine gesunde Kost und mehr Bewegung etwa 80 Prozent der Typ-2-Diabetiker davor bewahren könnte, krank zu werden.

7 Der zweite Schritt der Multi-Metabol-Therapie: Medikamente und Kontrollen

Es ist natürlich ideal, wenn sich die krankhaft erhöhten Blutzuckerwerte allein durch richtige Ernährung und regelmäßige Bewegung normalisieren lassen. Leider gelingt das ohne entsprechende individuelle Schulung nur in einer Minderheit der Fälle. Eine dauerhafte Gewichtsreduktion erreichen nicht einmal 20 Prozent der ungeschulten Typ-2-Diabetiker. Bei anderen Patienten verläuft die Zuckerkrankheit derart schwer, daß sie mit diesen Maßnahmen allein nicht in den Griff zu bekommen ist. Für diese Fälle gibt es den zweiten Schritt der Multi-Metabol-Therapie mit der medizinischen Betreuung durch den Arzt und den regelmäßigen Kontrollen durch den Patienten. Alles Wissenswerte darüber ist in diesem Kapitel zu erfahren.

Diabetiker haben nicht nur erhöhte Blutzuckerwerte, sondern auch sehr häufig erhöhte Blutdruckwerte, erhöhte Werte der Blutfette und der Harnsäure. Hier ist zum Teil eine andere Gewichtung bei der Wahl der notwendigen Medikamente zu beachten als bei Nichtdiabetikern. Zur Blutdrucksenkung wird der Arzt beim Diabetiker vorwiegend sogenannte ACE-Hemmer einsetzen, die zusätzlich vor Nierenschäden schützen. Bei jedem zusätzlichen Medikament muß ein bestehender Diabetes mellitus berücksichtigt werden.

Es gibt gar keinen Zweifel: Patienten mit ständig erhöhten Blutzuckerwerten muß geholfen werden. Zum einen, um die gefährlichen Folgekrankheiten soweit wie möglich zu verhindern. Zum anderen, um bereits bestehende Beschwerden zu beseitigen oder zumindest zu lindern. Denn diese Patienten fühlen sich häufig schlapp und antriebsarm, haben ständig Durst, müssen vor allem nachts lästig oft zur Toilette und verspüren einen Juckreiz am ganzen Körper. Was ist in diesen Fällen zu tun? Experten empfehlen, nach drei bis sechs Monaten erfolgloser Versuche mit Abnehmen und Bewegung die Behandlung mit Tabletten zu beginnen.

Mittel zur Auswahl: Medikamente gegen Diabetes

Es gibt heute eine ganze Reihe von Medikamenten für Diabetiker, die sogenannten oralen Antidiabetika. Ihre Aufgabe ist es, den erhöhten Blutzuckerspiegel zu normalisieren. Für die Verordnung von Medikamenten wie Sufonylharnstoffe, die die Insulinproduktion der Bauchspeicheldrüse steigern können, ist auf jeden Fall auszuschließen, daß bei Insulinresistenz ein erhöhter Insulinspiegel besteht. Ist dies nicht der Fall, ist eine Verordnung nur bei wenigstens teilweise funktionierender Insulinproduktion angezeigt. Sulfonylharnstoffe werden deswegen auch nicht beim Typ-1-Diabetiker eingesetzt, dessen Bauchspeicheldrüse kein Insulin mehr bilden kann. Diese blutzuckersenkende Tabletten sind für die Typ-2-Diabetiker bestimmt, die nicht mehr ausreichend Insulin produzieren können. Dabei gibt es nicht *das* Medikament für *den* Diabetiker, es muß in jedem Fall individuell verordnet werden. So brauchen Übergewichtige andere Tabletten als Schlanke, Ältere andere als Jüngere. Jeder Patient sollte die Tabletten bekommen, die ihm in seiner persönlichen Situation am besten helfen. Zur Auswahl stehen drei Gruppen von oralen Antidiabetika: Glucose-Resorptionsverzögerer, Biguanide, Sulfonylharnstoffe.

Den Anfang machen die Glucose-Resorptionsverzögerer

Diese Wirkstoffe werden auch als Alpha-Glukosidase-Hemmer bezeichnet, wie Acerbose und Miglitol. Sie verzögern die Glukoseaufnahme durch Hemmung des Enzyms Alpha-Glukosidase im Darm. Dieses Enzym sitzt in der Darmschleimhaut und spaltet Stärkeprodukte, die nach dem Essen mit dem Speisenbrei aus dem Magen in den Dünndarm gelangen; dabei entstehen kurze Kohlenhydrate und letztlich Glucose. Weil die Alpha-Glukosidase-Hemmer diesen Prozeß verzögern, kann die Glucose nicht so zügig wie zuvor aus dem Darm ins Blut gelangen, sondern langsam und allmählich. Das wiederum schont die insulinproduzierenden B-Zellen der Bauchspeicheldrüse, weil sie nicht so viel von dem Hormon auf einmal bereitstellen müssen. Alpha-Glukosidase-Hemmer werden zum Essen eingenommen, damit sie nach dem Essen wirken können.

Harmlos zwar, aber unangenehm sind ihre Nebenwirkungen: Weil sie die Spaltung der Kohlenhydrate hemmen, gelangen diese zum Teil unverdaut in den Dickdarm und treffen dort auf Darmbakterien, die sie spalten und verwerten. Dabei entstehen Gase und diese können zu ausgeprägten Luft- und Gasansammlungen im Darm (Meteorismus), zu Durchfällen und heftigen Blähungen führen. Um derartige lästige Begleiterscheinungen erträglich zu halten, beginnt die Behandlung »einschleichend«. Das bedeutet: Man gibt das Medikament anfangs in einer geringen Dosis und steigert diese allmählich.

Mit Alpha-Glukosidase-Hemmer lassen sich nicht so spektakuläre Blutzuckersenkungen erzielen wie beispielsweise mit Sulfonylharnstoffen (s. S. 167). Nach einer gewissen Behandlungszeit jedoch bessern sich die Stoffwechsellage und auch die Nüchtern-Blutzuckerwerte deutlich, besonders wenn sie rechtzeitig gleich zu Beginn der Zuckerstoffwechselstörung eingesetzt werden. Dafür sind weitere Effekte der Alpha-Glukosidase-Hemmer von Bedeutung, die noch gar nicht so lange bekannt sind: Weil unter ihrer Einwirkung die Kohlenhydrate länger im Darm bleiben, wird dort mehr von dem körpereigenen Hormon GLP-1 (das ist die Abkürzung von Glucagon-like-peptid 1) freigesetzt – und das hat eine blutzuckersenkende Wirkung (s. S. 238).

Mit Alpha-Glukosidase-Hemmern sollte die medikamentöse Therapie bei den meisten Typ-2-Diabetikern beginnen. Allerdings haben sie ohne Beachtung einer Lebensstiländerung allein selten Erfolg und werden deshalb oft mit einem anderen oralen Antidiabetikum wie Metformin (s. S. 166) kombiniert.

Noch ein guter Ratschlag für Patienten, die mit Alpha-Glukosidase-Hemmer behandelt werden. Der Wirkstoff hemmt insbesonders die Resorption aus Obst, Brot und gewöhnlichem Haushaltszucker. Diese

Nahrungsmittel sind deshalb nicht wirksam genug, wenn es bei zusätzlicher antidiabetischer Medikation zu einer Unterzuckerung kommen sollte. Für diesen Notfall sollte deshalb stets Glucose in Form von Traubenzucker oder Limonaden zur Hand sein.

Biguanide haben vier Ansatzpunkte

Diese Wirkstoffe eignen sich vor allem für übergewichtige Typ-2-Diabetiker. Deren Problem ist nämlich die Insulinresistenz: Ihre Körperzellen reagieren zunehmend unempfindlich auf das Hormon (s. S. 34). Und genau hier greift das Medikament an drei verschiedenen Ansatzpunkten ein:

1. Es steigert die Empfindlichkeit der Körperzellen, die Glucose verwerten und sorgt so dafür, daß der Blutzucker in die Zellen gelangt. Die Insulinresistenz nimmt ab, ohne daß der Plasmainsulinspiegel steigt.
2. Es bremst in der Leber die Neubildung von Glucose und verlangsamt im Darm die Aufnahme von Kohlenhydraten ins Blut.
3. Es hemmt den Appetit und hilft so bei der oft dringend erforderlichen Gewichtsabnahme.
4. Auch der Fettstoffwechsel wird positiv beeinflußt durch Abnahme der Triglyceridspiegel nach dem Essen.

Früher waren mehrere Biguanide auf dem Markt, heute ist nur noch ein Wirkstoff zugelassen: das Metformin. Es ist gut verträglich, lediglich zu Beginn der Therapie führt es in manchen Fällen zu Magen-Darm-Beschwerden wie Übelkeit, Blähungen, Durchfallneigung, Appetitlosigkeit und einem metallischen Geschmack. Wegen dieser harmlosen, aber mitunter sehr lästigen Nebenwirkungen beginnt eine Behandlung einschleichend. Metformin sollte zum Essen eingenommen werden.

Allerdings eignet sich Metformin bei weitem nicht für alle Patienten. Besondere Vorsicht ist bei Älteren geboten. Weil es über die Niere ausgeschieden wird, dürfen es Patienten mit eingeschränkter Nierenfunktion nicht einnehmen. Auch bei Leberschäden verbietet sich die Gabe, ebenso bei starkem Sauerstoffmangel im Gewebe, zum Beispiel bei schweren Durchblutungsstörungen, Schock oder Lungenembolie: Es könnten sich sonst saure Stoffwechselprodukte im Körper anreichern und zu einer übersteigerten Anflutung von Milchsäure (Laktatazidose) führen, die im Extremfall im Koma enden kann. Auch Diabetiker, die eine Reduktionsdiät mit weniger als 1000 Kalorien pro Tag einhalten, dürfen Metformin nicht einnehmen. Dann droht eine Ketoazidose (s. S. 176), weil Energie aus Fettsäuren gewonnen wird und dabei Ketonkörper entstehen. Falls es mit Metformin allein nicht gelingt, den Blutzuckerspiegel gut einzustellen, versucht man, es mit Sulfonylharnstoffen zu kombinieren.

Sulfonylharnstoffe sind am wichtigsten

Diese Wirkstoffe regen die körpereigene Insulinproduktion in der Bauchspeicheldrüse an und senken dadurch den Blutzuckerspiegel. Geeignet sind sie vorwiegend für schlanke Diabetiker mit zu niedriger Insulinproduktion und erst in fortgeschrittenem Stadium für übergewichtige Typ-2-Diabetiker. Der Grund dafür: Übergewichtige Typ-2-Diabetiker produzieren in der Regel anfangs noch genug oder sogar zuviel Insulin, es ist nur nicht ausreichend wirksam. Eine weitere Steigerung der Insulinproduktion würde diesen Patienten schaden. Erst wenn die Insulinproduktion nicht mehr ausreicht, sind auch hier Sulfonylharnstoffe angezeigt.

Entdeckt wurden diese Substanzen im Jahre 1954 rein zufällig. Der deutsche Arzt Dr. Fuchs wollte wissen, wie ein neu entwickeltes Medikament gegen bakterielle Infektionen – nämlich ein Sulfonylharnstoff – bei Gesunden wirkt und schluckte es deshalb selbst. Nach der Einnahme begann er zu schwitzen und zu zittern, sein Blutdruck fiel stark ab. Der Arzt hatte einen Verdacht und ließ sofort seinen Blutzucker bestimmen – und tatsächlich: Er war ungewöhnlich niedrig. Bald darauf wurde das Präparat an Diabetikern erprobt, bei denen die blutzuckersenkende Wirkung eindeutig bestätigt werden konnte. In der Folgezeit wurden drei Generationen dieser oralen Antidiabetika entwickelt.

Im Jahre 1954 kam der erste Sulfonylharnstoff auf den Markt. Er läutete eine neue Ära in der Diabetes-Therapie ein und bedeutete für viele Diabetiker die Unabhängigkeit von der Insulinspritze. Allerdings waren die Nebenwirkungen nicht zu unterschätzen: Es kam zu allergischen Reaktionen und Beeinträchtigungen des Immunsystems.

Fünfzehn Jahre später stand die zweite Generation der Sulfonylharnstoffe zur Verfügung, deren wichtigster Vertreter heute das Glibenclamid ist. Es wirkt zwar in erheblich geringerer Konzentration als sein Vorgänger, verursacht aber immer noch Nebenwirkungen: Bei falscher Dosierung – die Patienten müssen in der Regel drei Tabletten pro Tag einnehmen – oder bei starker körperlicher Anstrengung kann es zur Unterzuckerung kommen. Glibenclamid ist heute noch ein viel verschriebenes Medikament.

Seit 1996 gibt es den Sulfonylharnstoff der dritten Generation, einen Wirkstoff namens Glimepirid. Diabetes-Experten beurteilen ihn sehr positiv. Er wirkt in noch geringerer Konzentration als das Glibenclamid und er muß nur einmal pro Tag eingenommen werden: Eine Tablette vor dem Frühstück genügt, um den Blutzucker 24 Stunden lang niedrig zu halten. Das ist eine große Erleichterung vor allem für ältere Patienten, die oft viele Tabletten schlucken müssen. Das Besondere am Glimepirid: Es denkt mit. Es reagiert exakt auf die Nahrungszufuhr und läßt genau im richtigen Moment genügend Insulin produzieren. Die Gefahr der Unterzuckerung, etwa bei körperlicher Aktivität, ist weitaus geringer als bei seinen Vorgängern. Selbst wenn man den ganzen Garten umgräbt produziert die Bauchspeicheldrüse nur soviel Insulin wie nötig.

Vor zuviel Sulfonylharnstoffen wird gewarnt

Heute werden zwei Drittel aller Typ-2-Diabetiker mit Sulfonylharnstoffen behandelt, und zwar überwiegend mit dem Glibenclamid. Dieser Arzneistoff wird zu oft und zu kritiklos verschrieben, zu früh eingesetzt und zu spät wieder abgesetzt, kritisieren Experten. Sulfonylharnstoffe sollten nämlich erst dann angewendet werden, wenn alle diätetischen Maßnahmen ausgeschöpft sind und der Patient trotz Gewichtsabnahme oder gar Normalgewicht zu hohe Blutzuckerwerte hat. Keinesfalls dürfen die oralen Antidiabetika als ein bequemer Diätersatz mißbraucht werden. Dagegen sprechen vor allem vier Gründe.

- Die Insulinproduktion in der Bauchspeicheldrüse läßt sich nicht unbegrenzt steigern. Wird das Medikament überdosiert, kommt es zu einer vorzeitigen Erschöpfung der insulinproduzierenden B-Zellen. Die Bauchspeicheldrüse versagt also schneller als nötig.

- Typ-2-Diabetiker produzieren im Frühstadium der Krankheit zuviel Insulin – und das wird durch die Sulfonylharnstoffe noch verstärkt. Ein zu hoher Insulinspiegel im Blut aber ist gefährlich, denn er forciert die Spätschäden (s. S. 91).
- Die Hyperinsulinämie fördert die Fettbildung und erschwert dadurch das Abnehmen noch mehr. Außerdem fördert sie Spatschäden.
- Sulfonylharnstoffe bergen das Risiko einer Unterzuckerung, zum Beispiel wenn ein Patient eine Mahlzeit wegläßt. Sie kommen deshalb nur für sehr zuverlässige Patienten in Frage.

Doch früher oder später gelangt jeder Typ-2-Diabetiker an den Punkt, an dem die Bauchspeicheldrüse immer weniger Insulin produziert. Dann ist auch der übergewichtige Typ-2-Diabetiker auf Sulfonylharnstoffe angewiesen. Sie helfen oft mehrere Jahre, den Blutzuckerspiegel zu senken – bis die Insulinproduktion zu gering wird. Mediziner sprechen dann von einem »Sekundärversagen« dieses oralen Antidiabetikums.

Neuerdings gibt es Hinweise, daß Sulfonylharnstoffe das Risiko von Herz- und Kreislaufkrankheiten erhöhen können. Um Konsequenzen daraus ziehen zu können, müssen noch genauere Untersuchungen abgewartet und dann der Nutzen gegen das Risiko abgewogen werden – immerhin ist ein schlecht eingestellter Diabetes ohne Medikation ebenfalls ein kardiovaskulärer Risikofaktor. Neue vielversprechende Medikamente sind entwickelt worden und werden teils schon angewandt (s. S. 236).

Aufeinander abstimmen: Speisenplan und Antidiabetika

Die weitaus meisten Diabetiker, die mit Tabletten behandelt werden, müssen außer den allgemeinen Empfehlungen für die Ernährung noch besondere Regeln beachten, die sich aus der Art der jeweils angewendeten Medikamente ergeben.

Sulfonylharnstoffe erfordern eine ähnliche Verteilung der Mahlzeiten wie bei einer konventionellen Insulintherapie (s. S. 172), und zwar aus demselben Grund – um eine Unterzuckerung zu verhindern. Zu dieser Hypoglykämie kommt es unter der Behandlung mit Sulfonylharnstoffen zumeist dann, wenn der Patient eine der üblichen Mahlzeiten

ausfallen läßt oder ungewohnte körperliche Arbeit verrichtet. Er muß deshalb unbedingt gleich zu Beginn der Therapie darin unterwiesen werden, wie sich Unterzuckerung vermeiden läßt beziehungsweise an welchen Warnzeichen sie zu erkennen und was dann zu tun ist.
Alpha-Glukosidase-Hemmer bergen keine Gefahr einer Unterzuckerung, solange sie neben diätetischen Maßnahmen allein zur Therapie eingesetzt werden. Nimmt der Patient jedoch zusätzlich einen Sulfonylharnstoff ein oder spritzt er Insulin, sind Hypoglykämien möglich, die dann mit Glucose behandelt werden müssen.
Biguanide als alleinige medikamentöse Therapie machen keine besonderen Regeln für den Speisenplan erforderlich, es genügen die allgemein gültigen Ernährungsempfehlungen.

Die Mischung macht's: Kombination der Tabletten

Weil die drei Gruppen der oralen Antidiabetika an verschiedenen Punkten im Körper angreifen, lassen sie sich kombinieren und dadurch optimal nutzen. Auf diese Weise wird es möglich, ein Medikament nicht in der Höchstdosierung zu geben und dadurch die Nebenwirkungen gering zu halten. Dies gilt vor allem für die Sulfonylharnstoffe: Werden sie zusammen mit Acarbose oder Metformin eingenommen, wird die Bauchspeicheldrüse geschont. Die Kombination von Metformin und Acarbose dagegen eignet sich besonders gut für sehr übergewichtige Typ-2-Diabetiker.

Lebensretter: Injektionen von Insulin

In jedem Jahr gelingt es etwa fünf Prozent der Typ-2-Diabetiker nicht mehr, die Blutzuckerwerte mit den oralen Antidiabetika sowie mit angepaßter Ernährung und körperlicher Aktivität in den Griff zu bekommen. Zu hohe Blutzuckerspiegel oder eine ungewollte, starke Gewichtsabnahme erzwingen dann eine Insulintherapie.
Zunächst wird das Insulin zu einem weiteren Bestandteil der Behandlung: Der Patient nimmt wie gewohnt seine Tabletten ein und spritzt sich zusätzlich etwas Insulin. Diese Kombination hat Vorteile: Mit der Gabe von Insulin in Minidosen ist es möglich, die Restfunktion der B-

Zellen zu schonen und länger zu erhalten. Außerdem nehmen die Patienten dabei weniger an Gewicht zu als diejenigen, die ausschließlich mit Insulin behandelt werden. Als sehr effektiv hat sich die Kombination von Metformin mit Insulin erweisen, das vor dem Zubettgehen injiziert wird (Bedtime-Insulin).
Erst wenn sich mit solch einer Kombination der Blutzuckerspiegel nicht mehr einstellen läßt, werden die Tabletten abgesetzt. Von nun an bleibt nur noch das Insulin für die Behandlung übrig: In jedem Jahr beginnen etwa 15 000 bis 20 000 Patienten eine Insulintherapie, insgesamt werden etwa 20 Prozent der Typ-2-Diabetiker mit Insulin behandelt.

Welche Arten von Insulin es gibt

Vor mehr als 70 Jahren wurde das Insulin erstmals bei einem Patienten angewendet (s. S. 17). Damals wie heute wird es in das Unterhautfettgewebe injiziert. Aber die Insuline von damals haben mit den heutigen nicht mehr viel gemeinsam. Wurde das Hormon in den Anfangszeiten der Insulinära aus den Bauchspeicheldrüsen von Schweinen oder Rindern gewonnen, spritzen sich heute die meisten Patienten ein »Human-Insulin«, das identisch ist mit dem natürlichen, menschlichen Hormon. Seit 1979 wird es von gentechnisch veränderten Bakterien produziert.
Heute gibt es über 40 Insulinpräparate. Zwar kann keines von ihnen das körpereigene Hormon zeit- und dosisgerecht gleichwertig ersetzen, aber annähernd gelingt das doch.
Verzögert wirksame Insuline übernehmen die Grundfunktion der Bauchspeicheldrüse und geben über 24 bis 48 Stunden hinweg ständig kleine Hormonmengen ins Blut ab.
Normal- oder Altinsuline, die kurz, aber schnell wirksam sind, imitieren die Reaktion der Bauchspeicheldrüse auf größere Mahlzeiten. Das Organ produziert dann mehr Insulin, um die anflutenden Zuckermengen möglichst rasch in die Zellen zu schleusen. Allerdings müssen die Patienten etwa eine halbe Stunde warten, bis die Insulinmoleküle aus dem Unterhautfettgewebe im Blut erscheinen.
Ein Insulin-Analogon erspart diese Wartezeit. Es ist seit dem Jahr 1996 unter dem Namen »Lispro« auf dem Markt ist. Es entstand, indem Wis-

senschaftler zwei Aminosäuren im Insulinmolekül vertauschten und entdeckten, daß durch diese winzige Änderung das Hormon schneller aus dem Unterhautfettgewebe ins Blut und somit rascher zur Wirkung gelangt. Deshalb ist es nicht mehr nötig, einen großen Abstand zwischen Spritzen und Essen einzuhalten. Lispro kann kurz vor oder nach der Mahlzeit gespritzt werden, da es den Blutzuckerspiegel sehr schnell senkt. Zudem ist seine Wirkungsdauer kürzer und damit das Risiko wesentlich geringer, daß es einige Stunden nach dem Essen zu einer Unterzuckerung kommt.

Für jeden das Richtige: Eine maßgeschneiderte Insulintherapie

Die Insulintherapie läßt sich auf verschiedene Weise handhaben: Mit der konventionellen Insulintherapie werden heute noch die insulinpflichtigen Diabetiker behandelt, die aus bestimmten Gründen nicht für die intensivierte kontrollierte Insulintherapie (abgekürzt: ICT) geeignet sind. Hierbei werden normalerweise Insulindosen festgelegt, die zu ganz bestimmten Uhrzeiten gespritzt werden müssen; das erlaubt keine sehr flexible Gestaltung des Speiseplans. Um Hypoglykämien zu vermeiden, müssen die einzelnen Mahlzeiten möglichst gleichmäßig über den Tag verteilt werden. Besonders ältere Patienten kommen mit den regelmäßig ärztlich vorgegebenen Injektionen und Mahlzeiten besser zurecht als mit der ICT, die ständige Anpassung und Eigenverantwortung erfordert.

Bei der intensivierten Insulintherapie für insulinabhängige Typ-1- und Typ-2-Diabetiker trennt man zwischen mahlzeitenabhängigem und mahlzeitenunabhängigem Insulin. Das heißt, der Patient spritzt einmal am Abend ein Verzögerungs-Insulin, das ständig kleine Mengen des Hormons ins Blut abgibt und den Grundbedarf daran deckt. Zusätzlich injiziert er sich mehrmals am Tag, jeweils zu den Mahlzeiten, ein kurzwirkendes Insulin unter die Haut, das die Blutzuckerspitzen nach dem Essen abfängt.

Die meisten Typ-1-Diabetiker praktizieren die intensivierte Insulintherapie. Denn dieses Schema hat viele Vorteile, es kommt der Arbeitsweise einer gesunden Bauchspeicheldrüse sehr nahe: Der Patient ist in kein starres Diätgerüst eingebunden, sondern in der Planung seiner Mahlzeiten unter Berücksichtigung des Bewegungsumfangs frei.

Allerdings muß er häufiger spritzen und seinen Blutzuckerspiegel wesentlich öfter messen als bei der konventionellen Insulintherapie. Dieser Aufwand lohnt sich, wie Untersuchungen in Deutschland ergeben haben: Dank der intensivierten Insulintherapie kann das Fortschreiten von Folgeschäden wesentlich reduziert werden – die Veränderungen der Netzhaut bei einer Retinopathie um 60 Prozent und die Nierenschäden durch eine Nephropathie sogar um 70 Prozent.
Eine gründliche Schulung ist Voraussetzung für die intensivierte Insulintherapie. Denn um die Blutzuckerwerte gezielt korrigieren zu können, muß der Patient mit dem Blutzuckermeßgerät vertraut sein, er muß sich mit Alt- und Verzögerungs-Insulinen auskennen, die Grundlage der Ernährung beherrschen (unter Berücksichtigung des Kohlenhydratanteils der Kost) und wissen, wie er nächtlichen Unterzuckerungen vorbeugt. Mit ICT behandelte Diabetiker sollten stets rasch wirksame Kohlenhydrate bei sich haben, damit sie bereits bei den ersten Anzeichen einer Unterzuckerung sofort gegensteuern können. Insbesondere bei ungewohnter und ausgeprägter körperlicher Arbeit ist diese Vorsorgemaßnahme wichtig. Generell gilt, daß die Patienten ihre individuelle Reaktion auf unterschiedliche körperliche Belastungen berücksichtigen müssen und zusätzlich auch auf einen individuell angepaßten Abstand zwischen Spritzen und Essen achten sollten.

Das Spritzen: So ist es richtig

Jeder Diabetiker sollte sein Insulin in der richtigen Dosierung selbst spritzen können. In einer eingehenden Schulung lernt er zuvor, welche Utensilien dazu benötigt werden und wie sie zu gebrauchen sind.
Die Insulinspritze ist heute aus Kunststoff. Mit ihr wird das Insulin aus dem Vorratsfläschchen entnommen und unverzüglich in das Unterhautfettgewebe injiziert.
Die Insulinflasche enthält die Insulinlösung. Sie ist mit einem Gummistopfen zum Durchstechen versehen, so daß ihr Inhalt mit Hilfe der Nadel herausgezogen werden kann. Die Misch- und Depot-Insulinzubereitungen erscheinen etwas trübe, weil sie einen Verzögerungsstoff enthalten. Das ist normal und bedeutet keine schlechte Qualität. Hat die Flasche längere Zeit senkrecht gestanden, setzt sich die Trübung als Bodensatz ab. Damit sich der Verzögerungsstoff wieder

gleichmäßig verteilt, rollt man die Flasche kurze Zeit zwischen den beiden Händen hin und her. Lösungen aus Altinsulin sind klar und müssen nicht durchmischt werden.

Die Insulinflasche ist mit dem Gummistopfen luftdicht verschlossen. Beim Entnehmen des Insulins entwickelt sich daher in ihrem Inneren ein Unterdruck, der das Aufziehen der Lösung erschwert. Man kann sich das Aufziehen erleichtern, indem man soviel Luft in die Flasche einspritzt, wie man anschließend an Flüssigkeit herausholen möchten. Für den Fall, daß man 20 Einheiten Insulin entnehmen möchte, geht das so: Zunächst einmal den Kolben so weit zurückziehen, daß er auf der Skala bei 20 stehenbleibt, dabei strömt die gewünschte Menge an Luft ein. Nun diese 20 Einheiten »Luft« mit der Nadel durch den Gummistopfen in das Fläschchen spritzen. Danach läuft die gewünschte Menge von 20 Einheiten Insulin beinahe von selbst in die Spritze hinein.

Beim Spritzen muß das Insulin in das Unterhautfettgewebe injiziert werden. Dieses Gewebe ist am besten als vorübergehender Speicher für das Hormon geeignet. Von dort aus wird es langsam und allmählich in die Blutbahn abgegeben. Am besten geeignet für die Injektion sind folgende Stellen: die oberen äußeren Flächen des Armes, die vorderen und seitlichen Oberschenkel, das Gesäß sowie die Bauchwand unterhalb des Nabels.

Liegt genügend Fett unter der Haut, spritzt man das Insulin am besten senkrecht in das Gewebe. Bei nur wenig Unterhautfett und wenn man ganz sicher gehen will sollte man eine Hautfalte zu einem kleinen »Fettbuckel« zusammendrücken und in diesen hineinspritzen.

Eine spezielle Säuberung der Einstichstelle ist nicht erforderlich, weil alle Insuline desinfizierende Zusätze enthalten – deshalb kann man sie zur Not auch durch den Stoff der Kleidungsstücke hindurch spritzen. Etwa anderes ist sehr wichtig: Die Injektionsstelle regelmäßig wechseln, um das Hautgewebe zu schonen.

Eine Insulinpumpe ist eine besondere Form der intensivierten Insulintherapie. Dabei wird eine Nadel unter der Haut eingepflanzt. Sie ist über eine feine Leitung mit einer Pumpe verbunden, die von einem winzigen programmierbaren Computer gesteuert wird. Die Pumpe gibt rund um die Uhr eine bestimmte Menge Normal-Insulin ab und zu den Mahlzeiten wird vom Patienten per Knopfdruck zusätzlich ein schnell wirksames Insulin freigesetzt.

Selbstkontrollen: Ist alles in Ordnung?

Diabetes ist eine heimtückische Krankheit. Sie führt zu Folgeschäden, die sich über Jahre hinweg in das Leben der Patienten einschleichen – gänzlich unbemerkt. Und genau das ist das Problem. Selbst ein Blutzuckerspiegel von 250 mg/dl schmerzt, stört und zwickt nicht. Um diese Gefahr zu erkennen, muß der Patient sich ständig beobachten und selbst Kontrollen durchführen, die ihm Auskunft geben über den aktuellen Zustand seines Stoffwechsels. Die meisten dieser Tests kann der Diabetiker zu Hause ausführen: die Messung des Harnzuckers, des Acetons, des Gewichts, des Blutdrucks und des Blutzuckers.

Kontrolle des Harnzuckers

Steigt der Blutzuckerspiegel über einen bestimmten Wert (individuell zwischen 160 und 180 mg/dl), entledigt sich der Körper des überschüssigen Zuckers über die Niere. Dieser Zucker im Urin läßt sich mit einfachen Teststreifen nachweisen: Kommt der Teststreifen mit (frischem!) Urin in Kontakt, verfärben sich die Testfelder je nach der Konzentration des Zuckers.
Allerdings kann die Kontrolle des Harnzuckers dem Typ-2-Diabetiker nur eine grobe Orientierung geben, denn sie ist ungenau und störanfällig. Bis nämlich der Zucker aus dem Blut im Urin erscheint, können einige Stunden vergehen – wenn der Harnzuckertest positiv reagiert, kann also der Blutzucker schon längst wieder in Ordnung sein. Zudem zeigt der Harnzuckertest nur zu hohe, nicht aber zu niedrige Blutzuckerwerte – eine Diagnose des gefürchteten Unterzuckers ist also nicht möglich.
Bleibt die Frage: Wem nun nützt der Harnzuckertest und wem nicht? Die Antworten darauf: Nicht ausreichend ist er für Patienten, die mit Sulfonylharnstoffen oder mit Insulin behandelt werden; für die meisten Typ-2-Diabetiker jedoch ist er ein wertvolles orientierendes Hilfsmittel für deutlich zu hohe Blutzuckerspiegel. Das gilt für:

- Patienten, die mit Diät allein behandelt werden;
- Patienten, die Acarbose und Biguanide einnehmen;
- Patienten mit Krankheiten und Fieber: Reagiert der Harnzuckertest dreimal hintereinander stark positiv, müssen sie unbedingt ihren Urin auf Ketoacetone kontrollieren.

Kontrolle auf Ketoacetone

Lassen sich hohe Konzentrationen von Zucker und Aceton zugleich im Urin nachweisen, gilt höchste Alarmstufe. Dann nämlich besteht ein akuter Insulinmangel. Weil der Körper in dieser Situation aus Glucose keine Energie gewinnen kann (die kreist ja im Blut und kann nicht in die Zellen gelangen), verbrennt er zu diesem Zweck vermehrt Fette. Dabei entsteht Aceton, das zur Übersäuerung des Blutes und zum diabetischen Koma führen kann. Aceton läßt sich mit einfachen Teststreifen im Urin nachweisen.

Kontrolle des Körpergewichts

Die meisten Typ-2-Diabetiker sind übergewichtig und müssen unbedingt abnehmen. Ein unersetzliches Instrument der Selbstkontrolle ist daher die Waage. Mindestens ein- bis zweimal pro Woche sollte sich ein Diabetiker wiegen und das Ergebnis protokollieren. Nur so läßt sich die Gewichtskurve kontrollieren.

Kontrolle des Blutzuckers

Es führt kein Weg dran vorbei: Alle mit Insulin behandelten Diabetiker müssen unbedingt ihren aktuellen Blutzuckerwert kennen. Zum einen, um Über- oder Unterzuckerung zu vermeiden, zum anderen, um die (gute) Einstellung ständig zu kontrollieren.

In welchen Situationen sollte man den Blutzuckerspiegel messen?

- Vor jeder Injektion von Insulin, um gegebenenfalls die Dosis anpassen zu können. Bei ungewöhnlichen Zuständen, etwa wenn man unbekannte Lebensmittel probiert, über mehrere Zeitzonen hinwegfliegt, mit einer neuen Sportart beginnt, an Fieber, Infektionen oder einer Erkältung erkrankt ist.
- Um eine drohende oder bereits bestehende Unterzuckerung sicher zu erkennen.

Wichtig ist, sich vor jeder Blutzuckermessung die Hände zu waschen und sorgfältig abzutrocknen. Denn Zucker- oder Saftreste am Finger verfälschen das Ergebnis.
Den Blutstropfen für den Test entnimmt man entweder aus dem Ohrläppchen oder aus der Fingerbeere – seitlich stechen, weil dort das Gewebe besser durchblutet und weniger empfindlich ist. Keine Angst davor: Die Zeiten sind vorbei, in denen grobe Laborlanzetten tief und schmerzhaft in die Fingerbeere eindrangen. Heute ist die Blutabnahme nahezu schmerzlos – dank moderner Stechhilfen mit besonders fein geschliffenen Lanzetten und einstellbarer Einstichtiefe. Ausgewertet wird der Blutstropfen auf einem Teststreifen, der sich je nach Zuckerkonzentration verfärbt.
Eine andere Möglichkeit zur Kontrolle des Blutzuckers sind Meßgeräte, welche die Verfärbung der Teststreifen entweder automatisch auswerten oder einen Blutstropfen elektrochemisch untersuchen. Für sehbehinderte Patienten gibt es sogar ein sprechendes Blutzuckermeßgerät, das die Werte ansagt; es ist allerdings teurer als die Standardmodelle.

Wer zahlt?

Der Arzt kann Stechhilfen, Lanzetten und Blutzuckermeßstreifen rezeptieren, dann übernehmen die Krankenkassen die Kosten. Blutzuckermeßgeräte gehen dagegen in der Regel auf eigene Kosten. Ausnahmen gibt es für Patienten mit einer ausgeprägten Sehbehinderung und einer Farbsehschwäche: Sie haben einen Anspruch darauf, daß die Krankenkasse das Gerät bezahlt. Die meisten Kassen übernehmen auch die Kosten für Testgeräte bei Kindern, Jugendlichen und Schwangeren, wenn der Arzt die Notwendigkeit bescheinigt.

Kontrolle des Blutdrucks

Den Blutzuckerspiegel regelmäßig zu messen, ist heute eine Selbstverständlichkeit, auch für ältere Diabetiker. Genauso wichtig ist jedoch die Messung des Blutdruckes, doch das vergessen viele Patienten. Dabei haben 70 Prozent der Diabetiker einen zu hohen Blutdruck und damit auch ein stark erhöhtes Risiko für das Entstehen der Arteriosklerose, die wiederum zu Herzinfarkt und Schlaganfall führt. Zudem

ist der Bluthochdruck ein Schrittmacher für die gefürchteten diabetischen Nieren- und Augenschäden.
Es genügt nicht, wenn der Arzt ab und zu die Werte kontrolliert. Denn erstens sind viele Patienten beim Arzt sehr aufgeregt, was den Blutdruck in die Höhe treibt, und zweitens sind die Meßwerte beim Arztbesuch lediglich Stichproben. Aussagekräftig sind erst regelmäßige Blutdruckmessungen über Wochen und Monate hinweg – und die führt man am besten zu Hause selbst durch. Heute gibt es elektronische Geräte für den Hausgebrauch, mit denen die Blutdruckmessung in zwei, drei Minuten erledigt ist.

Kontrollen beim Arzt

Der Arzt legt individuell für jeden Patienten fest, welche Kontrollen in welchen Abständen zusätzlich durchgeführt werden müssen. So wird er regelmäßig den HbA1c-Wert messen. Mit ihm läßt sich rückwirkend kontrollieren, wie gut die Blutzuckerwerte in den letzten drei Monaten eingestellt waren, denn er ist eine Art »Zuckergedächtnis« des Blutes. Die Abkürzung Hb steht für Hämoglobin; das ist der rote Blutfarbstoff, der für den Sauerstofftransport im Blut verantwortlich ist. Schwimmt das Hämoglobin in einer Zuckerlösung, bindet sich Zucker an das Molekül und verändert es derart, daß kein Sauerstofftransport mehr möglich ist. Dieses »verzuckerte« Hämoglobin-Molekül bezeichnet man als HbA1c. Je höher sein Anteil am Gesamt-Hämoglobin ist, desto schlechter war der Blutzucker in den letzten Wochen eingestellt.
Desweiteren wird der Arzt testen, ob der Patient Eiweiß mit dem Urin ausscheidet, eventuell auch nur Mikroalbumin – falls ja, ist das ein Hinweis auf eine beginnende diabetische Nierenschädigung (s. S. 102).
Selbstverständlich erfolgt jedesmal auch eine Kontrolle des Blutdruckes, ebenso wird eine genaue Inspektion der Füße des Patienten auf dem Programm stehen.
Einmal im Jahr werden in der Regel die Blutfette bestimmt und ein EKG angefertigt; ausnahmsweise kann der Arzt die Kontrollintervalle verkürzen. Einmal im Jahr ist auch eine Untersuchung durch den Augen- und eventuell den Nervenarzt erforderlich, um eine diabetische Augenschädigung so früh wie möglich erkennen zu können.

Es ist kein Geheimnis, daß viele Hausärzte mit der Betreuung von Diabetikern überfordert sind. Das bestätigt unter anderem eine Untersuchung am Berliner Krankenhaus Moabit. Dort wurden die Behandlungsdaten von knapp 400 Typ-2-Diabetikern ausgewertet, die (nicht wegen ihres Diabetes) ins Krankenhaus eingeliefert worden waren. Das Ergebnis:

- Jeder zweite der vom Hausarzt betreuten Diabetiker hatte einen erhöhten HbA1c-Wert;
- 61 Prozent hatten überhaupt keine Diabetiker-Schulung erhalten, ihr Hausarzt hatte nicht einmal mit ihnen ein längeres Gespräch über ihre Krankheit geführt;
- zwei Drittel der Patienten waren nach der Diagnose sofort mit oralen Antidiabetika behandelt worden, ohne daß zuvor der Versuch unternommen wurde, die Krankheit mit Diät und Bewegung in den Griff zu bekommen.

Aus diesem Grund fordern Experten, die Zusammenarbeit zwischen Hausarzt und Diabetologen zu verstärken (s. S. 228, »Schulung: Experten in eigener Sache«).

Unverzichtbar: Intensive Schulung der Patienten

Die Schulung von Diabetikern ist keine Erfindung unserer Zeit. Schon im Jahr 1918 – noch bevor das Insulin entdeckt wurde – empfahlen Experten, Diabetiker genau über ihre Krankheit zu informieren. Inzwischen steht es in jedem Lehrbuch: Eine intensive Schulung der Patienten ist unverzichtbar. Auch die Betroffenen selbst fordern dies. Denn sehr oft fühlen sich gerade Typ-2-Diabetiker in der Behandlung allein gelassen und wissen nicht mit ihrer Krankheit umzugehen. Leider machen es sich viele unserer Kollegen sehr leicht: Sie drücken den Patienten eine Broschüre in die Hand und fordern sie auf, »von nun an streng Diät zu halten«.

Laut Deutschem Diabetiker-Bund wissen mindestens 80 Prozent der Patienten über ihr Leiden nicht ausreichend Bescheid; nur zehn bis 15 Prozent nehmen an speziellen Schulungen teil. Dabei gäbe es die Möglichkeit einer Schulung für jeden Betroffenen: Mehr als 200 Diabetes-Schulungszentren in Kliniken und Schwerpunktpraxen vermitteln in Kursen oder Einzelberatungen, wie sowohl Typ-1- als auch Typ-2-Diabetiker trotz ihrer Krankheit gut leben können.

Wer lernt, lebt besser und länger

In diesen Kursen lernen die Patienten ihre Krankheit genau kennen. Es wird ihnen erklärt, welche Ursachen die Zuckerkrankheit hat, was dabei im Organismus geschieht und welche Möglichkeiten der Behandlung es gibt. Sie erfahren alles über den großen Nutzen richtiger Ernährung, ausreichender Bewegung und moderner Medikamente. Sie lernen, wie sehr eine Gewichtsabnahme ihnen nützt und wie wichtig ein gesunder Lebensstil mit ausreichend Bewegung ist, um das bei ihnen ohnehin erhöhte Risiko für Herzinfarkt, Schlaganfall und Arteriosklerose nicht noch weiter zu steigern. Vor allen Dingen wird den Patienten vermittelt, wie entscheidend eine gute Blutzuckereinstellung ist. Themen sind auch die Methoden der Selbstkontrolle und natürlich die Folgekrankheiten und deren Behandlung, Komplikationen wie die Unterzuckerung und die akute Stoffwechselentgleisung sowie Probleme in der Partnerschaft.

Diese Vermittlung von Wissen ist der einfachere Teil der Diabetiker-Schulung. Viel schwieriger ist es, bei den Patienten eine dauerhafte Änderung der ungesunden Lebensführung zu erreichen und sie zu motivieren, die Verantwortung für die eigene Gesundheit zu übernehmen. Deshalb genügt es auch nicht, daß ein Patient einmal ein Schulungsprogramm mitmacht. Er muß ständig begleitet werden – ein Wunsch, der in der momentanen Versorgungssituation der Diabetiker leider noch viel zu oft Theorie ist.

Hilfe zur Selbsthilfe: Die Intensiv-Kurztherapie

Früh erkannt ist zumindest der Typ-2-Diabetes relativ einfach und dennoch sehr wirkungsvoll zu behandeln. Um den Zuckerstoffwechsel gut einzustellen und den Diabetes in ein Vorstadium mit nahezu normalen Blutzuckerwerten zurückzudrängen, würde es in den weitaus meisten Fällen genügen, daß die Patienten sich vernünftig ernähren und regelmäßig bewegen. Der Schritt 1 der Multi-Metabol-Therapie macht das möglich (er ist ausführlich in Kapitel 5 beschrieben). Auch diabetische Folgeschäden lassen sich auf diese Weise weitgehend verhindern.

Diese Tatsachen gaben für uns Ärzte in der Schwarzwald Privatklinik Obertal den Anlaß zur Entwicklung der »Intensiv-Kurztherapie Diabetes«, die möglichst schon im Vorfeld der Erkrankung angewandt werden sollte. Mit ihr ist sowohl der Zuckerkrankheit optimal zu begegnen als auch deren Spätschäden gezielt zu verhindern beziehungsweise zu mindern. Dank ihrer speziellen Kombination bewährter Mittel und Methoden, die in dieser Form auch in der Schulung einzigartig ist, erreicht sie bereits innerhalb kurzer Zeit eine positive Wirkung. Hier das Wichtigste über den Ablauf und den Nutzen unserer »Intensiv-Kurztherapie Diabetes«.

Diagnose: Umfassende Untersuchungen stehen am Anfang

Ein gründlicher medizinischer Check-up ist die Voraussetzung für alle anderen Maßnahmen. Er umfaßt die Anamnese (Krankengeschichte), klinische Untersuchung sowie ein Elektrokardiogramm in Ruhe und unter Belastung und – wenn medizinisch indiziert – ein »Blick ins Herz« mit einem Computer-Sonographen. Eine angepaßte Labordiagnostik umfaßt auch die Messungen des Blutzuckers in bestimmten Abständen für ein sogenanntes Tagesprofil und falls erforderlich nach Zuckerbelastung und die Bestimmung des HbA1c-Wertes. Natürlich gehört dazu auch ein ausführliches Gespräch über die Ergebnisse, die Einschätzung des Gesundheitszustands mit entsprechenden Ratschlägen für daheim im Rahmen der Abschlußuntersuchung.

Therapie: Bewährte Methoden in optimaler Kombination

Die »Intensiv-Kurztherapie Diabetes« wird bei jedem Patienten individuell angewendet. Im Prinzip ist sie ganzheitlich ernährungsmedizinisch, immunologisch und natürlich ausgerichtet, und zwar mit folgenden Schwerpunkten (die an anderen Stellen ausführlich beschrieben sind und deshalb hier nur in Stichworten genannt werden):

- Eine spezielle Diätetik im Sinne einer gesunden vollwertigen Kost, um zu verhindern, daß der Blutzuckerspiegel zu hoch ansteigt. Das wird erreicht mit einer ballaststoffreichen und kalorienangepaßten Kost, die zu 50 bis 60 Prozent aus Kohlenhydraten (besonders komplexen Kohlenhydraten), höchstens 15 bis 20 Prozent Eiweiß und höchstens 25 bis maximal 30 Prozent Fett (vorwiegend aus Olivenöl) besteht.

- Strukturierte Bewegung, damit durch Muskelarbeit der Körper auf Insulin wieder besser anspricht und deshalb weniger von dem Hormon aus der Bauchspeicheldrüse benötigt wird. Denn durch Bewegung gelangt der Blutzucker rascher und effektiver in die Zellen und der Blutzuckerspiegel sinkt.
- Ausgewählte Vitamine und Mineralstoffe der »Vital-Plus-Therapie« (s. S. 185), die mit ihrer gezielten Wirkung nützlich sind für die Normalisierung des Blutzuckerspiegels und hilfreich bei der Vorbeugen von Komplikationen.
- Zusätzlicher Sauerstoff mit Hilfe der Sauerstoff-Aktiv-Therapie (mehr darüber auf Seite 199) zur Unterstützung des Stoffwechsels und zur Verbesserung der Herz-Kreislauf-Funktion.
- Tiefgreifende Entspannung, um belastenden Streß besser bewältigen zu können und dadurch ein Ansteigen des Blutzuckerspiegels zu verhindern.

Die »Intensiv-Kurztherapie Diabetes« verhilft auf diese Weise mit einem ersten großen Schritt in die richtige Richtung zu mehr Gesundheit. In der Regel genügen dafür fünf Tage in der Schwarzwald Privatklinik Obertal. Jedoch müssen unbedingt zu Hause weitere Schritte folgen, um ein quasi gesundes Leben mit der Zuckerkrankheit führen zu können.

8 Der dritte Schritt der Multi-Metabol-Therapie: Verfahren der Naturheilkunde

Das ist das Besondere bei der Behandlung des Typ-2-Diabetes in der Schwarzwald Privatklinik Obertal: Die Maßnahmen, die vom Patienten selbst durchzuführen sind, und die Medikamente, die gegebenenfalls der Arzt verordnet, werden ergänzt durch Verfahren der Naturheilkunde, die insbesondere gegen die gefürchteten Folgeschäden gut wirksam sind. Dazu gehören sowohl bereits bekannte Mittel als auch ganz neue Methoden, die von unseren Ärzten entwickelt worden sind und die nur in unserer Privatklinik angewendet werden – für jeden Patienten individuell kombiniert als dritter Schritt der Multi-Metabol-Therapie. Alles Wissenswerte darüber erfahren Sie in diesem Kapitel.

Naturheilverfahren ermöglichen schon im Vorfeld des Diabetes mellitus durch einen ganzheitlichen Therapieansatz eine schonende alternative Regulationstherapie. Beim manifesten Diabetes gelingt es durch komplementäre (ergänzende) Naturheilverfahren, die Progredienz (das Fortschreiten) der Zuckerkrankheit zu mindern und die notwendige klassische medikamentöse Therapie in vielen Fällen zu minimieren, also einzuschränken.

Wir Ärzte in der Schwarzwald Privatklinik Obertal haben eine Reihe neuer natürlicher Heilmethoden entwickelt, die auch Diabetikern beziehungsweise von Diabetes bedrohten Patienten helfen können. Grundlage unserer Therapiekonzepte ist dabei stets ein ganzheitlicher Ansatz, bei dem auch immunologische Aspekte berücksichtigt sind.

Wird das Ganze behandelt, ist der Erfolg besser

Ganzheitliche Medizin bedeutet, nicht nur die im einzelnen gestörten Funktionen – das ist beim Diabetes mellitus der aus dem Ruder gelaufene Zuckerstoffwechsel – zu behandeln, sondern dabei auch die Wurzeln der Krankheit und die persönlichen Gegebenheiten des Patienten zu berücksichtigen. Dieser ganzheitliche Therapieansatz ist eine wertvolle Ergänzung der klassischen Behandlung und kann diese teilweise ersetzen.
Krankheiten verschiedenster Art, wie auch die Zuckerkrankheit, sind fast immer Folgeerscheinungen von Fehlfunktionen des Organismus. Der Diabetes mellitus geht mit einer Entgleisung des Stoffwechsels, des Zuckers, der Fette, der Harnsäure und der Mikronährstoffe einher. Im Verlauf der Erkrankung entstehen Sekundärschäden wie Arteriosklerose, Neuropathien, Nephropathien, Retinopathien, erhöhte Infektanfälligkeit und Wundheilungsstörungen. Ein wesentliches Ziel unserer Therapie mit Naturheilverfahren ist es deshalb, die Funktion von Organen zu stabilisieren, die Ordnungs- und Abwehrkräfte des Körpers zu aktivieren und zu harmonisieren sowie die Fehlfunktionen zu normalisieren, um den Folgekrankheiten des Diabetes mellitus vorzubeugen. Wir erreichen das mit dem dritten Schritt der Multi-Metabol-Therapie, bei der vor allem die folgenden Mittel und Methoden mit guten Erfolgen angewendet werden.

Zellschutz-Therapie: Abwehr gegen freie Radikale

Bei vielen Erkrankungen, auch bei Diabetes mellitus und bei Arteriosklerose, kommt es zu einer erhöhten Belastung des Organismus mit aggressiven Sauerstoffradikalen, die folgenschwere Schäden anrichten: Sie zerstören die Membranen von Zellen und sie verändern das Erbmaterial im Zellkern.
Diese freien Radikale entstehen im Körper, wenn die Zellen mit Hilfe von Sauerstoff die Energie zum Leben gewinnen. Sie dringen auch von außen in den Körper ein, allein mehrere Billiarden mit einem einzigen Zug aus einer Zigarette. Sie fallen vermehrt unter Sonneneinstrahlung an und immer dann, wenn Chemikalien, Schwermetalle, Ozon und

andere Schadstoffe aus der Umwelt, Genußmittel wie Alkohol und bestimmte Arzneimittel wie die Anti-Baby-Pille im Körper abgebaut werden.
Was die freien Radikale besonders gefährlich macht: Der betroffene Mensch spürt überhaupt nichts davon, denn sie verursachen keine Schmerzen. Doch jeder Mensch kann sich gegen die von ihnen verursachten Schäden erfolgreich wehren, denn die Natur hat ihn mit vielfältigen Schutzfaktoren ausgestattet. Dazu gehört vor allem ein antioxidatives und schadstoffabbauendes Enzymsystem, das mit Hilfe aktivierender Spurenelemente wie Selen, Zink, Kupfer und Mangan für einen optimalen Schutz sorgt. Dieses System wird durch antioxidative Vitamine wie A, C und E und Beta-Carotin sowie durch sekundäre bioaktive Pflanzenstoffe wie Flavoide, Phenole, Proteasehemmer und Phytoöstrogene unterstützt (s. S. 48).

Die Schutzfaktoren der »Vital-Plus-Therapie«

Allzu häufig werden diese wichtigen Mikronährstoffe mit der üblichen Ernährung nicht ausreichend aufgenommen. Das kann insbesondere beim Diabetiker schlimme Folgen haben, denn verzuckerte körpereigene Substanzen sind an sich schon leichter durch die freien Radikale zu schädigen. Um so mehr gilt es bei diesen Patienten, den Zellschutz durch ausreichend aktive Schutzfaktoren zu optimieren. Ein Schwerpunkt des Zellschutzes ist die »Vital-Plus-Therapie«, die von uns Ärzten in der Schwarzwald Privatklinik Obertal entwickelt worden ist (dazu ist im Herbig Verlag »Vital-Plus« erschienen).
Mit der »Vital-Plus-Therapie« werden dem Körper genau die antioxidativen Vitamine und die essentiellen Spurenelemente für die neutralisierenden Enzyme in der richtigen Menge und in der richtigen Zusammensetzung zugeführt. Infolgedessen werden die Zellen wieder ausreichend gegen die Angriffe der freien Radikale und anderer schädlicher Substanzen geschützt.
Die Therapie wird in unserer Privatklinik mit Infusionen und/oder Injektionen begonnen, um möglichst rasch den Zellschutz wieder aufzubauen, den Mangelzustand an Vitaminen sowie Spurenelementen auszugleichen und eine natürliche Reserve von den wichtigen Mikronährstoffen aufzubauen, um einen dauerhaften Schutz gegen freie

Radikale zu erreichen. Unverzichtbar ist, daß diese Behandlung vom Patienten daheim fortgesetzt wird, damit erst gar keine neuen Lücken an Vitaminen, Mineralstoffen und Spurenelementen entstehen.

Enzymtherapie: Hilfe für das Blut und die Gefäße

Enzyme sind unentbehrliche Helfer in jeder einzelnen Zelle des Körpers. Sie ermöglichen, beschleunigen und steuern alle lebenserhaltenden Prozesse und werden deshalb auch »Biokatalysatoren« genannt. Ein gesunder Mensch verfügt über genügend funktionstüchtige Enzyme. Ein kranker Mensch benötigt mehr davon, um schneller wieder ganz gesund zu werden beziehungsweise um besser mit der Krankheit leben zu können. Sie werden nicht nur im Körper selbst produziert, sondern auch über Nahrungsmittel aufgenommen. Bei unzureichender Produktion und Aufnahme müssen sie häufiger gezielt und höher dosiert in Form von Dragees zugeführt werden.

Eine Enzymtherapie wird bei Patienten mit Diabetes mellitus vor allem bei Varikosis (ausgeprägte Krampfadern), Arteriosklerose, Störungen der Blutgerinnung mit Neigung zur Bildung von Thrombosen (Blutgerinnsel) sowie Durchblutungsstörungen angewendet. In diesen Fällen verbessern die Enzyme die Fließfähigkeit des Blutes und wirken als sogenannte Fibrinolytika. Das bedeutet: von ihnen werden die Fibrinfäden wieder aufgelöst, die bei der überschießenden Blutgerinnung eine wichtige Rolle spielen. Außerdem haben Enzyme eine antientzündliche Wirkung.

Diese Enzyme sind zwar auch in nicht erhitzten Nahrungsmitteln enthalten, vor allem in Obst und Gemüse; beispielsweise das Bromelain in der Ananas und das Papain in der Papaya sowie proteolytische (eiweißspaltende) Enzyme in rohem Fleisch und Fisch. Aber heute sollten weder rohes Fleisch noch roher Fisch gegessen werden, da durch – zum Teil sogar verbotene – Anwendung von Antibiotika in der Tiermast bestimmte Bakterien resistent gegen diese Arzneimittel geworden sind und daraus eine erhöhte Infektionsgefahr resultiert. Werden Nahrungsmittel gekocht, sind die meisten in ihnen enthaltenen Enzyme infolge des Erhitzens nicht mehr aktiv und nicht mehr wirksam. Dies gilt erfreulicherweise auch für die Bakterien.

Phytotherapie: Vielfältige Wirkung von Pflanzen

Auch gegen Diabetes mellitus sind Heilpflanzen gewachsen, deren natürliche Wirkstoffe bei der ergänzenden Behandlung genutzt werden. Es handelt sich dabei nicht nur um Kräuter, sondern auch um Pflanzen, die zwar in erster Linie als Lebensmittel dienen, darüber hinaus aber die sogenannten sekundären bioaktiven Substanzen liefern.

Heilpflanzen, die aus der Küche kommen

Aus diesem Grund wird mit der Umstellung auf eine gesunde kalorienangepaßte Ernährung (die zum ersten Schritt der Multi-Metabol-Therapie gehört), etwas überspitzt formuliert, die Küche zu einer Apotheke. Zu den sekundären bioaktiven Substanzen aus Pflanzen, die bei der Zuckerkrankheit hilfreich sein können, gehören:

- Spezielle lösliche pflanzliche Ballaststoffe wie Pektin (Apfel) und Inulin (Chicorée) sowie wasserbindende unlösliche Ballaststoffe wie Zellulose, die das Blutzuckerprofil glätten und damit erhöhten Blutzuckerwerten entgegenwirken.
- Polyphenole in Grünkohl, Weizenvollkorn, Radieschen und Weißkohl, Proteasehemmer ungekocht aktiv in Hafer, Soja, Gartenerbse und Erdnuß sowie Phytinsäure, die ebenfalls den Blutzucker zu regulieren helfen.
- Phytosterine in Hülsenfrüchten, Vollkornprodukten und Gemüse.
- Saponine in Hülsenfrüchten, Phytinsäure in Vollkorngetreide und Hülsenfrüchten, Sulfide in Knoblauch und Zwiebeln, Glucosilate in Kohlgewächsen, die erhöhte Cholesterinspiegel senken.
- Polyphenole und Sulfide, die normalisierend auf den Blutdruck wirken.
- Carotinoide, Polyphenole, Proteasehemmer, Phytoöstrogene, Sulfide und Phytinsäure, die antioxidativ wirken und deshalb bei der Abwehr der freien Radikale helfen.
- Polyphenole und Sulfide, die gegen Entzündungen wirksam sind.
- Saponine, Glucosilate, Polyphenole und Sulfide, die antimikrobiell gegen Bakterien wirken.

Heilpflanzen, die der Arzt verordnet

Besonders effektiv in der Wirkung sind die pflanzlichen Wirkstoffe in den spezifischen Phytotherapeutika, die in der Schwarzwald Privatklinik Obertal entwickelt worden sind und die wir beim dritten Schritt der Multi-Metabol-Therapie auch gegen Diabetes mellitus nutzen. Das sind vor allem:

- Hepatorell® mit Wirkstoffen aus der Mariendistel (Silybum marianum). Sie schützen und stärken die Leber bei diabetesbedingten Fettstoffwechselstörungen.
- Ginkgorell® mit der Urtinktur aus dem in Ostasien wachsenden Ginkgobaum (Ginkgo biloba). Sie verbessert die Durchblutung des Gefäßsystems beim Diabetiker und hilft dadurch – bei Beachtung der allgemeinen Empfehlungen – die Schäden an den Blutgefäßen deutlich zu vermindern.
- Echinarell® mit Wirkstoffen aus der Heilpflanze Roter Sonnenhut (Echinacea purpurea). Sie stärken die Immunabwehr, die bei Diabetikern zumeist geschwächt ist, wodurch sie anfälliger für Infektionen sind.

Sanotrop-Therapie: Neu und einzigartig

Dieses so innovative Verfahren der Naturheilkunde ist von den Ärzten der Schwarzwald Privatklinik Obertal 1997 entwickelt worden. Die Sanotrop-Therapie wird seit 1998 erfolgreich in unserer Klinik für Innere Medizin, Umweltmedizin und Naturheilverfahren eingesetzt.

Bei der »Sanotrop-Therapie mit homöopathischen Spezifika« werden ausgewählte homöopathische Einzelmittel in charakteristische Akupunkturpunkte oder Segmente der Haut injiziert. Auf diese Weise werden organspezifische Reize gesetzt, die eine nachhaltige Aktivierung und Harmonisierung aller körpereigenen Systeme erreichen und darüber deren optimale Funktion sowie Zellgesundheit. Dank dieser Wirkung ist die Sanotrop-Therapie bestens geeignet für die begleitende Behandlung sowohl bei einer beginnenden Störung des Zuckerstoffwechsels als auch beim manifesten Diabetes mellitus.

Früher wurde die Serumtherapie mit ähnlichem Anspruch eingesetzt. Diese war am ehesten mit einer Art Impfung zu vergleichen. Sie ist nicht mehr zugelassen. Die Sanotrop-Therapie hat sich allseits als optimal verträglich und außergewöhnlich wirksam bewährt.

Das Beste aus Akupunktur und Homöopathie

Die Sanotrop-Therapie vereint die positiven Wirkungen der Homöopathie (mehr darüber ab Seite 190) mit denen der über 2000 Jahre alten Akupunktur (s. S. 194). Während die Homöopathie schonend Ähnliches mit Ähnlichem heilt und Hilfe zur Selbsthilfe gibt, dient die Akupunktur sowohl der Gesunderhaltung als auch der Wiederherstellung der Gesundheit: Zum einen fördert sie die Fähigkeit des Körpers, eine ausgeglichene und harmonische Innenwelt aufrechtzuerhalten, zum anderen hilft sie bei Erkrankungen, die Ausdruck einer gestörten Innenwelt sind, die Gesundheit wiederzugewinnen.

Die Einzelmittel gegen viele Krankheiten

Der Sanotrop-Therapie steht eine große Auswahl von homöopathischen Spezifika zur Verfügung, die jeweils an einem Organ oder Gewebe wirksam sind und deshalb – allein oder auch kombiniert – gezielt zur Verbesserung von deren Funktion angewendet werden. Diese Einzelmittel sind:

- Coronell® als Kreislauf-Spezifikum,
- Veronell® als Venen-Spezifikum,
- Hepatorell® als Leber-Spezifikum,
- Pancrearell® als Bauchspeicheldrüsen-Spezifikum,
- Pulmorell® als Lungen-Spezifikum,
- Renorell® als Nieren-Spezifikum,
- Cortirell® als Nebennieren-Spezifikum,
- Articurell® als Gelenk- und Bindegewebs-Spezifikum,
- Thymorell® als Thymus-Spezifikum,
- Ovarell® als Ovar-Spezifikum (Eierstock),
- Testerell® als Testes-Spezifikum (Hoden),
- Prostarell® als Prostata-Spezifikum (Vorsteherdrüse),
- Dermarell® als Haut- und Bindegewebs-Spezifikum,
- Ginkgorell® als Hirn-Spezifikum

Gut zu wissen ist für Männer mit Diabetes mellitus: Potenzstörungen werden in unserer Privatklinik ebenfalls im Rahmen der Sanotrop-Therapie behandelt. Mit »Agnurell-Potenz-Accord« ist eine Leistungssteigerung der Manneskraft ohne Nebenwirkungen zu erreichen. Eine Beschränkung der Anwendung wie bei manchen chemisch definierten potenzsteigernden Medikamenten, die bei Herzerkrankungen und Einnahme bestimmter Arzneimittel nicht verordnet werden sollten, gibt es bei der Sanotrop-Therapie mit homöopathischen Spezifika nicht.

Großer Nutzen durch Umstimmung und Entgiftung

Um Mißverständnisse von vornherein auszuschalten: Diese Therapie ist nicht nur für die Behandlung des Diabetes mellitus geeignet, sie wird von uns Ärzten in der Schwarzwald Privatklinik Obertal mit guten Erfolgen gegen eine ganze Reihe anderer, häufig auftretender Erkrankungen angewendet. Sollte es sich dabei als erforderlich erweisen, wird die Sanotrop-Therapie durch weitere homöopathische Spezifika zur Umstimmung wie Sulfurell® und Berberell® und zur Entgiftung wie Maflurell® und Nuvorell® ergänzt. Sie eröffnet damit einen neuen Weg zu mehr Gesundheit.

Homöopathie: Ähnliches heilt Ähnliches

Bereits der Begründer der Heilkunde, der griechische Arzt Hippokrates (etwa 460–370 v. Chr.), beschrieb zwei Heilverfahren bei Erkrankungen: »Das eine setzt die entgegen wirkenden Stoffe ein, das andere ähnlich wirkende Stoffe.« Es war jedoch der deutsche Arzt Samuel Hahnemann (1755–1843), der nach dem homöopathische Grundsatz »Ähnliches mit Ähnlichem« (Similia similibus currantur) das Simileprinzip (Ähnlichkeitsprinzip) entwickelte. Er formulierte: »Wähle, um sanft, dauerhaft und schnell zu heilen, in jedem Falle eine Arznei, welche ein ähnliches Leiden erregen kann, als es heilen soll.« Die ersten pflanzlichen Wirkstoffe, die Hahnemann im Selbstversuch untersuchte, waren die Chinarinde sowie im weiteren Blauer Eisenhut (Aconitum) und die Tollkirsche (Belladonna). Die Ergebnisse, die daraus abgeleitete Theorie und eine Anleitung zu einer homöopathischen Therapie erschienen im Jahre 1810 als »Organon der rationellen Heilkunde«.

Warum Homöopathie so gut wirksam ist

Heute bestätigen immer mehr Ärzte: Homöopathie gibt dem Körper Hilfe zur Selbstheilung. Und fast zwei Drittel aller Deutschen haben den Wunsch geäußert, im Krankheitsfalle homöopathisch behandelt zu werden. Diese Anerkennung der Homöopathie hat ihre guten Gründe.

Die mehr als zweihundert Jahre alte Therapieform kann sanft und individuell angepaßt durchgeführt wird. Individuell bedeutet: entsprechend dem bei dem jeweiligen Patienten bestehenden Beschwerdebild (Symptomenbild) und damit der Summe der Symptome. Dabei wird beachtet, welche Umstände (Modalitäten) die Symptome verschlimmern oder verbessern. Zudem wird berücksichtigt, welche Auslöser zu den Beschwerden führen. Sowohl die persönlichen Merkmale des Patienten als auch seine individuelle Konstitution werden eingeplant. Selbstverständlich wird auch die zugrundeliegende Erkrankung bedacht. Unter Berücksichtigung aller dieser Informationen kann das homöopathische Arzneimittel entsprechend dem Arzneimittelbild gewählt werden. In manchen Fällen allerdings richtet sich die Auswahl des homöopathischen Arzneimittels nur nach der Erkrankung.

Wie Homöopathika zubereitet werden

Eine besondere Bedeutung kommt in der Homöopathie der Zubereitung der Arzneimittel durch Verdünnung der Urtinktur in mehreren Einzelschritten unter Verschütteln (Potenzierung) zu.

Ein Teil Wirkstoff wird mit neun Teilen eines Verdünnungsmittels (z. B. Alkohol) verschüttelt, also im Verhältnis 1 : 10 von Wirksubstanz zu Gesamtsubstanz. Dieser Schritt entspricht einer Potenz von D1; das D steht für decim (zehn), man spricht auch von Dezimalpotenz. Für den nächsten Schritt zu D2 wird ein Teil der D1-Verdünnung mit neun Teilen des Verdünnungsmittels erneut verschüttelt und so fort bis zu D3, D4 und noch weiter. Wird ein Teil Wirkstoff mit 99 Teilen Verdünnungsmittel 1:100 verschüttelt, wird diese Potenz C1 genannt; dabei steht das C für centum (hundert).

Das Verdünnungsmittel muß nicht unbedingt eine Flüssigkeit sein. Es kann zum Beispiel auch ein Pulver wie Milchzucker genutzt werden. Dann spricht man bei der Verdünnung nicht von Verschütteln, sondern von Verreibung, da Wirkstoff und Verdünnungsmittel miteinander verrieben werden.

Das ausgewählte Homöopathikum selbst wirkt entsprechend der Ausgangssubstanz spezifisch und je nach Potenzierung entweder mehr Gewebeangepaßt (= histiotrop), Organangepaßt (= organotrop) oder Funktionsangepaßt (= funktiotrop) oder an die Person angepaßt (= personotrop). Kombinationen von verschiedenen einzelnen Homöopathika in einem Arzneimittel werden als »Komplexpräparate« angewandt. Homöopathika, die einen Wirkstoff in verschiedenen Potenzen enthalten, wirken umfassender und werden als »Potenzakkord« bezeichnet.

Moderne wissenschaftlich anerkannte Studien haben eindeutige Beweise für die Wirksamkeit der Homöopathie erbracht. Die speziell hergestellten homöopathischen Arzneimittel sind nachweisbar wirksamer als entsprechende Verdünnungen.

Homöopathika – speziell gegen Diabetes mellitus

Homöopathische Arzneimittel werden auch beim dritten Schritt der Multi-Metabol-Therapie angewendet. Diese komplementäre Therapie der Zuckerkrankheit wird mit Injektionen begonnen. Die homöopathischen Spezifika sind am wirksamsten, wenn sie individuell angepaßt im Rahmen der Sanotrop-Therapie (s. S. 188) in spezifische Akupunkturpunkte oder Hautsegmente injiziert werden. Bei einer langfristigen Behandlung werden Homöopathika in Form von Tropfen, Trinkampullen, Globuli (Kügelchen) oder Tabletten eingenommen.

Bei der Behandlung von Diabetes mellitus nutzen wir Ärzte in der Schwarzwald Privatklinik Obertal darüber hinaus auch folgende Homöopathika:

- Mutterkorn (Secale cornutum) in der Prävention und bei der Therapie von Gefäßschäden, auch bei der »Verkalkung« durch Arteriosklerose.
- Wasserhyazinthe (Eichhornia) in Form von Pancrearell und Gelbhanf (Datisca cannabina), welche die Funktion der Bauchspeicheldrüse

verbessern und teils eine zusätzliche insulinähnliche Wirkung haben. Besonders geeignet sind sie als komplementäre Therapie im Vorfeld des Diabetes mellitus.

- Jambulbaum, der bei vernünftiger Kost zusätzlich den Blutzucker zu normalisieren und zu stabilisieren vermag.
- Gelber Phosphor (Phosphorus) verbessert die Nervenfunktion und ist besonders bei Neuralgien angezeigt.
- Thymorell® ist das spezifische Homöopathikum mit harmonisierender Wirkung auf das Immunsystem aus der ganzheitlichen Sicht der Homöopathie. Es wird mit Hilfe des Thymosand-Verfahrens und nach homöopathischer Vorschrift hergestellt und bietet deshalb dieselbe Sicherheit wie Thymosand® (s. S. 196). Es wird in den Fällen angewendet, in denen die hochspezifische immunmodulierende Therapie mit Thymosand® aufgrund der individuellen Situation des Patienten nicht angezeigt erscheint beziehungsweise in denen die notwendige Therapie mit Thymosand® homöopathisch unterstützt werden sollte. Thymorell® wird insbesondere beim Wunsch des Patienten nach einer ausschließlich homöopathischen Behandlung zur Immunmodulation eingesetzt, darüber hinaus bei bestimmten Erkrankungen der Schilddrüse, des Stütz- und Bewegungsapparates, bei Allergien, Nahrungsmittelunverträglichkeiten und anderen Krankheitsbildern.
- Schwefel (Sulfur) in Form von Sulfurell® wird bei Diabetes mellitus als Regulans und bei allgemeiner Reaktionsschwäche im Rahmen einer Umstimmungstherapie eingesetzt. Mit Schwefel werden beispielsweise besonders Patienten behandelt, deren Beschwerden sich morgens und abends verschlechtern und die sich durch Kälte, Nässe, Bettwärme, Wetterwechsel, Ruhe und langes Stehen wesentlich verschlimmern, während bei trockenem Wetter und bei Wärme eine Besserung eintritt. Diese Patienten neigen zu einem Hunger auf Süßigkeiten und zu Lust auf Alkohol, obgleich sie diesen nicht vertragen – was möglicherweise auf den bei Diabetikern weitverbreiteten Zinkmangel zurückzuführen ist, der zu Alkoholunverträglichkeit führt. Diese Patienten sind häufig übergewichtig, leicht gereizt und sie neigen zu vermehrtem Nachtschweiß. Dies ist nur ein Beispiel für die Berücksichtigung individueller Faktoren im Rahmen der ganz-

heitlichen Sicht für die Behandlung eines Patienten, wie wir Ärzte in der Schwarzwald Privatklinik Obertal sie praktizieren.

Akupunktur: Ziel ist ein gesundes Gleichgewicht

Sie ist die wohl älteste Heilmethode: Die Akupunktur reicht in ihren Anfängen mehr als 3000 Jahre zurück. Sie beruht auf der Ansicht der traditionellen chinesischen Medizin, daß die innere Harmonie Voraussetzung für die Gesundheit ist und daß diese bei Gesundheitsstörungen wiederhergestellt werden kann, indem Yin und Yang sowie die fünf Phasen in ein Gleichgewicht gebracht werden.
In dieser Vorstellung steht Yin für das Dunkle, Kalte, Nasse, Weiche und Yang für das Helle, Hitze, Trockenheit, Harte. Es gibt das eine nicht ohne das andere, weil alles im Fluß ist. Keines allein hat Bestand. Nur die Harmonie von Yin und Yang sowohl in der Welt als auch im Körper des Menschen bedeutet eine gesunde Umwelt und Innenwelt. Jedes Ungleichgewicht führt zur Erkrankung.
Diese Philosophie birgt den Ansatz zur Therapie: Werden die richtigen Akupunkturpunkte gereizt, sei es durch die speziellen Nadeln, durch Injektion mit spezifischen Homöopathika oder durch leichten Druck bei der Akupressur, wird der gestörte Energiefluß in den sogenannten Meridianen normalisiert, wodurch die innere Harmonie wiederhergestellt und darüber die Gesundung beziehungsweise eine Besserung erreicht wird – auch bei Diabetes mellitus.
Bei der ergänzenden Therapie der Zuckerkrankheit kann beispielsweise der Akupunkturpunkt MP 6 genadelt werden (der zugleich ein Kreuzungspunkt mit den Meridianen der Leber und der Niere ist). Er liegt auf dem sogenannten Milz-Pankreas-Meridian, drei Querfinger oberhalb der Spitze des Knöchels an der Innenseite des Unterschenkels. Dieser Punkt ist wichtig bei endokrinen Erkrankungen wie Diabetes mellitus. Er hat den Beinamen »Herr des Blutes« und über ihn können auch Störungen der Durchblutung behandelt werden, insbesondere solche der unteren Extremitäten.
Häufig wird bei der Therapie der Akupunkturpunkt Lenkergefäß 24 »Hof des Geistes« genutzt, von dem eine allgemeine Harmonisierung

ausgeht. Er liegt auf dem sogenannten Lenkergefäß (Du Mai dem Meer der Yang-Meridiane), das sich als Meridian vom Steißbein entlang der Wirbelsäule, hoch zum Schädel bis zur Oberlippe zieht. Es ist ein Wundermeridian, besonders mit Einfluß auf das zentrale Nervensystem.

Ein Gesamtbild aus fünf Phasen

Die Erfolge der Akupunktur, sowohl bei Diabetes mellitus als auch gegen andere Krankheiten, können wir Ärzte in der Schwarzwald Privatklinik Obertal aufgrund eigener Erfahrungen bestätigen. Wir wissen aber auch, daß sich unsere Patienten sehr für die Grundlagen dieser traditionellen chinesischen Medizin interessieren. Deshalb hier einige Erklärungen dazu.

Die fünf Phasen stellen den Versuch dar, alle natürlichen Phänomene zuzuordnen. Dabei entstand ein System, das die Phasen Holz, Feuer, Erde, Metall und Wasser umfaßt. Auch die Jahreszeiten und die inneren Organe mit ihren Funktionen (bezeichnet als Zangfu), die Kanäle (bezeichnet als Jingluo), das Gewebe und die Körperteile finden eine Zuordnung in diesen Phasen. Alles wirkt zusammen. Wird eines gestört, dann leidet alles. Zangfu gewährleistet jeweils zur richtigen Zeit die Erzeugung, die Zirkulation, die Ergänzung und die Speicherung des Chi (darüber gleich noch mehr), des Blutes und anderer Körperflüssigkeiten, damit eine optimale Harmonie und Aktivität der Organe und somit Gesundheit. Diese fünf Phasen sind:

- Holz:
  Leber entspricht Yin,
  Gallenblase entspricht Yang,
  dazu gehören Frühling, Wind, Geburt, grün, sauer, Augen, Zorn.
- Feuer:
  Herz entspricht Yin,
  Dünndarm entspricht Yang,
  dazu gehören Sommer, Sommerhitze, Wachstum, rot, bitter, Zunge, Glück.
- Erde:
  Milz entspricht Yin,
  Magen entspricht Yang,

dazu gehören Spätsommer, Feuchtigkeit, Umwandlung, gelb, süß, Mund, Nachdenklichkeit.

- Metall:
  Lunge entspricht Yin,
  Dickdarm entspricht Yang,
  dazu gehören Herbst, Trockenheit, Ernte, weiß, scharf, Nase, Traurigkeit.
- Wasser:
  Nieren entspricht Yin,
  Blase entspricht Yang,
  dazu gehören Winter, Kälte, Aufspeicherung, schwarz, salzig, Ohren, Tränen.

Lebensenergie in vier Formen

Chi ist die Lebenskraft, auch Lebensenergie. Sie umfaßt die Existenz des Menschen mit seiner physischen, das heißt körperlichen Energie, mit seiner emotionalen, das heißt gefühlsmäßigen Energie, mit seiner mentalen, das heißt geistigen Energie und mit seiner spirituellen, das heißt seelischen Energie.
Chi kann gestört sein durch zu wenig Chi. Die Folge dessen ist eine Störung der verschiedensten Körperfunktionen. Ist der Energiefluß durch Blockierung oder Stauung des Chi gestört, führt das zu Schmerzen. Akupunktur vermag diese Störungen zu beseitigen und dadurch die Gesundheit wiederherzustellen.

Immuntherapie: Thymosand-Peptide stärken die körpereigenen Abwehrkräfte

Bei allen gesundheitlichen Störungen besteht eine mehr oder weniger ausgeprägte Schwächung des Immunsystems. Vor allem chronische Leiden wie die Zuckerkrankheit stehen immer in einem direkten Zusammenhang mit schweren Fehlern in der körpereigenen Abwehr. So können beim Diabetes mellitus nicht nur die Blutgefäße, sondern auch die Strukturen der Abwehrzellen geschädigt werden. Generell

haben Diabetiker daher ein höheres Infektionsrisiko und leiden unter Wundheilungsstörungen. Zudem verursachen die erhöhten Blutzuckerspiegel nicht nur Zellschäden, sondern auch vermehrt entzündliche Reaktionen im Körper.
Eine immunmodulierende Therapie kann alle Funktionen der körpereigenen Abwehrkräfte normalisieren, harmonisieren und wieder zu einem perfekt funktionierenden Immunsystem führen. Von uns Ärzten in der Schwarzwald Privatklinik Obertal wird eine derartige Therapie mit Thymosand-Peptiden seit vielen Jahren mit großen Erfolgen durchgeführt.

Was die Thymus-Peptide bewirken

Immunmodulation heißt Harmonisierung hin zum Gesunden mit Normalisierung der Immunreaktion. Mittel zu diesem Zweck sind die Thymus-Peptide: Was das Insulin für den Zuckerstoffwechsel, das sind sie für das Immunsystem. Wenn der Körper ein Defizit oder eine Abweichung in seiner Abwehr zeigt, sollten diese mit Hilfe von Thymosand-Peptiden ausgeglichen werden.
Diese spezifischen Peptidsubstanzen wie Thymolin werden vom Thymus produziert, der beim Menschen direkt hinter dem Brustbein sitzt. Allerdings entsteht dort nicht nur ein einziges Steuerungs-Peptid, sondern insgesamt etwa drei Dutzend davon. Und ganz offensichtlich ist es so, daß eine umfassende »Reparatur« des Immunsystems nur dann gelingt, wenn dem Organismus möglichst sämtliche dieser Wirkstoffe in ihrer natürlichen Zusammensetzung durch Zufuhr von außen zur Verfügung gestellt werden.
Eine ergänzende Thymosand-Peptid-Therapie kann ausgefallene Funktionen des Thymus zumindest teilweise ersetzen und Fehlfunktionen bestimmter Abwehrzellen korrigieren. Außerdem wird eine Stärkung der körpereigenen Ordnungskräfte erreicht. Beim Diabetes mellitus werden infolgedessen durch Verzuckerung geschädigte Zellen und Gewebe besser und schneller als gestört erkannt und, soweit dies möglich ist, auch repariert oder mit Hilfe der Phagozyten (Freßzellen) beseitigt.
Übermäßige Immunreaktionen, etwa bei Allergien, werden gehemmt und dadurch wieder normalisiert. Autoimmunprozesse, bei denen kör-

pereigenes Gewebe als fremd verkannt und angegriffen wird, beispielsweise bei rheumatoider Arthritis, werden gestoppt, indem von außen zugeführte Thymosand-Peptide die falsche Immunantwort korrigieren.

Warum Thymosand-Peptide etwas Besonderes sind

Die immunmodulierende Therapie mit den Thymosand-Peptiden ist in der Schwarzwald Privatklinik Obertal entwickelt und hier im Jahre 1977 zum erstenmal in Deutschland klinisch angewendet worden. Sie ist nach wie vor einzigartig, weil sie mit dem natürlichen Immunpharmakon Thymosand® durchgeführt wird. Es unterscheidet sich grundlegend in Wirkung, Qualität und Sicherheit von Thymusextrakten.

Thymosand® ist ein standardisiertes, naturidentisches biologisches Arzneimittel und gehört zu den sogenannten Biological Response Modifier (abgekürzt: BRM), was »Bioregulatoren« bedeutet. Es enthält die wichtigen Thymus-Peptide als immunregulatorische Wirkstoffe aus dem Thymus stets in derselben Menge, bei gleichbleibender Aktivität, in höchster Reinheit und ohne Konservierungsstoffe oder andere Zusatzstoffe.

Zum großen Erfolg der immunmodulierenden Therapie in der Schwarzwald Privatklinik Obertal tragen wesentlich die Sorgfalt und der Aufwand bei, mit denen Thymosand® hergestellt wird. Eine spezielle Ultrafiltration mittels des weltweit patentierten »VirVal-Verfahrens« ermöglicht die hohe Arzneimittelsicherheit von Thymosand® und die schonende Gewinnung der Thymus-Peptide, die bei diesem Prozeß sogar noch angereichert werden. Dank VirVal ist Thymosand® um ein Mehrfaches sicherer als der Gesetzgeber dies für Arzneimittel aus biologischem Material vorschreibt: Die Sicherheits-Faktorensumme für Thymosand® beträgt 40, während der Gesetzgeber nur mindestens 20 fordert.

Wie Thymosand-Peptide angewendet werden

Thymosand® wird in Therapiezyklen angewandt, die sich aufgrund unserer langjährigen Erfahrung als besonders wirksam erwiesen haben. Bei der ersten Behandlung werden 15 bis 20 Injektionen in individuell festgelegter Dosierung verabreicht. Der volle Erfolg der Therapie kann nur gewährleistet werden, wenn die Neuformierung des Immunsystems in einem Abstand von sechs Monaten mit acht bis

zehn Injektionen stabilisiert wird. Falls notwendig wird die Therapie so oft wiederholt, bis das Behandlungsziel erreicht ist. Unerwünschte Wirkungen sind äußerst selten und in keinem Fall bedenklich.
Der Erfolg der immunmodulierenden Therapie mit Thymosand® wird in einem besonderen Dokument festgehalten. Unsere Patienten erhalten einen »Immun-Paß«, den es nur an der Schwarzwald Privatklinik Obertal gibt.
Übrigens: Sollten Patienten den Wunsch nach einer ausschließlich homöopathischen Therapie haben, kann ihnen dieser erfüllt werden. Sie werden mit dem homöopathischen Spezifikum Thymorell® behandelt (s. S. 193), das es ebenfalls nur bei uns gibt.

Sauerstoff-Therapien: Mehr Luft, mehr Gesundheit

Viele Patienten mit Diabetes bekommen von unseren Ärzten Behandlungen mit Sauerstoff beziehungsweise mit Ozon (eine besondere Form des Sauerstoffs aus drei Atomen) verordnet. Sie haben spezifische Wirkungen vor allem auf die Blutgefäße, die durch die Zuckerkrankheit besonders gefährdet sind. Darüber hinaus verschaffen sie neue Energien, fördern Vitalität und Wohlbefinden. Welche der Sauerstoff- beziehungsweise Ozon-Therapien angewendet wird, hängt vom Zustand des Patienten ab – nützlich und hilfreich sind sie alle.
Die Sauerstoff-Intensiv-Therapie bewirkt einen sogenannten Umschalteffekt vor allem in den kleinen Blutgefäßen, so daß durch diese Kapillaren wieder mehr Blut gelangt und damit auch mehr Sauerstoff selbst zu entlegenen Zellen und Geweben. Die Zellen können deshalb mehr und effektiver Energie gewinnen. Diese Therapie nützt besonders dem Diabetiker, der bekanntlich ein erhöhtes Risiko für Gefäßschäden hat, besonders wenn er bisher körperlich nicht ausreichend aktiv war.

Drei Schritte für mehr Energie

Die Sauerstoff-Intensiv-Therapie wird in drei Schritten durchgeführt.

- Erster Schritt: Eine halbe Stunde vor der eigentlichen Therapie gibt es einen Spezialtrunk mit Vitaminen und Mineralstoffen, insbesondere Magnesium. Er sorgt dafür, daß die Körperzellen den Sauerstoff besser aufnehmen können.

- Zweiter Schritt: Aus einer Maske wird in der Regel zwei Stunden lang ein Luftgemisch eingeatmet, das mit Sauerstoff angereichert ist. Individuell sind in Einzelfällen auch kürzere Zeiten möglich.
- Dritter Schritt: Danach wird durch individuell angepaßte körperliche Belastung bei Laufen, Gymnastik, Walking oder eventuell Jogging der Kreislauf angeregt; infolgedessen kann die mit dem eingeatmeten Sauerstoff gewonnene Energiereserve von allen Zellen optimal genutzt werden.

Viel Sauerstoff und exakte Belastung

Die Sauerstoff-Aktiv-Therapie ist ein ergometrisch kontrolliertes Kreislauftraining unter Sauerstoffgabe. Durch die zusätzliche Bewegung wird die Bildung von neuen Blutgefäßen angeregt. Ganz allgemein macht sie den Organismus leistungsfähiger und widerstandsfähiger.

Die Sauerstoff-Aktiv-Therapie wird vor allem bei noch leistungsfähigen Patienten angewandt. Sie setzt allerdings einen relativ guten Zustand von Herz, Kreislauf und Muskulatur voraus. Aber auch bei beginnenden Herzkreislauferkrankungen und Durchblutungsstörungen kann sie angepaßt nach ärztlicher Verordnung hilfreich genutzt werden. Sie dient vorwiegend der Gesundheitsvorsorge.

Der Ablauf sieht so aus: Der Patient erhält eine halbe Stunde zuvor einen Spezialtrunk mit Vitaminen und Mineralstoffen, insbesondere Magnesium, wie bei der Sauerstoff-Intensiv-Therapie. Danach atmet er 20 Minuten lang ein Luftgemisch mit einem sehr hohen Sauerstoffanteil ein. Dabei belastet er sich gleichzeitig körperlich durch Treten auf einem Fahrrad-Ergometer – wobei die Zahl der Pulsschläge genau kontrolliert wird, damit das vorher festgelegte, individuelle Maß der Belastung nicht überschritten wird.

Ozon hilft auf zwei Wegen

Ozon-Sauerstoff-Eigenblut-Infusionen sind eine schonende Therapie mit vielfältigen Wirkungen. Sie erreichen eine Verbesserung der Mikrozirkulation des Blutes und der Bereitstellung energiereicher

Phosphatverbindungen, eine bessere Nutzung des verfügbaren Sauerstoffs und eine Aktivierung des Immunsystems. Sie sind deshalb ein wichtiger Bestandteil der Therapie von Patienten mit Diabetes mellitus beziehungsweise mit einer Glucosetoleranz-Störung.
Der Name dieser Behandlung erscheint komplizierter, als es ihre Durchführung ist: Aus der Armvene wird etwas Blut entnommen, mit einem Ozon-Sauerstoff-Gemisch angereichert und körperwarm über dieselbe Vene in den Kreislauf zurückgegeben. Das dauert längstens 15 Minuten, hat jedoch anhaltende Wirkung.
Subkutane Ozon-Injektionen verbessern die Durchblutung, je nach Injektionsort zum Beispiel besonders in den Beinen, und sie vermindern die Störungen und Mißempfindungen bei diabetischen Neuropathien. Diese Wirkung wird erreicht, indem ein Ozon-Sauerstoff-Gemisch unter die Haut injiziert und verteilt wird.

Infusionstherapie: Schutz für die Nerven

Bei der Behandlung der diabetischen Neuropathie ist die Alpha-Liponsäure (auch Thioctsäure) unverzichtbar. Mit ihr ist es möglich, drohende Nervenschäden abzuwenden und bereits bestehende Neuropathien zu lindern. Die Alpha-Liponsäure erreicht das auf verschiedene Weise, vor allem durch eine antioxidative Therapie: Zum einen fängt sie selbst freie Radikale ab, zum anderen aktiviert und repariert sie die spezifischen Enzymsysteme, die dasselbe tun. Außerdem verbessert die Alpha-Liponsäure die Aufnahme von Glucose in die Nervenzellen und die Durchblutung, sie hat auch eine Wirkung gegen Entzündungen.
Die Behandlung mit Alpha-Liponsäure beginnt in unserer Privatklinik mit Infusionen von Alpha-Liponsäure. Wir erreichen damit gute Erfolge gegen Schmerzen und andere Beschwerden bei der diabetischen Neuropathie. Diese Behandlung muß jedoch vom Patienten daheim durch die Einnahme von Alpha-Liponsäure in Form von Kapseln fortgesetzt werden, damit die Nervenschädigung weiterhin zurückgeht und sich der antioxidative Schutz für Zellen, Gewebe sowie Gefäße verstärkt.

Neuraltherapie: Positiv für den Stoffwechsel

Der Name besagt, worum es hierbei geht: Diese Behandlung wirkt über Nervenbahnen, wobei dem vegetativen Nervensystem, das gänzlich selbständig die Funktion der lebenswichtigen Organe und Systeme im Körper reguliert, besondere Bedeutung zukommt. Ihre Mittel sind sogenannte Lokalanästhetika wie Lidocain und Procain. Das sind zwar eigentlich Mittel für die vorübergehende Ausschaltung von Schmerzen durch örtliche Betäubung. Bei der Neuraltherapie aber haben sie auch eine ganz andere Wirkung: Sie normalisieren das Energiepotential von geschädigten oder kranken Zellen und beseitigen dadurch gestörte Regulationsverhältnisse; sie schaffen somit wieder die Voraussetzung für eine gesunde Funktion der Organe beziehungsweise der Systeme und schalten Störfelder aus.

Hilfe durch Aktivierung und Harmonisierung

Bei der Behandlung von Diabetes mellitus wird die Neuraltherapie im Bereich der sogenannten Headschen Zonen im Bereich der Wirbelkörper 7 bis 10 (Th 7 – 10) beiderseits der Brustwirbelsäule mit Lidocain oder Procain durchgeführt; außerdem werden Injektion mit Ginkgorell® (s. S. 188) verabreicht. Auf diesem Wege kommt es zu einer Harmonisierung und Aktivierung der Organe und darüber zu einer allgemeinen Verbesserung des Zustands. Weil davon auch die Bauchspeicheldrüse erfaßt wird, kann zusätzlich die zugrundeliegende Stoffwechselstörung positiv beeinflußt werden.

Auch gegen Spätfolgen wie diabetische Neuropathie und Nephropathie sowie Schmerzzustände sind häufig weitere, individuell angepaßte neuraltherapeutische Maßnahmen erforderlich und hilfreich. Die guten Erfolge dieser Maßnahmen können viele Patienten der Schwarzwald Privatklinik Obertal bestätigen.

Schmerztherapie: Alternativen statt Tabletten

Gegen chronische Schmerzen gibt es zwar sehr wirksame Medikamente, aber längst nicht immer haben sie den erwünschten Erfolg.

Zum einen, weil ihre schmerzstillende Wirkung ungenügend ist beziehungsweise mit der Zeit nachläßt; dann wird zumeist die Dosis erhöht, was aber auch nicht unbegrenzt möglich ist. Zum anderen, weil die Schmerztabletten unerwünschte Nebenwirkungen haben, die Organe schädigen und wiederum Krankheiten auslösen können. Das ist besonders dann der Fall, wenn sie über Monate und Jahre hinweg eingenommen werden müssen, wie das zumeist bei Neuropathien nötig ist.

Aus diesen Gründen suchen viele Patienten mit Folgeschäden des Diabetes mellitus nach Alternativen. Sie finden diese in der komplementären Medizin, die wir Ärzte in der Schwarzwald Privatklinik Obertal praktizieren. Aufgrund unseres Wissens und unserer Erfahrung haben wir mit den Mitteln und Methoden der Naturheilkunde eine ganzheitliche Therapie zur Behandlung von Schmerzen entwickelt. Deren wichtigste Vorteile gegenüber der Behandlung mit Tabletten sind: Die chronischen Schmerzen werden auf natürliche Weise gestillt und die Ausbildung eines Schmerzgedächtnisses wird vermindert – und das gelingt praktisch ohne Nebenwirkungen. Bei bestehendem Schmerz als eingeübte Fehlinformation des Schmerzgedächtnisses vermag die Heilanästhesie diesen nach wiederholter Anwendung auch dauerhaft zu lindern.

Schmerzen stillen ohne Schaden

Die wichtigsten Mittel und Methoden dieser alternativen Schmerztherapie in der Schwarzwald Privatklinik Obertal sind:

- Die Neuraltherapie mit Injektionen von Lidocain oder Procain als sogenannte Heilanästhetika zusammen mit dem Homöopathikum Dularell®. Diese Injektionen werden in spezielle Akupunkturpunkte, spezifische Schmerz-Triggerpunkte oder bestimmte Segmente der Haut gegeben, die aus derselben Nervenwurzel wie der schmerzende Bereich versorgt werden. Diese örtlich betäubend wirkenden Arzneimittel stillen nicht nur vorübergehend die akuten Schmerzen. Sie wirken wesentlich länger, denn sie normalisieren das gestörte Energiepotential der Nervenzellen und schalten somit eine Ursache von Schmerzen aus – bestenfalls für immer. Darüber hinaus wirkt Dularell® classic anti-entzündlich und heilend.

- Magnesium, das anfangs vom Arzt mit Injektionen verabreicht und später vom Patienten als Magnorell® mit Lutschtabletten eingenommen wird. Die optimale Versorgung mit diesem Mineralstoff verbessert die Durchblutung sowie das harmonische Zusammenspiel von Nervensystem und Muskulatur und lindert so die Schmerzen.

Novirell-B-Therapie hilft den Nerven

- B-Vitamine sind bewährte natürliche Mittel zur Linderung der für diabetische Neuropathien typischen Empfindungsstörungen wie »Ameisenlaufen« und »Pelzigsein« in den Gliedmaßen. Sie können so stark sein, daß selbst der Druck der Bettdecke als unerträglich empfunden wird. Ihre Auslöser sind Veränderungen in den Nervenzellen, deren äußere fetthaltige Markscheide angegriffen wird, so daß die schwachen elektrischen Signale nicht mehr richtig weitergeleitet werden. Schuld daran ist eine übermäßige Aktivität bestimmter Enzyme, die auf das Spalten von Fetten spezialisiert sind.

Gezielt gegen die Ursachen dieser Symptome richtet sich die »Novirell-B-Therapie« mit Injektionen der Vitamine B_1, B_6 und B_{12} in angepaßten Dosierungen. Dieser Vitamin-B-Komplex selbst wirkt schmerzmildernd. Er hemmt einerseits die zerstörerische Tätigkeit der fettspaltenden Enzyme und fördert andererseits den Aufbau chemischer Überträgerstoffe als deren natürliche Gegenspieler. Der Körper wird auf diese Weise in die Lage versetzt, die Schäden an seinen Nerven selbst zu reparieren. Die Schmerzen in den Gliedmaßen werden gestillt oder zumindest wesentlich gebessert. Unterstützt wird diese Schmerztherapie durch Gaben von Vitamin C mit Ascorell® und von Folsäure mit Folarell®.

Schon zerstörte Nerven werden bei optimaler Vitamin-B-Komplex-Zufuhr durch neugebildete kleinste Nerven ersetzt. Dadurch kann es zu Beginn der Therapie mit B-Vitaminen anfänglich sogar vermehrt zu Schmerzen und Mißempfindungen kommen, da sich erst nach und nach die schützende Hülle um die ursprünglich extrem reizbaren neuen Nerven bildet.

Auch Phytotherapeutika können schmerzlindernd eingesetzt werden in Form salicylat-reicher Tinkturen aus Weide, Zitterpappel, Goldrute, Esche u.a., wobei häufiger Auszüge aus der Rinde genutzt werden.

Gefäßtherapie: Alles gegen Arteriosklerose

Im Verlauf eines Diabetes, gleich welchen Typs, erkranken auch die Blutgefäße durch eine beschleunigte Arteriosklerose. Wie gut ein zuckerkranker Patient langfristig mit seinem gestörten Glucosestoffwechsel leben kann, hängt deshalb ganz entscheidend vom Ausmaß und dem Schweregrad der Gefäßveränderungen ab. Deshalb kann bei Diabetikern neben der Behandlung ihrer Krankheit durch eine kalorienangepaßte gesunde Kost, Bewegung, Medikamente und soweit erforderlich auch Insulin mit dem ersten und zweiten Schritt der Multi-Metabol-Therapie zusätzlich eine Gefäßtherapie erforderlich sein.

Die Therapie ist am erfolgreichsten, wenn sie in einem möglichst frühen Stadium durchgeführt wird. Zu dieser Zeit nämlich sind die Veränderungen an den Gefäßen nur gering ausgeprägt und betreffen zunächst meist nur die Innenauskleidung (Endothel) der Gefäße. Dann ist es sogar noch möglich, diese Störung ganz zu beheben, oder bei bereits vorhandenen Ablagerungen, die den Blutfluß hemmen und die Sauerstoffversorgung verschlechtern, diese bis zu einem gewissen Grad aufzulösen und zu beseitigen.

Die Gefäßtherapie hat ein Ziel: Die Fließfähigkeit des Blutes zu verbessern und zu erreichen, daß das Blut ausreichend Sauerstoff und Nährsubstanzen durch möglichst »glatte« Gefäße zu den Organen und Geweben transportieren kann. Dieses Ziel ist mit Hilfe folgender Verfahren zu erreichen, die in der Schwarzwald Privatklinik Obertal miteinander kombiniert werden.

Gemeinsame Wirkung für gesunde Gefäße

Grundvoraussetzung ist eine Normalisierung des Blutzuckers und des Blutdrucks wie beschrieben:

- Strukturiertes Gehtraining unter krankengymnastischer Anleitung, damit sich kleine Gefäße für den Blutstrom neu bilden können.
- Entspannungsübungen, die den Spannungszustand der Blutgefäße so gut harmonisieren können, daß neben einer Phytotherapie (s. S. 187) und einer ausreichenden Versorgung mit Magnesium kei-

ne weiteren Medikamente gegen einen krankhaft erhöhten Blutdruck mehr nötig sind. Dazu ist aber auch ein angepaßtes Gewicht und eine ausreichende körperliche Aktivität erforderlich.

- Normalisierung der gestörten Endothelfunktion mittels einer antioxidativen Therapie, um die entspannnende Funktion von NO (Stickstoffmonoxid) zu erhalten.
- Normalisierung der Blutfettwerte mittels Phytotherapie, zum Beispiel durch Beta-Sito-Sterine und andere sogenannte sekundäre bioaktive Pflanzenstoffe (s. S. 47).
- Senkung des erhöhten Homocysteinspiegels, einem eigenständigen Arteriosklerose-Risikofaktor, durch eine individuell angepaßte Zufuhr von Folsäure, Vitamin B_{12} und Vitamin B_6 (wie auf Seite 97 ausführlich beschrieben ist).

Vorbeugen von Veränderungen durch Vitamine

- Ausreichender antioxidativer Schutz durch die Vitamine E, C, Beta-Carotin und durch das Spurenelement Selen, der für die Vorbeugung arteriosklerotischer Veränderungen der großen wie der kleinen Blutgefäße unabdingbar ist. Dazu geben wir unseren Patienten im Rahmen der »Vital-Plus-Therapie« (mehr darüber auf Seite 185) den »Radikalenfänger« Antioxirell® mit den oben genannten Antioxidantien sowie mittelkettige Fette, welche die Resorption der fettlöslichen Vitamine verbessern. Bei bereits bestehenden Gefäßschäden verordnen wir zusätzlich höher dosiert das natürliche Vitamin E mit Tocorell® und Vitamin C mit Ascorell®. Auch die körpereigenen antioxidativen enzymatischen Schutzfunktionen können durch eine optimale Zufuhr von Zink, Kupfer und Mangan optimiert werden. Diese schützenden Mikronährstoffe verhindern den sogenannten oxidativen Streß für die Blutgefäße, der durch eine erhöhte Konzentration hochreaktiver Sauerstoffradikale im Gewebe entsteht (siehe auch Seite 97).
- Sauerstoff-, Ozon- und Infusionstherapien werden von uns ebenfalls im Rahmen der Gefäßtherapie gegen Arteriosklerose genutzt. Wie sie angewendet werden, ist in diesem Kapitel bereits erklärt worden.

Physiotherapie: Auch Aqua-Jogging hilft

Diese Therapie, die auch als physikalische Therapie bekannt ist, umfaßt – laut Definition – die verschiedensten Maßnahmen für »eine allgemeine Anregung oder gezielte Behandlung gestörter physiologischer Funktionen mit physikalischen, naturgegebenen Mitteln«. Wir Ärzte in der Schwarzwald Privatklinik Obertal empfehlen und verordnen unseren Patienten mit Diabetes mellitus vor allem:

- Eine Bewegungstherapie, die mit einem »strukturierten Bewegungsprogramm« jeweils individuell dem Zustand des Patienten angepaßt wird. Dazu gehören Ausdauersportarten wie Laufen, Schwimmen, Radfahren ebenso wie Gymnastik und die sogenannte Hockergymnastik im Sitzen für Patienten, die unter Arthrose in Knie- und Hüftgelenk leiden.

Eine wichtige Voraussetzung für den Erfolg der Bewegungstherapie ist ein »Motivationstraining«, durch das der Patient nicht nur motiviert wird, mit einem Training zu beginnen, sondern auch dazu, es durchzuhalten – unter anderem indem das Pensum und die Ziele seinem Leistungsvermögen angepaßt und nicht zu hoch gesteckt werden.

- Verschiedenste Massagetechniken, die den Spannungszustand der Muskulatur normalisieren, die Durchblutung und den Stoffwechsel der Gewebe verbessern sowie Schmerzen lindern.

Laufen im Wasser hat große Vorteile

- Die Hydrotherapie mit Bädern, Anwendungen nach Kneipp und dem »Aqua-Jogging«. Dieses »Laufen im Wasser« ist ein Training mit besonderen Vorteilen: Durch den Widerstand des Wassers wird der ganze Körper gleichmäßig und gut dosierbar belastet, so daß selbst untrainierte ältere Menschen bereits in kurzer Zeit einen Leistungszuwachs erreichen. Durch den Auftrieb des Wassers wird das Körpergewicht reduziert und ein gelenkschonendes Training ermöglicht, das für Patienten mit Übergewicht und Arthrose besonders gut geeignet ist.
- Die Akupunkt-Massage nach Penzel als eine ganzheitliche manuelle Therapie, die zur Normalisierung des Energieflusses beiträgt und bei der Wiederherstellung der inneren Harmonie mitwirkt. Sie

beruht zwar auf den Grundlagen der Akupunktur, benutzt aber keine Nadeln, sondern Stäbchen, mit denen die Haut nach ganz bestimmten Regeln behandelt wird.

Bei Schäden: Hilfe für Augen, Nerven und Nieren

- Diabetische Retinopathie: Durch eine angepaßte Therapie im Rahmen einer »Sehschule« und durch die »Vital-Plus-Therapie« mit Zufuhr antioxidativer Schutzfaktoren wie Vitamin E, C, Beta-Carotin und Selen kann der Krankheitsverlauf verbessert werden. Besonders wirksam ist die Behandlung mit sogenannten Anthocyanen, das sind natürliche Wirkstoffe, die besonders reichhaltig in Heidelbeeren enthalten sind. Falls erforderlich, werden zusätzlich die Gefäßtherapie oder andere der bereits beschriebenen Therapieverfahren eingesetzt.
- Diabetische Neuropathie: Die dadurch verursachten Nervenschäden sind meist mit besonders unangenehmen Beschwerden verbunden. Es gibt jedoch Möglichkeiten, die Symptome zu mildern. Wir Ärzte in der Schwarzwald Privatklinik Obertal wollen den Betroffenen vor allem auf zweierlei Weise helfen, indem wir uns darum bemühen, sowohl die Schädigungen an den Nerven soweit wie möglich zu beheben als auch die oft unerträglichen Schmerzen zu lindern. Sehr hilfreich dabei sind die beschriebenen Verfahren der Infusionstherapie mit Alpha-Liponsäure und der Neuraltherapie (s. S. 202).

Bei Patienten, die unter einer diabetischen Polyneuropathie leiden, kann in manchen Fällen durch eine »Transkutane Elektrische Nerven-Stimulation«, das heißt mittels einer durch die Haut erfolgenden Reizung mit Hilfe eines TENS-Gerätes, eine Besserung der Mißempfindungen und Schmerzen erreicht werden. Die bei Diabetikern häufig verminderte Geschwindigkeit, mit der die Nerven die Information weiterleiten, wird verbessert wie auch deren Blutversorgung.

Schutz vor Schäden durch kranke Nieren

- Diabetische Nephropathie: Patienten mit diesem Folgeschaden der Zuckerkrankheit haben häufig einen erhöhten Homocysteinspiegel. Er ist besonders gefährlich als ein unabhängiger Risikofaktor für das

Entstehen der Arteriosklerose (s. S. 96). In diesem Geschehen kommt der Folsäure eine grundlegende Bedeutung zu. Nur wenn genügend davon vorhanden ist, kann das Homocystein abgebaut beziehungsweise umgewandelt werden. Jedoch mangelt es etwa 50 Prozent aller Patienten mit einer gestörten Nierenfunktion an diesem B-Vitamin. Sie sind deshalb besonders gefährdet, an einer Arteriosklerose und deren Folgen wie Herzinfarkt und Schlaganfall zu erkranken, aber auch eine weitere Schädigung der Nieren zu erleiden.

Wir Ärzte in der Schwarzwald Privatklinik Obertal halten deshalb bei Diabetikern, die an einer Nephropathie leiden, eine Substitution mit Folsäure, kombiniert mit den Vitaminen B_6 und B_{12}, für unbedingt erforderlich. So kann auf natürliche Weise der erhöhte Homocysteinspiegel gesenkt und damit das Risiko weiterer Gefäßschäden vermindert werden.

Ebenso dringend notwendig ist bei einer diabetischen Nephropathie ein ausreichender antioxidativer Schutz der Blutgefäße. Dieser ist durch die ausreichende Zufuhr von Vitamin E mit Tocorell®, Vitamin C mit Ascorell® und dem Spurenelement Selen mit Selenarell® zu erreichen. Außerdem ist die Substitution von Vitamin D in seiner aktiven Form zu erwägen, da wichtige unterstützende Funktionen der Niere bei der Bildung von Vitamin D gestört sein können und deshalb zwangsläufig die Versorgung des Körpers damit unzureichend ist.

Grundsätzlich muß bei Diabetikern mit einer eingeschränkten Nierenfunktion die vollwertige kalorienangepaßte Kost so zusammengestellt werden, daß sie alle wichtigen Makro- und Mikronährstoffe enthält sowie ausreichend Aminosäuren als Bausteine für körpereigenes Eiweiß, das gilt besonders für die verzweigtkettigen Aminosäuren. Zudem muß je nach Einschränkung der Nierenfunktion eine übermäßige Zufuhr von Eiweiß, zuviel Kochsalz und vor allem eine zu hohe Aufnahme von Kalium vermieden werden.

Drei Punkte: Was jeder Patient wissen sollte

Soweit die Informationen über den dritten Schritt der Multi-Metabol-Therapie, über die dabei genutzten Mittel und Methoden der Naturheilkunde, über deren Grundlagen und Anwendung. Für diese Behandlung des Diabetes mellitus gelten dieselben drei Grundsätze wie für die anderen Therapien in der Schwarzwald Privatklinik Obertal.

1. Alle Mittel, Methoden und Verfahren, die bei uns im Rahmen einer ganzheitlichen Therapie kombiniert werden, sind bewährt und erfolgreich. Welche von ihnen jeweils im Einzelfall angewendet werden, entscheidet der Arzt individuell für jeden Patienten; jeder erhält gewissermaßen ein maßgeschneidertes Behandlungsprogramm.
2. Nicht jeder Patient muß mit allen diesen Verfahren behandelt werden. Aus ihnen werden für die Therapie jeweils diejenigen ausgewählt, von denen erfahrungsgemäß in dem betreffenden Fall der beste Erfolg zu erwarten ist.
3. In bestimmten Fällen kann es nützlich sein, zusätzliche Therapien anzuwenden, die hier nicht genannt sind. Das können sowohl weitere Verfahren der Naturheilkunde als auch klassische Methoden der inneren Medizin sein.

9 Diabetes und Schwangerschaft: Trotz »Zucker« ein gesundes Kind

Die gute Nachricht vorweg: Eine Diabetikerin kann heute problemlose Schwangerschaft erleben und ein gesundes Kind zur Welt bringen. Sie gilt zwar als »Risikoschwangere«, aber die Gefährdung durch Komplikationen ist nur unwesentlich höher als bei einer gesunden Frau – vorausgesetzt, die Patientin ist optimal eingestellt und wird medizinisch gut betreut. Wie und wie gut das möglich ist, steht in diesem Kapitel.

Die Voraussetzungen für eine erfolgreiche Schwangerschaft von Diabetikerinnen waren nie so günstig wie heute. Vor der Entdeckung des Insulins im Jahre 1922 erreichten die meisten Frauen mit Typ-1-Diabetes nicht einmal das gebärfähige Alter. Wenn es dennoch zu einer Schwangerschaft kam, endete diese allzu häufig mit einer Katastrophe: Kein Kind überlebte und jede zweite Frau starb. Trotz der Therapie mit Insulin war es noch lange Zeit für eine Diabetikerin riskant, Mutter zu werden. Die Hälfte der Frauen brachten entweder tote Kinder zur Welt oder die Babys starben in den ersten Stunden nach der Geburt.

Warum eine Schwangerschaft von Diabetikerinnen so problematisch ist, wurde erst Jahre später erforscht. Offensichtlich ist der erhöhte Blutzuckerspiegel für eine Fülle von Komplikationen bei Mutter und Kind verantwortlich. Entscheidend für den Verlauf der Schwangerschaft ist daher eine optimale Einstellung der Blutzuckerwerte während der neun Monate. Besser noch ist es, die Schwangerschaft einer zuckerkranken Frau so zu planen, daß ihr Stoffwechsel bereits zum Zeitpunkt der Empfängnis bestmöglich eingestellt ist. Warum allerdings die Typ-1-Diabetikerinnen doppelt so viele Mädchen wie Jungen zur Welt bringen, ist bis heute völlig ungeklärt.

Wodurch das Kind gefährdet ist

Die ersten Wochen, in denen die meisten Frauen selbst noch nichts von ihrer Schwangerschaft wissen, sind für den Embryo besonders kritisch. In dieser Zeit werden die Organe angelegt. Hat die Mutter dann zu hohe Blutzuckerwerte, kann es zu Mißbildungen kommen – vor allem am Herzen, an der Wirbelsäule, am Rückenmark, an den Knochen und Nieren. Auch heute noch haben fünf bis zehn Prozent der Kinder von diabetischen Müttern schwere angeborene Mißbildungen. Ihr Mißbildungsrisiko ist damit doppelt bis viermal so groß wie das von Kindern gesunder Mütter. Um es soweit wie möglich zu senken, empfiehlt die »American Diabetic Association«, die Glucosewerte der zuckerkranken Frauen bereits drei bis sechs Monate vor einer geplanten Schwangerschaft in den Normbereich zu bringen.

Schlecht eingestellte Diabetikerinnen erleiden in den ersten drei Monaten der Schwangerschaft deutlich häufiger eine Fehlgeburt als gesunde Frauen. Möglicherweise ist das eine Reaktion des Körpers auf schwere Mißbildungen beim Kind.

Kinder diabetischer Mütter sind oft zu groß und zu schwer für ihr Alter. Der Grund dafür: Mit dem Blut gelangt Glucose über die Plazenta aus dem Kreislauf der Mutter in den des Kindes. Zwangsläufig wird bei erhöhten Blutzuckerwerten der Mutter das Kind mit einer Extraportion Glucose »gefüttert«. Die Folge dessen: Wenn ab der 22. bis 24. Schwangerschaftswoche die kindliche Bauchspeicheldrüse ihre Arbeit aufnimmt, produziert sie mehr Insulin, um die zu hohen Blutzuckerwerte zu normalisieren. Die Glucose wird zum Teil in der Leber in Fett umgewandelt und dadurch wird das ungeborene Kind dicker und größer, als es seinem Alter entspricht. Jedes fünfte Kind einer diabetischen Mutter ist zum Zeitpunkt der Geburt mehr als 4,5 Kilogramm schwer und muß mit einem Kaiserschnitt entbunden werden.

Die erhöhte Insulinproduktion des Kindes im Mutterleib zieht ein weiteres Problem nach sich. In seinen Lungen befindet sich Fruchtwasser,

das ist normal. Bei schlecht eingestellten Diabetikerinnen jedoch enthält das Fruchtwasser mehr Insulin als bei gesunden Frauen. Das bleibt nicht ohne Folge: Das Insulin hemmt die Reifung bestimmter Zellen, die für die Entfaltung der Lungen nach der Geburt wichtig sind – und deshalb können diese Kinder Probleme beim Atmen haben.
Die kindliche Bauchspeicheldrüse gewöhnt sich im Mutterleib an eine überschießende Insulinproduktion, weil sie mit den erhöhten Blutzuckerwerten von der Mutter her fertig werden muß. Das kann nach der Geburt, wenn der Glucose-Nachschub von der Mutter ausbleibt, zur Unterzuckerung führen.
Dazu muß es nicht kommen. Alle diese Risiken für das Kind lassen sich auf ein Minimum reduzieren, wenn die Blutzuckerwerte der Mutter gut eingestellt sind – schon Monate vor der Schwangerschaft.

Welche Komplikationen den Müttern drohen

Bei Diabetikerinnen mit schlecht eingestellten Blutzuckerwerten kommt es in der Schwangerschaft eindeutig häufiger zu Fehlgeburten sowie zu Harnwegsinfektionen, die sich unbehandelt zu einer Nierenbeckenentzündung mit hohem Fieber auswachsen können, zu dem gefürchteten Schwangerschaftshochdruck, Eiweißausscheidung im Urin, exzessiven Ödemen und unter Umständen auch mit Krampfanfällen, somit zu Schwangerschafts-Komplikationen die als Gestosen bezeichnet werden. In schweren Fällen muß die Schwangerschaft vorzeitig beendet und das Kind per Kaiserschnitt auf die Welt geholt werden.

Was bei Spätschäden zu bedenken ist

Jede Diabetikerin sollte wissen, daß bestehende Spätschäden sich während der Schwangerschaft verschlimmern können. Ob eine Frau das riskieren will, muß sie nach eingehender Beratung durch den Arzt selbst entscheiden.
Veränderungen des Augenhintergrundes durch eine diabetische Retinopathie (s. S. 100), gleich welcher Ausprägung, verschlechtern sich während der Schwangerschaft. Glücklicherweise bilden sich diese Ver-

änderungen nach der Geburt zumeist wieder von selbst zurück. Wichtig sind in jedem Fall regelmäßige Untersuchungen durch den Augenarzt.
Eine leichte Retinopathie sollte alle ein bis drei Monate kontrolliert werden. Dabei festgestellte Verschlechterungen können eventuell gelasert und dadurch gestoppt werden. Eine fortgeschrittene Retinopathie ist ein großes Risiko für die Schwangere: Gefäßneubildungen am Augenhintergrund können das Sehvermögen einschränken und schlimmstenfalls zur Erblindung führen. Es gibt jedoch eine Chance, trotzdem gut durch die Schwangerschaft zu kommen, und zwar mit einer ausreichenden Laserbehandlung der Netzhaut vor der Empfängnis und anschließender Wartezeit, bis der Zustand sich stabilisiert hat.
Nierenschäden haben etwa fünf Prozent der schwangeren Typ-1-Diabetikerinnen. Diese Nephropathie (s. S. 102) führt zu einem erhöhten Eiweißgehalt im Urin, zu Bluthochdruck und zu einer verminderten Nierenfunktion. Gefährlich ist vor allem der Bluthochdruck, weil sich im letzten Schwangerschaftsdrittel eine Gestose (s. S. 213) entwickeln kann. Durch eine rechtzeitige, gezielte Behandlung sind Komplikationen meistens vermeidbar, allerdings sind Frühgeburten dennoch deutlich häufiger als bei gesunden Frauen.

Wie Schwangere sich ernähren sollten

In puncto Gewichtszunahme während einer Schwangerschaft gelten für Diabetikerinnen dieselben Empfehlungen wie für gesunde Frauen: In den ersten drei Monaten keine Gewichtszunahme, vom vierten bis sechsten Monat etwa zwei bis drei Kilogramm, vom siebten bis neunten Monat nochmals fünf bis sieben Kilogramm.
Eine zuckerkranke Frau, die währenddessen mehr an Gewicht zulegt, erhöht unnötig ihren Insulinbedarf. Andererseits sollten übergewichtige Frauen während der Schwangerschaft auf keinen Fall abnehmen, denn dabei würden Ketonkörper entstehen und Schadstoffe mobilisiert werden, die beide dem Kind schaden können.
Es gibt keinen Grund, den Speiseplan in der Schwangerschaft plötzlich umzustellen. Die Ernährung sollte wie zuvor reich an Ballaststof-

fen und Kohlenhydraten sein und vor allem aus langsam resorbierbaren Kohlenhydraten bestehen, etwa aus Vollkornbrot, Kartoffeln, ungeschältem Reis, Nudeln und rohem Gemüse. Mit Fisch, magerem Fleisch, Milch und Milchprodukten läßt sich der erhöhte Eiweißbedarf während der Schwangerschaft sicher decken.
Dennoch ist es für Schwangere nicht einfach, sich richtig zu ernähren: Sie sollen nur 13 Prozent mehr Kalorien aufnehmen, dafür aber mehr als das Doppelte an manchen Vitaminen und Mineralien – der folgende Kasten auf gibt einen Überblick über diesen Mehrbedarf.

Täglicher Mehrbedarf an Vitaminen und Mineralstoffen

Diese Angaben gelten (nach DGE) in Schwangerschaft und Stillzeit

Mikronährstoff	**Mehrbedarf**			
	Schwangere (25 Jahre)		Stillende (25 Jahre)	
Mineralstoffe				
Calcium	200 mg	(+ 20 %)	300 mg	(+ 30 %)
Phosphor	100 mg	(+ 6 %)	200 mg	(+ 13 %)
Magnesium	–		75 mg	(+ 25 %)
Eisen	15 mg	(100 %)	5 mg	(+ 33 %)
Jod	30 µg	(+ 15 %)	60 µg	(+ 30 %)
Zink	3 mg	(+25 %)	10 mg	(+ 83 %)
Vitamine				
Vitamin A	0,3 mg	(+ 37 %)	1,0 mg	(+ 125 %)
Vitamin D	5 µg	(+ 100 %)	5 µg	(+ 100 %)
Vitamin E	2 mg	(+ 16 %)	5 mg	(+ 41 %)
Vitamin B_1	0,3 mg	(+ 25 %)	0,5 mg	(+ 41 %)
Vitamin B_2	0,3 mg	(+ 20 %)	0,8 mg	(+ 53 %)
Vitamin B_6	1,0 mg	(+ 62 %)	0,6 mg	(+ 37 %)
Vitamin B_{12}	0,5 µg	(+ 16 %)	1,0 µg	(+ 33 %)
Folat	150 µg	(+ 100 %)	70 µg	(+ 46 %)
Nicotinsäureamid	2 mg	(+ 13 %)	5 mg	(+ 33 %)
Vitamin C	25 mg	(+ 33 %)	50 mg	(+ 66 %)

Unter den Vitaminen und Mineralstoffen gibt es einige, bei denen die

Versorgung während einer Schwangerschaft besonders kritisch ist. Das sind vor allem:

- Folat: In der Schwangerschaft verdoppelt sich der Bedarf daran, denn der Körper benötigt dieses Vitamin, um jede einzelne seiner Millionen Zellen bilden zu können. Besonders wichtig ist ausreichend Folat (auch Folsäure genannt) während der Frühschwangerschaft, in der es die Mutter vor Fehlgeburten und ihr Kind vor gewissen Mißbildungen der Wirbelsäule (Spina bifida) bewahrt. Reich an Folsäure sind grüne Blattgemüse wie Spinat oder Rosenkohl sowie Milch, Vollkornprodukte und Leber. Um in der sensiblen Zeit der Frühschwangerschaft wirklich sicher mit Folat versorgt zu sein, empfehlen Experten allen Schwangeren die Einnahme von Präparaten wie »Folarell«. Insbesondere gilt das für die Frauen, die zuvor die Anti-Baby-Pille zur Empfängnisverhütung angewendet haben (mehr darüber auf Seite 219).
- Eisen: Der Bedarf erhöht sich in der Schwangerschaft um ein Drittel. Dieser Mineralstoff ist als Bestandteil der roten Blutkörperchen unerläßlich für die Blutbildung des Kindes. Relativ reich an Eisen sind zum Beispiel Fleisch, Spinat, Mangold, Schwarzwurzeln und Aprikosen. Es ist auch in »Vicoferell« und anderen rezeptfreien Präparaten enthalten.
- Jod: Die Schilddrüse des Kindes benötigt das Spurenelement als Bestandteil ihrer Hormone. Bei einem Mangel daran kann sie sich vergrößern, Atemstörungen und Schluckbeschwerden direkt nach der Geburt sind mögliche Folgen dessen. Außerdem können die betroffenen Kinder im Wachstum, in der Knochenreifung und Gehirnentwicklung zurückbleiben. Da es nahezu unmöglich ist, in der Schwangerschaft mit der Nahrung allein genügend Jod aufzunehmen, empfehlen Mediziner, in dieser Zeit täglich 150 bis 200 Mikrogramm Jod mit Tabletten einzunehmen.
- Calcium: Der Mineralstoff verleiht Zähnen und Knochen die nötige Festigkeit. Während der Schwangerschaft ist der Bedarf daran um 70 Prozent erhöht. Hauptquellen für Calcium sind Milch und Milchprodukte, Grüngemüse, Obst, Vollkornbrot und Nüsse sowie rezeptfreie Präparate wie »Minerell«.

Gestations-Diabetes: Zuckerkrank durch Schwangerschaft

Etwa drei bis fünf Prozent aller Schwangeren, das sind 20 000 bis 40 000 Frauen in Deutschland, entwickeln während der Schwangerschaft zum ersten Mal einen Diabetes. »Gestations-Diabetes« nennen Ärzte diese Form der Zuckerkrankheit, abgeleitet von dem lateinischen Wort *Gestatio* für Schwangerschaft. Sie tritt nur während der Schwangerschaft auf, nach der Entbindung normalisiert sich in nahezu allen Fällen der Stoffwechsel wieder. Ihre Ursache liegt in einer peripheren Insulinresistenz (s. S. 34) und in einer verzögerten Ausschüttung von Insulin nach dem Essen. Zudem produziert die Plazenta »antiinsulinäre Hormone« wie Laktogen, das ein Gegenspieler vom Insulin ist. Die Schwierigkeit ist, daß der Gestations-Diabetes keine Beschwerden verursacht und deshalb in 90 Prozent der Fälle unerkannt bleibt. Wird er nicht behandelt, birgt der erhöhte Blutzuckerspiegel große Risiken für Mutter und Kind. Es kann zu denselben Komplikationen kommen wie bei schlecht eingestellten Diabetikerinnen:

- Totgeburten und Frühgeburten sind wesentlich häufiger.
- Biochemische Störungen führen zu mehr Sterbefällen oder zum sogenannten Riesenwuchs der Kinder.
- Im Schulalter kann es bei ihnen zu einer Fettsucht und einer Diabetesneigung kommen; diese Veranlagung kann bis zur zweiten Generation auftreten.

Auch die werdenden Mütter müssen mit Komplikationen durch den Gestations-Diabetes rechnen: Sie haben viermal häufiger Harnwegsinfektionen als gesunde Schwangere, achtmal häufiger eine Gestose und sie müssen 2,5mal häufiger mit einem Kaiserschnitt entbunden werden. Zu den Risikogruppen, die einen Gestations-Diabetes entwickeln können, gehören Frauen, die älter als 30 Jahre sind, die Übergewicht haben, die Verwandte ersten Grades mit Diabetes haben, die bereits eine Totgeburt hatten und deren erste(s) Kind(er) bei der Geburt schwerer als 4000 Gramm war(en).

Rechtzeitige Diagnose bannt die Gefahr

Alle Komplikationen des Gestations-Diabetes sind vermeidbar, wenn er nur rechtzeitig genug entdeckt wird. Das ist mit geringem Aufwand

durch gezielte Untersuchungen möglich. Am effektivsten ist nach Ansicht der Deutschen Diabetes-Gesellschaft der »50-Gramm-Glucose-Toleranztest«: 50 Gramm Glucose, gelöst in 200 ml Wasser, werden getrunken und nach einer Stunde wird der Blutzuckerspiegel bestimmt: Liegt er über 140 mg/dl, besteht der Verdacht auf Gestations-Diabetes. Schwangere, die zu den oben genannten Risikogruppen gehören, sollten zusätzlich am Ende des ersten Schwangerschaftsdrittels und noch einmal in der 32. bis 36. Schwangerschaftswoche auf ihre Glucosetoleranz hin getestet werden.
Die Fachgesellschaften der Mediziner fordern zwar seit Jahren, zwischen der 24. und 28. Schwangerschaftswoche bei jeder Schwangeren ein Screening auf Gestations-Diabetes durchzuführen. Dieser Suchtest ist aber bis heute nicht in die sogenannten Mutterschaftsrichtlinien über die ärztliche Betreuung während der Schwangerschaft aufgenommen worden. Dabei sollte dieses Screening durch den Arzt für Gynäkologie in Deutschland ebenso die Regel sein wie in den USA – dort gilt es als Kunstfehler, wenn bei einer Schwangeren der Glucosetoleranztest nicht durchgeführt wird.

Richtige Ernährung genügt als Therapie

Bestätigt sich der Verdacht auf Gestations-Diabetes, gilt es keine Zeit zu verlieren: Die Behandlung muß sofort beginnen. Nur bei 20 bis 30 Prozent der Patientinnen ist eine Therapie mit Insulin vonnöten. In der Mehrzahl der Fälle reicht es, wenn die Schwangere ihre Ernährung sofort korrigiert: Auf den Speiseplan gehören komplexe Kohlenhydrate und Ballaststoffe, gestrichen werden zuckerhaltige Lebensmittel wie Honig, Schokolade, Konfitüre und Cola-Getränke. Zu diesem Zweck gibt es Schulungen, bei denen die Patientinnen ausführlich über die richtige Ernährung beraten werden, einen persönlichen Ernährungsplan erhalten und zudem die Selbstkontrolle des Blutzuckerspiegels erlernen. Reicht die Ernährungstherapie aus, wird die Schwangere bis zur Entbindung in wöchentlichen Abständen mit weiteren Blutglucose-Tagesprofilen überwacht. Zu achten ist bei ihnen außerdem auf ausreichende Substitution mit Magnesium, beispielsweise durch »Magnorell«.
Der Gestations-Diabetes verschwindet nach der Schwangerschaft fast immer. Nur bei vier Prozent der betroffenen Frauen bleibt diese Form

der Zuckerkrankheit bestehen, gewissermaßen als ein »verspäteter« Typ-1-Diabetes. Bei jeder dritten Frau wird der Gestations-Diabetes während weiterer Schwangerschaften erneut auftreten. Sie haben auch ein erhöhtes Risiko, später zuckerkrank zu werden: Nach 25 Jahren sind drei Viertel aller Gestations-Diabetikerinnen an Typ-2-Diabetes erkrankt. Ihnen sind deshalb jährliche Stoffwechselkontrollen ebenso zu empfehlen wie vorbeugende Maßnahmen, vor allem das Vermeiden von Übergewicht beziehungsweise dessen Abbau.

Empfängnisverhütung: Mit Pille und Spirale

Für Diabetikerinnen ohne Kinderwunsch oder für solche, die bereits Kinder haben und sich keinen weiteren Nachwuchs wünschen, stellt sich wie bei jeder anderen Frau die Frage nach der geeigneten Methode zur Empfängnisverhütung. Hier zwei Antworten darauf.

Die Anti-Baby-Pille als Mittel zur Empfängnisverhütung bei Diabetikerinnen war lange Zeit sehr umstritten. Vielfach lastete man dieser »hormonellen Kontrazeption« an, daß sie selbst mit geringen Mengen von Hormonen die Glucosetoleranz (s. S. 66) herabsetzt und den Cholesterinspiegel erhöht. Heute ist die Pille für Diabetikerinnen kein grundsätzliches Tabu mehr, selbst insulinpflichtige Patientinnen können damit verhüten.

Sie gehen kein erhöhtes Komplikationsrisiko ein, wie unter anderem eine Untersuchung an zwei Gruppen mit 43 Typ-1-Diabetikerinnen in den USA beweist. Die eine Gruppe hatte mindestens ein Jahr lang die Pille eingenommen, die andere niemals mit Hilfe von Hormonen verhütet. Alle Frauen wurden zehn Jahre lang mindestens einmal jährlich von Ärzten der Universität Denver (Colorado) auf Schädigungen an Augen und Nieren hin untersucht. Zusätzlich bestimmte man ihren Blutdruck, den Eiweißgehalt im Urin, den Cholesterinspiegel und den HbA1c-Wert. Die Auswertung der Befunde ergab keinerlei Unterschiede zwischen beiden Gruppen.

Es gibt also keinen Grund, Diabetikerinnen die Pille grundsätzlich zu verweigern. Voraussetzung ist allerdings, daß sie gut eingestellt sind und daß bislang noch keine gesundheitlichen Schädigungen aufgetreten sind. Nicht zu verantworten ist dagegen aus medizinischen Gründen die hormonelle Kontrazeption bei den folgenden Kontraindikationen: Bluthochdruck, Schädigungen der Nieren (Nephropathie) beziehungsweise der Augen (Retinopathie), schlechte Stoffwechseleinstellung. Ein zusätzliches Risiko besteht, falls die Zuckerkranke eine Raucherin ist.

Daraus ergibt sich: Bevor der Arzt einer Diabetikerin die Pille verschreibt, muß er durch eine gründliche Untersuchung abklären, ob keine der genannten Kontraindikationen besteht oder andere medizinische Gründe gegen die Anwendung der Pille sprechen. Darüber hinaus gelten zwei weitere gute Ratschläge:

- Jede Frau, die mit Hilfe der Anti-Baby-Pille verhütet – unabhängig davon, ob sie zuckerkrank ist oder nicht – sollte mindestens einmal jährlich von ihrem Gynäkologen gründlich untersucht werden.
- Jede Frau, die regelmäßig das Hormon Östrogen zur Empfängnisverhütung anwendet, sollte mit einer »Pille zur Pille« zusätzlich das Vitamin Folat zu sich nehmen. Das Östrogen hemmt nämlich im Darm die Aufnahme von Folat aus den Nahrungsmitteln, so daß bei langzeitiger Anwendung der Pille bis zu 40 Prozent weniger von dem Vitamin im Blut enthalten sind. Folgen dieses Mangels können Befindlichkeitsstörungen wie Reizbarkeit, Kopfschmerzen, Müdigkeit am Tage und Schlafstörungen in der Nacht sein sowie bei einer nachfolgenden Schwangerschaft eine erhöhtes Risiko für Fehlgeburten und bestimmte Mißbildungen beim Kind (s. S. 216).

Die Spirale ist der volkstümliche Name für das »Intrauterinpessar«. Sie wird vom Arzt in die Gebärmutter eingelegt und verhütet dort allein durch ihre Anwesenheit als Fremdkörper eine Empfängnis. Das Einlegen bereitet normalerweise weder Probleme noch Schmerzen; der günstigste Zeitpunkt dafür ist die Menstruation. Zuvor muß durch eine Untersuchung die Lage der Gebärmutter kontrolliert und abgeklärt werden, ob Entzündungen bestehen und ob die Gebärmutter groß genug für die Spirale ist. Diese Methode der Empfängnisverhütung ist bei nahezu jeder Diabetikerin medizinisch vertretbar und wegen ihrer hohen Sicherheit eine gute Alternative zur Pille.

10 Diabetes im Alter: Spezielle Lösungen für besondere Probleme

Das Thema Diabetes im Alter ist wirklich ein Kapitel für sich. Zum einen, weil immer mehr ältere und alte Menschen diese Krankheit haben – heute ist jeder zehnte Bundesbürger über 60 und jeder fünfte über 70 Jahre Diabetiker. Zum anderen haben Senioren ganz besondere Probleme mit dem Diabetes – vielen fällt die Umstellung der Ernährung besonders schwer und andere haben zusätzliche Krankheiten, die eine Behandlung des Diabetes erschweren. In diesem Kapitel erfahren Sie, welche speziellen Lösungen es für diese besonderen Probleme gibt.

Senioren verharmlosen häufig ihre Krankheit: »Das bißchen Zucker wird schon nicht so schlimm sein«. Das ist zwar so nicht richtig, jeder Diabetes muß ernstgenommen und bestmöglich behandelt werden. Aber einen Unterschied zu jüngeren Patienten gibt es doch. Stellt beispielsweise der Arzt bei einem 60jährigen einen Typ-2-Diabetes fest, hat dieser aufgrund seiner längeren Lebenserwartung ein größeres Risiko, an den Spätfolgen zu erkranken als ein Patient, bei dem die Krankheit erst im Alter von 75 Jahren ausbricht.

Ein 60jähriger Mann hat heute, statistisch gesehen, noch eine durchschnittliche Lebenszeit von 17,4 Jahren und eine 60jährige Frau noch sogar 22,5 Jahre vor sich – Zeit genug also, die gesamte Härte der Spätfolgen an diabetischen Augen-, Nieren- und Nervenschäden zu erleiden. Diese Patienten müssen deshalb vom Arzt strikter behandelt werden und sie selbst sollten dessen Anweisungen noch genauer befolgen als Patienten im höheren Alter, bei denen die Wahrscheinlichkeit, an Folgeleiden zu erkranken, allein aufgrund ihrer geringeren Lebenserwartung ebenfalls geringer ist.

Bei den Senioren kommt es mit zunehmendem Alter immer mehr darauf an, ihnen vor allem zu einer möglichst langen Zeit ohne Beschwerden zu verhelfen und ihnen die Lebensfreude möglichst uneingeschränkt zu erhalten. Dafür können durchaus die Vorschriften etwas gelockert und auch etwas erhöhte Blutzuckerwerte in Kauf genommen werden.

Komplikationen: Die große Gefahr

Um es zu wiederholen: Jeder Patient mit Diabetes hat auch im Alter ein Recht darauf, mit allen nötigen Mitteln und Methoden behandelt zu werden. Dazu gehört es vor allem, folgenden Problemen vorzubeugen:

- Schwere Unterzuckerungen: Bei einem Blutzuckerspiegel von weniger als 70 mg/dl besteht eine sogenannte Hypoglykämie (s. S. 109). Sinkt er noch weiter, kommt es zu Schwitzen, Zittern, weichen Knien, Herzjagen und Hautblässe. Andere charakteristische Warnzeichen sind Heißhunger, Sehstörungen, Konzentrationsschwäche, Aggressivität, Angst und Depressionen. Leider schlagen diese »Alarmglocken« nicht bei jedem Diabetiker gleich gut an. Manche Langzeit-Diabetiker merken nicht einmal mehr, wenn ihr Blutzucker sogar unter 40 bis 50 mg/dl fällt.

Bei einer Hypoglykämie benötigt der Kranke schnell Glucose, um den Blutzuckerspiegel wieder auf eine erträgliche Höhe zu bringen. Ein Glas normal gesüßte Limonade, Cola, Traubensaft oder gelöster Traubenzucker sind ideale Mittel zu diesem Zweck.

Schuld an einer Unterzuckerung sind vor allem drei Faktoren: Zuviel Insulin, zuviel Bewegung oder zuwenig Essen. Auch Alkohol kann dazu führen: Er hemmt in der Leber die Glucoseneubildung und senkt den Blutzuckerspiegel, vor allem in der Nacht. Besonders gefährdet sind Patienten, die blutzuckersenkende Medikamente aus der Gruppe der Sulfonylharnstoffe einnehmen und die Mahlzeiten unregelmäßig zu sich nehmen.

- Hyperglykämisches Koma: Auch bei Typ-2-Diabetikern kann der Blutzuckerspiegel derart schwindelnde Höhen erreichen, daß der

Patient in ein Koma fällt. Besteht eine Infektion, entgleist fast immer der Stoffwechsel. Sie versetzt nämlich den Körper in Streß, dieser bewirkt die Ausschüttung von Hormonen als Gegenspieler des Insulins (s. S. 29) und darüber ein Ansteigen des Zuckers im Blut. Zu hohe Blutzuckerspiegel können auch entstehen, wenn der Patient vergessen hat, Insulin zu spritzen oder blutzuckersenkende Tabletten einzunehmen. Das passiert vor allem älteren Patienten mit mehreren Krankheiten, weil deren Medikamentenliste oft allzu lang ist.

Und was geschieht, wenn der Blutzuckerspiegel steigt und steigt? Beim Überschreiten der Nierenschwelle kommt es zunächst zur Harnflut, mit der Glucose ausgeschieden wird und durch die der Organismus nicht nur Wasser, sondern auch Mineralstoffe verliert. Dauert diese an, trocknet der Körper zunehmend aus. Dadurch bedingt sind Haut und Schleimhäute trocken, es treten Kreislaufstörungen mit Benommenheit auf und es kann zum Koma kommen. Der Verlust an Mineralstoffen führt zu Wadenkrämpfen und Herzrhythmusstörungen. Gefährlich ist dieser Zustand vor allem für ältere Patienten. Erstens, weil bei vielen von ihnen das Herz vorgeschädigt ist und im Koma zusätzlich durch Rhythmusstörungen belastet werden kann. Zweitens, weil Senioren von Natur aus weniger Durst haben und deshalb in der Regel zu wenig trinken. Bei vielen von ihnen besteht also bereits ein Flüssigkeitsdefizit, das im Koma extrem vermehrt werden kann. In diesem Notfall ist deshalb die schnelle Normalisierung des Wasser- und Mineralstoffhaushaltes lebenswichtig.

- Fußkomplikationen: Der »diabetische Fuß« (s. S. 110) ist eine der Folgen des Diabetes, die am meisten vernachlässigt werden. Das kann gerade bei älteren Diabetikern schlimme Folgen haben. Wegen der oft bereits fortgeschrittenen Nervenschäden spüren sie kleinere Verletzungen am Fuß und Druckstellen im Schuh nicht mehr. Die Konsequenz: Leichte Verletzungen entwickeln sich zu schweren Defekten, aus kleinen Wunden werden »offene Füße«. Diabetiker sollten deshalb täglich ihre Füße auf Verletzungen, Druckstellen und Entzündungen hin untersuchen und gegebenenfalls sofort zum Arzt gehen. Besonders wichtig für sie sind die richtigen, wirklich gut sitzenden Schuhe (s. S. 113).

- Infektionen: Im Alter um 40 läßt die Funktion des Thymus nach und damit beginnt die sogenannte Thymopause (mehr darüber ab Seite 197). Dadurch bedingt wird das Immunsystem gestört oder geschwächt. Das ist bei jedem Menschen der Fall, beim Diabetiker kommen noch spezielle Faktoren hinzu, die unter anderem Immunzellen bei der Bekämpfung von Krankheitserregern hemmen. Infolgedessen erkranken sie häufiger an Infektionen – an Grippe ebenso wie an Harnwegs- oder Pilzinfektionen und Nagelbettentzündungen, um nur einige Beispiele zu nennen. Und sie haben auch besonders darunter zu leiden – Infektionen sind wahrscheinlich die häufigste Ursache für Stoffwechselentgleisungen.
- Durchblutungsstörungen von Herz, Gehirn und Beinen. Wenn endlich die Diagnose Typ-2-Diabetes gestellt wird, sind bei vielen Patienten die großen Blutgefäße bereits vorgeschädigt. Das Metabolische Syndrom mit seinem »tödlichen Quartett« der Risikofaktoren (s. S. 81) hat zu arteriosklerotischen Veränderungen geführt Diese Durchblutungsstörungen von Herzmuskel und Gehirn sind die Ursachen dafür, daß der Herzinfarkt die Haupttodesursache bei den älteren Typ-2-Diabetikern ist und auch dafür, daß Schlaganfälle bei ihnen wesentlich häufiger auftreten als beim Rest der Bevölkerung.

Ganz wichtig: Der Diabetikerausweis

Jeder Diabetiker sollte in seiner Brieftasche neben dem Personalausweis auch seinen Diabetikerausweis mitführen. Denn bei einer Unterzuckerung ist es durchaus möglich, daß Passanten einen Kranken für betrunken halten und einen weiten Bogen um ihn machen. Bricht der Patient bewußtlos zusammen, werden Notarzt oder Sanitäter durch den Diabetikerausweis sofort richtig informiert. Sie können umgehend den Blutzuckerspiegel bestimmen und die richtige Behandlung veranlassen.

Ernährung: Richtig essen kann gut schmecken

Richtige Ernährung und regelmäßige Bewegung stehen auch bei älteren Typ-2-Diabetikern an erster Stelle der Therapie. Theoretisch zumindest. In der Praxis jedoch fällt es den Senioren besonders

schwer, richtig zu essen und zu trinken und sich genügend zu bewegen.
Das hat seine Gründe und seine Folgen. Mit zunehmendem Alter braucht der Körper weniger Kalorien und viele Senioren essen weniger, so daß sie zwangsläufig in einen Mangel an Vitaminen und Mineralstoffen geraten. Außerdem läßt das Durstgefühl nach, so daß sie zuwenig Flüssigkeit zu sich nehmen, und auch das Geschmacksempfinden, so daß sie weniger Appetit haben.
Hinzu kommt noch etwas anderes: In der Regel haben sich die Ernährungsgewohnheiten jahrzehntelang eingeschliffen und lassen sich nicht mehr ohne weiteres ändern. Übergewichtige, die seit ihrer Kindheit den Teller immer leer gegessen haben und nie an Fett gespart haben, haben es nicht leicht, sich von nun an mit kleinen Portionen von Vollkornprodukten, Obst und Gemüse satt zu essen. Und für viele ältere Menschen bedeutet Essen und Trinken viel mehr als nur Nahrungsaufnahme, es ist für sie Genuß und Lebensqualität. Mit Diät verbinden sie dagegen fades, langweiliges Essen, das zudem nicht satt macht. So wird es verständlich, daß sie sich dagegen wehren, »auf Diät gesetzt zu werden«.
Daß heutzutage diabetesgerechtes Essen kaum noch etwas mit der einst so strengen Diabetes-Diät zu tun hat, wissen die wenigsten Senioren. Wie lecker man diabetesgerecht essen kann, beweisen die »Schmankerl-Rezepte für Diabetiker« von Diplom-Diät-Küchenmeister Robert Leucht am Ende dieses Buches. Wie man sich richtig und zugleich schmackhaft ernähren kann, lernt man auch in einer Diabetiker-Schulung (Adresse s. S. 286). Diese Gelegenheit sollten Senioren unbedingt nutzen. Denn die Ernährung ist und bleibt nun einmal die Grundlage der Behandlung von Typ-2-Diabetikern. Nutzen daraus ziehen vor allem zu dicke Diabetiker: Sie gewinnen mit jedem abgespeckten Kilogramm ein Stück Gesundheit zurück, weil sich im Gleichmaß mit dem Zeiger der Waage auch ihre Blutzuckerwerte bessern.
Schwierig zu gestalten ist die richtige Ernährung für ältere Menschen, die auf ambulante Essensdienste angewiesen sind. Denn diese liefern häufiger keine diabetesgerechten Mahlzeiten. Diese »Diätkost« enthält nicht selten zuwenig Kohlenhydrate, aber zuviel Fett und Eiweiß

und von den Vitaminen dürften nach oft stundenlangem Warmhalten kaum noch etwas übrig sein. Allerdings werden die Patienten durch die Essensdienste nur zum Teil versorgt, nämlich mittags. Den Diabetikern bleiben also immer noch das Frühstück und das Abendessen sowie die Zwischenmahlzeiten, um die Grundsätze einer gesunden Ernährung (s. S. 243) selbst zu verwirklichen und dadurch ihren Blutzuckerspiegel zu regulieren.

Trinken, trinken, trinken!

Gerade betagte Diabetiker leiden oft unter Stimmungsschwankungen, Merk- und Konzentrationsstörungen, Antriebsschwäche, und sie fallen durch seltsame Verhaltensweisen auf. Dahinter steckt nicht immer eine Altersdemenz, sondern häufig ein zu hoher Blutzuckerspiegel. Dieser führt zur Harnflut, mit der sich der Körper des überschüssigen Zuckers entledigt und zugleich viel Wasser verliert. Unter dem Mangel an Flüssigkeit leidet auch das Gehirn – und das führt zu den genannten Symptomen. Das beste Gegenmittel: Reichlich trinken, mindestens 2 Liter Wasser oder Mineralwasser oder Kräutertee am Tag!

Bewegung: Auch Tanzen ist Medizin

Regelmäßige Bewegung ist ein Segen für Typ-2-Diabetiker: Wer körperlich aktiv ist, verbrennt mehr Glucose und senkt den Blutzuckerspiegel auf ganz natürliche Weise; auch erhöhte Werte von Blutfetten und Blutdruck sinken, Herz und Kreislauf werden gestärkt. Das alles hilft, Folgekrankheiten vorzubeugen und Medikamente zu sparen. Wer es im Alter kann, der sollte deshalb wandern, schwimmen, spazierengehen oder sich sonst bewegen wie immer es ihm Spaß macht. Es gibt auch Tanz- und Sportgruppen für Senioren, und Fußgymnastik kann man ganz nebenbei in der Diabetiker-Schulung beim Arzt erlernen. Übertriebener Eifer jedoch könnte schaden: Wer sich plötzlich viel bewegt, kann durch die ungewohnte Muskelarbeit in eine Unterzuckerung geraten und sollte deshalb immer Traubenzucker dabei haben, um bei den ersten Anzeichen gegensteuern zu können.

Medikamente: Nicht alle sind erlaubt

Blutzuckersenkende Medikamente sind angebracht, wenn weder Ernährungsumstellung noch Bewegung zu einer deutlichen Gewichtsabnahme verhelfen und/oder die Diät nicht mehr ausreicht, um den Blutzuckerspiegel zu normalisieren. Ganz wichtig ist dabei: Niemand muß sich als Versager fühlen, wenn er es nicht schafft, genügend Pfunde abzunehmen. Aber eines sollte jedem Diabetiker klar sein: Jedes verlorene Pfund ist ein Gewinn. Und er sollte wissen: Blutzuckersenkende Medikamente machen die richtige Ernährung nicht überflüssig, sie bleibt unverändert Nummer eins in der Therapie.

Im Prinzip stehen den älteren Diabetikern alle oralen Antidiabetika (s. S. 238) zur Verfügung. Allerdings gilt es einige Besonderheiten zu beachten:

- Alpha-Glukosidase-Hemmer glätten als sogenannte Glukose-Rezeptionsverzögerer die hohen Blutzuckerspitzen nach den Mahlzeiten, haben insgesamt aber nur einen geringen Effekt.
- Biguanide eignen sich vor allem für übergewichtige Typ-2-Diabetiker. Bei einer Reihe von Begleiterkrankungen ist allerdings ihre Anwendung verboten: So dürfen sie nicht bei einer eingeschränkten Nieren- und Leberfunktion genommen werden, nicht bei Herzschwäche und nicht bei einer Diät bis zu 1000 Kalorien pro Tag. Grundsätzlich sollten sie bei älteren Diabetikern – falls überhaupt – nur mit größter Vorsicht eingesetzt werden.
- Sulfonylharnstoffe werden zu häufig verschrieben. Eigentlich kommen sie nur für zehn bis 20 Prozent der älteren Typ-2-Diabetiker in Betracht. Bei allen anderen verbietet sich die Einnahme, weil diese Patienten andere Krankheiten haben oder andere Medikamente einnehmen, die Wechselwirkungen mit den Sulfonylharnstoffen haben. Aufgrund ihrer langen Wirkdauer besteht die Gefahr der Unterzuckerung. Sie ist die häufigste Komplikation dieser Therapie – ausgenommen davon ist der neue Sulfonylharnstoff Glimepirid (s. S. 168).

Insulin: Keine Angst vor dem Spritzen

Manche Diabetes-Experten empfehlen Typ-2-Diabetikern, frühzeitig Insulin zu spritzen – selbstverständlich erst, wenn die Maßnahmen

zum Abspecken und Bewegen gescheitert sind. Viele ältere Diabetiker haben anfangs Angst vor der Spritze und bei der Vorstellung, von nun an ständig darauf angewiesen zu sein. Sie empfinden es als eine Bedrohung, wenn der Arzt ihnen die Umstellung auf Insulin vorschlägt. In den meisten Fällen lösen sich diese Befürchtungen in Nichts auf, wenn erst einmal mit dem Spritzen begonnen worden ist. Denn die Patienten fühlen sich nun rundum besser, weil sie keinen Schwindel, kein Schleiersehen vor den Augen, keine Müdigkeit, keine Antriebsschwäche mehr haben; auch der starke Durst, das häufige Wasserlassen, der ständige Juckreiz sind dann Vergangenheit. Hinter diesen Beschwerden steckt nämlich sehr häufig nicht – wie fälschlicherweise angenommen wird – »das Alter«, sondern ein zu hoher Blutzuckerspiegel. Darüber hinaus verschafft das Insulin den Patienten mehr Spielraum bei der Nahrungsauswahl.
Übrigens: Schmerzen verursachen die hauchdünnen Spritzen heutzutage praktisch überhaupt nicht mehr. Und die sogenannten Pens als neue Spritzhilfen machen das Spritzen zum Kinderspiel, selbst für Patienten mit zittrigen Händen und für Diabetiker mit Sehstörungen.

Schulung: Experten in eigener Sache

Diabetes ist eine chronische Krankheit, mit der man vom Zeitpunkt der Diagnose an leben muß. Das zu akzeptieren, fällt schwer. Gerade deshalb ist es so wichtig, daß möglichst jeder Patient an einer Diabetiker-Schulung teilnimmt. Dort lernt er zusammen mit anderen Diabetikern seine Krankheit besser kennen, und zwar nicht nur in der Theorie, sondern auch mit zahlreichen Hilfen und Tips für den Alltag. Viele Ärzte bieten heute solche Diabetiker-Schulungen an. Sie ist auch Bestandteil der Multi-Metabol-Therapie in der Schwarzwald Privatklinik Obertal, wobei die speziellen Bedürfnisse der älteren Diabetiker berücksichtigt werden. Wer an einer Diabetiker-Schulung teilnehmen will, der fragt am besten seinen Hausarzt oder Apotheker nach einer diabetologischen Schwerpunktpraxis in der Nähe. Auskünfte erteilt auch der Deutsche Diabetiker-Bund, die Österreichische Diabetes-Vereinigung und die Schweizer Diabetes-Gesellschaft (s. S. 286).

11 Leben mit der Zuckerkrankheit: Beruf, Auto fahren und Reisen

Viele Betroffene bestätigen es gerne: Diabetiker sind »ganz normale Menschen«. Ihrer Krankheit wegen müssen sie zwar gewisse Beeinträchtigungen in Kauf nehmen. Dennoch möchten sie so leben wie alle anderen – einem Beruf nachgehen, eine Familie gründen, Auto fahren, Sport treiben oder verreisen. Das alles können sie, wenn sie genügend Rücksicht nehmen auf ihre besondere Situation. Dieses Kapitel soll eine Hilfe dabei sein, die Probleme der Diabetiker im Alltag zu bewältigen.

Diabetiker im Beruf: Keine Gefahr für sich und andere

Grundsätzlich ist ein gut eingestellter Diabetiker ohne weiteres in der Lage, einen Beruf auszuüben – allerdings nicht uneingeschränkt jeden. Gemäß den Vorschriften der Berufsgenossenschaften sind Diabetikern, die sich Insulin spritzen und mit dem Risiko der Unterzuckerung leben müssen, bestimmte Tätigkeiten verwehrt. Für den Fall, daß ihr Stoffwechsel entgleist, könnten sie sich selbst oder andere Menschen gefährden. Auf der Verbotsliste stehen beispielsweise: Schrankenwärter, Lokomotivführer, Busfahrer, Pilot oder Polizist. Auch Arbeiten mit einem hohen Grad an Selbstgefährdung wie die von Dachdeckern, Schornsteinfegern oder Starkstromelektrikern sind für Diabetiker tabu. Bei Patienten, die bestimmte Medikamente einnehmen, kann es unter Umständen ebenfalls zu Unterzuckerungen kommen. In solchen Fällen muß überlegt werden, ob der Betroffene eventuell umgeschult werden muß.

Koch, Bäcker oder Konditor zu werden, muß nicht unbedingt sein. Denn in diesen Berufen könnte die Versuchung allzu groß sein, den für Zuckerkranke geltenden Ernährungsgrundsätzen untreu zu werden.
Grundsätzlich sollten Diabetiker einen Beruf wählen, bei dem sie regelmäßig ihre Mahlzeiten einnehmen und sich gegebenenfalls ihr Insulin spritzen können. Mit Schichtarbeit sind diese Anforderungen meist nicht zu vereinbaren. Auch die körperliche Belastung am Arbeitsplatz sollte abzuschätzen sein, um eine Unterzuckerung durch unvorhergesehene Muskelarbeit auszuschließen.
Arbeitgeber und Kollegen müssen unbedingt über die Zuckerkrankheit informiert sein und auch darüber, wie sie bei akuten Problemen, zum Beispiel bei einer Unterzuckerung (Hypoglykämie), rasch und richtig helfen können.

Diabetiker im Straßenverkehr: Sicher am Steuer

Ein Vorurteil ist einfach nicht auszurotten: Diabetiker sind häufiger in Verkehrsunfälle verwickelt als gesunde Autofahrer, so heißt es. Das ist falsch. Richtig ist, daß der Anteil registrierter Verkehrssünder unter Diabetikern mit elf Prozent sogar geringer ist als bei den übrigen Bundesbürgern, deren Unfallrate 16 Prozent beträgt.
Diabetiker am Steuer haben dennoch spezielle Probleme. Bei Patienten, die mit Sulfonylharnstoff oder Insulin behandelt werden, besteht grundsätzlich das Risiko einer Unterzuckerung; haben sie Alkohol getrunken, ist es noch höher als ohnehin. Das kann lebensbedrohend sein. Gerät ein Diabetiker am Steuer in einen hypoglykämischen Schock, gefährdet er nicht nur sich, sondern auch andere.
Gerade Zuckerkranke, die Auto fahren, sollten deshalb auf diese Komplikation vorbereitet sein – durch Wissen und Vorsorge. Wissen sollte er, welche die ersten Anzeichen einer Hypoglykämie sind und was dann zu tun ist. Treten Zittern, Herzklopfen, Schweißausbruch auf, muß er unverzüglich schnell resorbierbare Kohlenhydrate in Form von Traubenzucker zu sich nehmen. Vorsorgen sollte er, indem er im Auto ein »Zuckerdepot« einrichtet, das jederzeit griffbereit ist. Der beste

Platz dafür ist die Seitentasche in der Fahrertür. Wer diese eiserne Ration für den Notfall irgendwo im Anzug oder der Handtasche verstaut, der muß im entscheidenden Moment unter Umständen viel zu lange danach suchen.

Erst lesen, dann starten

Was Diabetiker beim Autofahren sonst noch wissen und beachten sollten, sind vor allem die folgenden Empfehlungen:

- Erst dann Auto fahren, wenn der Stoffwechsel so gut wie möglich eingestellt ist und immer den Diabetikerausweis dabeihaben.
- Niemals mit dem Auto fahren, wenn man sich nicht ganz wohl fühlt.
- Nach einer Insulininjektion erst dann starten, wenn die dazugehörende Mahlzeit gegessen ist.
- Auf längeren Reisen zusätzlich zu den Hauptmahlzeiten jede Stunde eine kleine Zwischenmahlzeit einschalten, die etwa zehn Gramm Kohlenhydrate liefert, zum Beispiel einen Apfel oder eine Orange essen.
- Vor und während der Autofahrt keinen Alkohol trinken.
- Stets dem Verkehr angepaßt fahren, niemals mit Höchstgeschwindigkeit.
- Allzu lange Autofahrten vermeiden, weil dadurch der Körper aus den gewohnten Tagesrhythmus gerät.
- Bei den geringsten Anzeichen von Unwohlsein unverzüglich anhalten (nötigenfalls sogar im Halteverbot) und sofort Traubenzucker einnehmen. Erst dann weiterfahren, wenn alle Symptome der Unterzuckerung restlos abgeklungen sind.
- Alle sechs Monate sowohl den Gesundheitszustand als auch die Fahrtüchtigkeit vom Arzt kontrollieren lassen.

Diabetiker auf Reisen: Insulin im Handgepäck

Während es andere Menschen zur Urlaubszeit in die Ferne zieht, bleiben viele insulinpflichtige Diabetiker lieber daheim. Sie trauen sich nicht aus ihrer gewohnten Umgebung heraus, denn sie befürchten, daß ein Ausbrechen aus dem üblichen Tagesrhythmus ihren Stoffwechsel allzusehr durcheinanderbringen könnte. Das dämpft bei so manchem die Reiselust. Ganz sicher zu Unrecht, denn auch Diabetiker können unbeschwert Urlaub machen und sogar ferne Länder besuchen, wenn sie den Grundsatz beherzigen: »Gute Vorbereitung ist alles«. Hier das Wichtigste, was dazugehört.

Insulinvorräte dürfen im Gepäck eines insulinpflichtigen Diabetikers ebensowenig fehlen wie das nötige Zubehör für die Injektionen. Beides sollte auf verschiedene Gepäckstücke verteilt sein – für den Fall, daß eines von ihnen verlorengeht.

Selbst wen man mehrere Wochen unterwegs ist, kann man den erforderlichen Vorrat an Insulin problemlos mitführen. Der Impfstoff ist bei Raumtemperatur mindestens einen Monat lang haltbar. Bei Reisen in warme Länder stellen sich Diabetiker oftmals die Frage, wie sie ihre Vorräte vor Temperaturen über 30 Grad Celsius schützen können. Die Antwort darauf ist einfach: Es genügt bereits ein feuchtes Tuch, in das die Fläschchen eingewickelt werden. Besser noch kann man sie mit Kühltaschen, Thermosflaschen oder Styroporbehältern kühlhalten. Sollte die Kühlkette dennoch unterbrochen werden, sollte vorsichtshalber das Fläschchen nach der Heimkehr nicht aufgebraucht werden, weil die Ablauffrist von Insulin durch höhere Temperaturen verkürzt wird.

So wichtig das Kühlhalten auch ist – gefrieren darf Insulin nicht. Bei Flugreisen wird daher vom Aufbewahren des Insulins im Koffer abgeraten, weil im Laderaum eines Flugzeuges stets Minustemperaturen erreicht werden. Man sollte den Vorrat daran im Handgepäck mit in die Kabine nehmen.

Noch etwas zu den Spritzen und den Nadeln: Sicherheitshalber sollte man sich vom behandelnden Arzt eine Bescheinigung ausstellen lassen (falls möglich in der Sprache des Reiselandes), daß dieses Zubehör aus medizinischen Gründen benötigt wird. Das erspart möglicherweise unnötigen Ärger, denn es kommt bei der Zollkontrolle immer wieder vor, daß Spritzen und Nadeln das Mißtrauen von Drogenfahndern erregen.

Kohlenhydrate als Notration für eine eventuell drohende Unterzuckerung müssen unbedingt mit auf die Reise, sowohl griffbereit in der Nähe als auch auf verschiedene Gepäckstücke verteilt. Geeignet ist vor allem Traubenzucker.

Besonders wichtig: Mittel gegen Durchfall

Meßgeräte dürfen nicht vergessen werden. Insbesondere insulinpflichtige Diabetiker sollten während einer Reise täglich ihren Blutzucker bestimmen, und wer Probleme mit dem Blutdruck hat, sollte zusätzlich das Meßgerät dafür einpacken.

Die Reiseapotheke muß so ausgestattet sein, daß erste Hilfe bei Verletzungen oder Krankheiten während des Urlaubs möglich ist. Mit Verbandsmaterial und Desinfektionsmittel, einem Mittel gegen Schmerzen und einem Breitbandantibiotikum, über dessen Gebrauch der Patient zuvor vom Arzt unterrichtet worden ist. Damit bei der Selbstbehandlung nichts falsch gemacht wird, sollten alle Medikamente nur in der Originalverpackung und mit dem Beipackzettel auf die Reise gehen.

Besonders wichtig für Diabetiker ist ein gutes, rasch wirkendes Mittel gegen Durchfall, um zu verhindern, daß es zu einem starken Wasserverlust und zur Bildung von Ketonkörpern (s. S. 127) kommt. Hilfreich in einem solchen Fall sind auch Instantbouillons oder -suppen. Und noch etwas gehört bei Fernreisen in die Reiseapotheke: das homöopathische Arzneimittel »Okoubarell« (rezeptfrei, Apotheke). Es hilft bei ungewohnten Belastungen von Magen und Darm, bei Nahrungsmittelunverträglichkeiten und Allergien gegen Lebensmittel. Sein Wirkstoff wird aus der Rinde des westafrikanischen Okoubaka-Baumes gewonnen, die seit langem in der Volksmedizin als Mittel gegen Vergiftungen aller Art genutzt werden.

Vorher planen: Die Insulindosis anpassen

Die Zeitverschiebung bei langen Flugreisen ist ein besonderes Problem, auf das sich vor allem insulinspritzende Diabetiker einstellen müssen. Je nach Reiseziel sollten sie mit ihrem Arzt bereits vor dem Start die Anpassung der Insulindosis, die je nach Therapieform unterschiedlich ist, genauestens besprechen.

- Geht der Flug gen Westen bedeutet das eine Verlängerung des Tages – es gilt also, ein Insulindefizit auszugleichen.
- Bei Flügen Richtung Osten verkürzt sich der Tag – und die normalerweise übliche Insulinmenge ist dann zu hoch.
- Ist man am Urlaubsort angelangt und die Zeitverschiebung ausgeglichen, kann wieder wie gewohnt dosiert werden.

Ungewohntes Essen am Urlaubsort muß kein Problem sein. Man kann schätzen lernen, welche Mengen an Kohlenhydraten und Kalorien in den Mahlzeiten enthalten sind; Ernährungstabellen, Austauschtabellen und Haushaltsmaße helfen dabei. Bei Fernreisen ist natürlich das Risiko groß, auf völlig unbekannte Speisen mit obskuren Ingredienzen zu treffen. In jedem besseren Reiseführer finden sich jedoch Beschreibungen der landestypischen Gerichte, die eine Orientierung für das Einschätzen des jeweiligen Gehaltes an Kohlenhydraten geben. Nicht zu vergessen ist, daß die Kost für den Typ-2-Diabetiker einer gesunden Kost entspricht mit ausreichend Kohlenhydraten, nicht zuviel Fleisch, Wurst und Fett, aber auch Fisch, viel Gemüse und auch Obst. Übrigens: Für die Flugreise können spezielle Diabetiker-Menüs bei der Buchung vorbestellt werden.

Neues Schuhwerk ist für den Urlaub gänzlich ungeeignet, weil es Blasen und Druckstellen hinterlassen könnte. Um Verletzungen der Füße zu vermeiden, sollten bereits länger getragene, »ausgelatschte« Schuhe mit auf die Reise. Für Patienten mit Polyneuropathie (s. S. 106), die sich am Meer tummeln wollen, sind Strandschuhe ein absolutes Muß, denn bereits aus winzigsten Verletzungen könnte eine böse offene Wunde werden.

Auch beim Sport und am Strand: Die Dosis macht's!

Sport bedeutet körperliche Leistung. Ungewohnte körperliche Aktivität wie Bergsteigen oder Radwandern führt zu einem höheren Glucoseverbrauch und damit zu einem veränderten Insulinbedarf. Jeder Diabetiker, der einen Aktivurlaub plant, sollte mit seinem behandelnden Arzt besprechen, wie dann das Insulin zu dosieren ist. Unabhängig davon empfiehlt es sich, ein vorbereitendes Training zu absolvieren und zu Beginn des Urlaubs die körperliche Belastung nur schrittweise zu steigern.

Sonnenbaden ist mit den üblichen Einschränkungen auch für Diabetiker gestattet; vor allem gilt es, sich der Ultraviolett-Strahlung nicht zu lange auszusetzen. Wer sich Insulin spritzt, der sollte zudem bedenken, daß die Hitze beim Sonnenbaden die Resorptionszeit des Hormons verkürzt und es infolgedessen zu einer Unterzuckerung kommen kann. Richtiges Verhalten beim Sonnenbaden sowie häufige und regelmäßige Stoffwechselkontrollen können zwar diese Komplikation verhindern; sicherheitshalber aber sollte auch am Strand etwas Traubenzucker stets zur Hand sein.

Vor der nächsten Reise lesen: Spezieller Führer

Für die Vorbereitung von Reisen unerläßlich ist der »Diabetiker Hotel- und Reiseführer«. Er enthält Urlaubsberichte weitgereister Diabetiker, einen Übersetzungsteil mit den wichtigsten Lebensmitteln in mehreren Sprachen (italienisch, französisch, spanisch, englisch), praktische Tips für das Essen und Trinken im Ausland, eine Liste geprüfter Hotels und fachgerechter Kurkliniken. Dieser spezielle Reiseführer ist in Apotheken und Sanitätshäusern erhältlich sowie über den Deutschen Diabetiker-Bund, Landesverband Bremen e. V., Gröpelinger Heerstr. 386 B, 28239 Bremen zu beziehen.

Zum Abhaken: Die Checkliste für den Urlaub

- Ausreichende Vorräte an Insulin (Ablaufdatum und Kühlkette beachten) und Injektionsmaterial, beides auf mehrere Gepäckstücke verteilt.
- Kohlenhydratvorräte, verteilt auf mehrere Gepäckstücke.
- Materialien und Geräte zur Selbstkontrolle.
- Reiseapotheke (Verbandsmaterial, Desinfektionsmittel, Mittel gegen Durchfall, Okoubarell, Breitbandantibiotikum).
- Diabetikerausweis, Urlaubskrankenschein.
- Für alle Fälle: Auslandsreisekrankenversicherung mit Rücktransport abschließen.

12 Neues aus der Wissenschaft: Fortschritte für Diagnose und Therapie

In den letzten Jahrzehnten hat die Erforschung der Zuckerkrankheit große Fortschritte gemacht. Ihre Ursachen und Folgen sind heute besser bekannt, dank Insulin und neuentwickelter Medikamente läßt sie sich besser behandeln. Allerdings wird auch in Zukunft der Diabetes nicht zu heilen sein, sehr wahrscheinlich jedoch wird das Leben mit der Krankheit noch einfacher werden. Das lassen die Resultate moderner Forschung in Labor und Klinik erwarten, die in den nächsten Jahren in die Praxis gelangen könnten. Dieses Kapitel gibt einen Überblick über mögliche künftige Mittel und Methoden der Diagnose und Therapie.

Impfstoff und Nasenspray gegen Typ-1-Diabetes

Der Typ-1-Diabetes entsteht bekanntlich durch eine Autoimmunreaktion des Immunsystems: Bei 90 Prozent der gerade erkannten Patienten lassen sich im Blut verschiedene Antikörper nachweisen, die fälschlicherweise die insulinproduzierenden B-Zellen der Bauchspeicheldrüse attackieren.

Diese sogenannten Inselzell-Antikörper bilden sich sehr früh im Leben, bei zehn Prozent der Kinder diabetischer Eltern innerhalb der ersten drei Lebensjahre. Durch ihre Bestimmung ist es möglich, lange vor Ausbruch vorherzusagen, ob ein Kind in den nächsten fünf bis zehn Jahren an Typ-1-Diabetes erkranken wird. Dieselbe Möglichkeit bietet der neuentwickelte GAD-Test, der Antikörper gegen das Enzym Glutaminsäuredehydrogenase (s. S. 74) nachweist; auch sie sind schon Jahre vor Auftreten der Krankheit nachzuweisen.

Was aber nützt eine solche Früherkennung? Möglicherweise viel! Denn es könnte gelingen, den Ausbruch der Krankheit zu verzögern – falls die Geschwister und Kinder, deren insulinproduzierende Zellen geschädigt sind, in einem Suchprogramm (Screening) identifiziert werden können.

Derzeit werden große Hoffnungen auf die Entwicklung einer Art Impfung gegen Typ-1-Diabetes gesetzt. Unter Verwendung von Insulin oder zumindest Teilen seines Moleküls soll sie erreichen, daß das Immunsystem seine Angriffe auf die Bauchspeicheldrüse stoppt. Frühere Studien bestätigten, daß das grundsätzlich möglich ist. Dasselbe Ziel ist möglicherweise viel einfacher mit einem Insulin-Spray zu erreichen: Wird das Hormon als Aerosol auf die Schleimhaut in der Nase gesprüht, wird ein immunregulatorischer Prozeß in Gang gesetzt, der die Zerstörung der hormonproduzierenden Inselzellen verhindert – selbst dann noch, wenn die Bauchspeicheldrüse bereits entzündet ist. In Tierversuchen hat sich dieses Konzept bereits als richtig erwiesen, wurde auf dem 6. Internationalen Experten-Forum Immun-Therapie und Gentherapie in Florenz (Italien) bekannt; nun soll das Insulin-Spray bei Patienten in einem Vorstadium des Typ-1-Diabetes erprobt werden.

Es gibt noch einen ganz anderer Ansatzpunkt: Durch eine frühzeitige Zufuhr von dem Vitamin Nicotinsäureamid scheint eine Entzündung der B-Zellen in der Bauchspeicheldrüse zwar nicht unterdrückt, wohl aber deren Untergang verhindert werden zu können und dadurch dem Entstehen des Typ-1-Diabetes entgegengewirkt werden. Einen ersten Beweis dafür hat ein Versuch in Auckland (Neuseeland) erbracht: Etwa die Hälfte der Kinder, bei denen bereits Antikörper gegen B-Zellen nachzuweisen waren, blieb dennoch gesund, indem sie über Jahre hinweg tagtäglich ein Gramm Nicotinsäureamid einnahmen. Obgleich diese Dosis ein Vielfaches des normalen Bedarfs von zwölf bis 15 Milligramm pro Tag ist, traten keinerlei unerwünschte Nebenwirkungen auf. Diese Sicherheit in der Anwendung des Vitamins wird auch durch die Deutsche Nicotinamid-Interventions-Studie (DENIS) bestätigt. Weitere Erkenntnisse stehen noch aus, weil die Ergebnisse noch nicht ausgewertet sind.

Allerdings wird eine Früherkennung und damit die Möglichkeit der Vorbeugung nicht in allen Fällen möglich sein. Denn das Screening konzentriert sich auf Hochrisikogruppen, also auf nahe Verwandte von Typ-1-Diabetikern. Bei den meisten der Betroffenen jedoch ist zuvor kein Angehöriger der Familie zuckerkrank gewesen, für sie kommt die Krankheit gänzlich überraschend, wie aus heiterem Himmel.

Neue Tabletten gegen Typ-2-Diabetes

Orale Antidiabetika zur Anwendung gegen zu hohe Blutzuckerwerte sind ein großer Fortschritt in der Therapie, aber ihre Entwicklung ist noch nicht zu Ende. Neue Arzneistoffe werden bereits erprobt, die eine bessere Wirkung bei weniger Nebenwirkungen haben sollen.

Repaglinide steigert die Freisetzung von Insulin aus der Bauchspeicheldrüse. Ebenso wie die Sulfonylharnstoffe stimuliert es die B-Zellen, es setzt dort allerdings an einem anderen Rezeptor an. Das Besondere daran: Es wirkt besonders schnell, schon nach einer halben Stunde ist das Maximum seiner Wirkung erreicht. Die Tablette muß deshalb kurz vor dem Essen eingenommen werden, damit das Insulin pünktlich zur Mahlzeit ausgeschüttet wird. Der Vorteil der neuen Substanz: Die Patienten werden flexibler in ihrem Tagesablauf, müssen einen Speiseplan nicht mehr so strikt einhalten. Zudem wird Repaglinide über die Leber verstoffwechselt, so daß es sich auch für Patienten mit eingeschränkter Nierenfunktion eignet. Wahrscheinlich wird das orale Antidiabetikum schon bald auf den deutschen Markt kommen.

Glucagon-like-Peptide 1 (GLP-1) ist ein weiterer Kandidat für ein neues Arzneimittel gegen die Zuckerkrankheit. Es ist ein natürliches Hormon, das nach dem Essen im Dünndarm freigesetzt wird. Im Körper erfüllt GLP-1 mehrere Funktionen bei der Regulierung des Zuckerstoffwechsels: Es stimuliert die Insulinfreisetzung; es verzögert die Magenentleerung und darüber die Glucoseaufnahme ins Blut; es hemmt die Sekretion von Glucagon, dem Gegenspieler des Insulins. Als Arzneimittel zeigte es erste gute Wirkungen: Bei schlecht eingestellten Typ-2-Diabetikern, denen auch Sulfonylharnstoffe nicht mehr helfen konnten, ließen sich mit GLP-1 sowohl der Blutzuckerspiegel als auch der Insulinspiegel normalisieren. Das klingt zwar vielverspre-

chend, hat aber (noch) einen Haken: GLP-1 kann nicht als Tablette eingenommen werden; weil es ein Peptid, also ein Eiweiß, ist, würde es vom Magen verdaut werden. Es muß deshalb per Infusion in die Vene in den Körper des Patienten gelangen. Außerdem wird GLP-1 im Organismus innerhalb weniger Minuten abgebaut. Aus diesen Gründen ist es derzeit noch nicht reif für die routinemäßige Anwendung.
Amylin ist ein Hormon, das normalerweise mit dem Insulin in die Blutbahn abgegeben wird. Es verlangsamt die Magen-Darm-Passsage des Speisenbreis und unterdrückt die Freisetzung des Insulin-Gegenspielers Glucagon. Typ-1-Diabetikern mangelt es an diesem Hormon. Seit zwei Jahren laufen Versuche damit bei insulinbehandelten Typ-1- und Typ-2-Diabetikern. Sie sollen klären, ob sich die Krankheit stabilisieren läßt, wenn zum Insulin gleichzeitig ein Amylin-Abkömmling gespritzt wird. Die ersten Ergebnisse sind zwar erfolgversprechend, aber noch nicht zufriedenstellend, weil das Hormon mehrmals täglich gespritzt werden muß.
Hoffnungsvoll sind die in Chicago auf der 58. Jahrestagung der »American Diabetes Association« vorgestellten Multizenter-Studien, in denen Inhalationssysteme für Insulin bei Diabetikern vom Typ 1 und Typ 2 mit gutem Erfolg genutzt wurden. Basalinsulin wurde auch weiterhin gespritzt.

Neue Hilfen gegen Übergewicht und Folgeschäden

Fettblocker hemmen die Fettaufnahme im Darm. Als erster ist Orlistat seit 1998 zugelassen. Dieser Wirkstoff ist ein Pankreas-Lipase-Hemmer, der die Fettaufnahme im Darm vermindert. Weitere Fettblocker sind noch nicht auf dem Markt, doch schon in der Entwicklung. Bei ihrer Anwendung scheidet der Patient je nach Dosierung des Medikaments und des Fettgehalt der Nahrung einen Teil des Fettes unverdaut mit dem Stuhl aus – wodurch das Abnehmen erleichtert wird. Studien ergaben, daß Versuchspersonen mit dem Fettblocker nach und nach im Durchschnitt drei Kilogramm Gewicht verloren und daß sich bei ihnen sowohl der Blutzuckerspiegel als auch der Fettstoffwechsel verbesserten. Richtig dosiert scheint es eine gute Hilfe zu sein. Im Extrem werden aber auch die fettlöslichen Vitamine nicht ausreichend aufgenommen und müssen dann injiziert werden, um Schäden zu vermeiden.

Proteinkinase-C-Inhibitoren sollen dabei helfen, die Folgekrankheiten des Diabetes zu verhindern. Wie man heute weiß, spielt ein erhöhter Blutzuckerspiegel die Schlüsselrolle bei der Entstehung der diabetischen Gefäß- und Nervenschäden. Die Frage, warum Glucose derartig fatal wirkt, konnten Wissenschaftler beantworten: Der Überschuß an Glucose scheint eine Enzymfamilie namens Proteinkinase C zu aktivieren, was wiederum zu einer vermehrten Bildung von Bindegewebe führt. Gegen dieses Geschehen wirkt der Proteinkinase-C-Inhibitor als ein spezifischer Hemmstoff. In ersten Versuchen ist es bereits gelungen, mit ihm die erhöhte Aktivität der Proteinkinase C in der Netzhaut und in den Nieren wieder zu senken. Noch ist seine Entwicklung ganz am Anfang, doch es besteht begründete Hoffnung, eines Tages mit diesem Hemmstoff den diabetischen Spätfolgen vorbeugen zu können.

Neue Geräte erleichtern die Therapie

Eine Zucker-Uhr wird an der Universität Ulm entwickelt. Mit ihr soll es möglich werden, den Blutzuckerwert unter der Haut kontinuierlich zu messen und diesen Zuckerwert auf einer Art Armbanduhr anzuzeigen, um den Diabetiker frühzeitig vor Unter- oder Überzuckerung zu warnen. Darüber hinaus wird jede Minute ein Glucosewert gespeichert, so daß Patient und Arzt einen exakten Überblick über die Einstellung des Blutzuckers bekommen.

Und so funktioniert die »Ulmer-Zucker-Uhr«: Dem Patienten wird eine sehr feine Nadel in das Unterhautfettgewebe des Bauchs eingepflanzt. Diese sogenannte Mikrodialysesonde nimmt Glucose aus dem Gewebe auf. Die Probe wird in einem Gerät ausgewertet, das etwa so groß wie ein Walkman ist und sich am Gürtel befestigen läßt. Die Meßergebnisse werden anschließend auf die Zuckeruhr übertragen, die wie eine normale Armbanduhr aussieht und am Handgelenk getragen wird.

Bis die Zuckeruhr jedoch die hohen Anforderungen der Gesetze zur Zulassung medizinischer Geräte bestehen kann, muß sie noch auf Herz und Nieren geprüft werden – und darüber werden sicher einige Jahre vergehen.

Durch Vakuum-Stechhilfen soll das Messen des Blutzuckers einfacher und nahezu schmerzfrei werden: Sie ermöglichen es, Blut aus anderen Stellen als der Fingerbeere zu entnehmen, etwa aus dem Bauch, den Armen oder den Handinnenflächen. Zum Gebrauch wird die Vakuum-Stechhilfe auf die Haut gesetzt und per Knopfdruck die Lanzette ausgelöst. Durch das anschließend entstehende Vakuum wird gerade soviel Blut angesaugt, wie für eine Blutzuckermessung nötig ist. In Japan ist das neue Hilfsmittel bereits auf dem Markt, seine Einführung in Deutschland steht kurz bevor.

Ein noch größerer Fortschritt wären unblutige Methoden der Blutzuckermessung, die ganz ohne Stechhilfen auskämmen. Sie werden zwar immer wieder angekündigt, aber die Patienten werden auf sie wohl noch lange warten müssen.

Bei der Entwicklung neuer Mittel und Methoden für die Behandlung der Zuckerkrankheit wird es nicht nur Erfolge, sondern auch immer wieder Enttäuschungen geben. Jüngstes Beispiel dafür ist die Erfahrung mit dem Arzneistoff Troglitazon.

Es ist der erste Vertreter einer ganz neuen Gruppe von Antidiabetika, die direkt die Ursache des Typ-2-Diabetes bekämpfen. Das sind die »Insulin-Sensitizer«, welche die Insulinresistenz (s. S. 34) vermindern, indem sie die Körperzellen wieder empfindlicher für Insulin machen, und dadurch den erhöhten Blutzuckerspiegel auf natürliche Weise senken.

Troglitazon erfüllte alle Erwartungen durch eine gute Wirkung bei guter Verträglichkeit. Im Jahre 1997 wurde es in Großbritannien als erstem europäischen Land für die Behandlung freigegeben. Doch schon wenige Wochen später wurden mehrere Fälle von schweren Leberzellschäden unter der Therapie mit dem neuen Antidiabetikum bekannt. Obgleich ein Zusammenhang nicht bewiesen ist, wurde Troglitazon umgehend vom Markt genommen. In Deutschland wurde der noch laufende Zulassungsantrag zurückgezogen, um die Auswertung dieser Befunde abzuwarten. In Japan und in den USA dagegen wird es wei-

terhin angewendet, unter der Auflage von regelmäßigen Leberfunktionskontrollen bei den Patienten. Dort schätzt man den Nutzen des Troglitazon höher ein als sein mögliches Risiko.
Vielleicht wird es eines Tages tatsächlich möglich sein, Diabetes zu heilen. Bis es soweit ist, werden Wissenschaftler und Ärzte sowie die Pharmaindustrie sich weiterhin bemühen, innovative Ideen zu entwickeln und sie Wirklichkeit werden zu lassen. Über den Blick in die Zukunft sollte die Gegenwart nicht vergessen werden. Schon heute kann man mit Diabetes alt werden. Das Wissen über die Zuckerkrankheit ist so groß und der medizinische Fortschritt so weit, daß ein unproblematisches Leben möglich ist. Voraussetzung dafür ist allerdings, daß die behandelnden Ärzte und die Patienten selbst das theoretische Wissen in die Tat umsetzen. Tun sie das, werden viel mehr Menschen trotz des Diabetes »so gut wie gesund« sein – dieses Buch kann ihnen dabei helfen.

13 Guten Gewissens genießen: Schmankerl-Rezepte für Diabetiker

Wer an Typ-2-Diabetes erkrankt ist, muß keine strikte, fade Diät einhalten. Er darf im Prinzip alles essen, was mit der guten Stoffwechsellage vereinbar ist. Natürlich sollten gewisse Grundsätze beachtet werden, die bereits genannt worden sind. Wie schmackhaft dennoch die Ernährung gestaltet werden kann, beweisen die folgenden Rezepte von Diplom-Diät-Küchenmeister Robert Leucht von der Schwarzwald Privatklinik Obertal. Sie umfassen den Speiseplan für eine ganze Woche und geben für jeden Tag den Gehalt der Kost an. Guten Appetit – bei guter Gesundheit.

Die Hauptmahlzeiten sind, wenn nicht anders beschrieben, auf vier Portionen ausgelegt und damit als gesunde Kost für die ganze Familie. Die anderen Mahlzeiten nur für eine Person. Täglich sollten zusätzlich zuckerfrei 1/2 Liter Wasser, Tee oder Kaffee getrunken werden. Soweit möglich, sollten frische Zutaten genommen werden.

Tagesplan für Montag

Frühstück: Dinkelbrot mit Frischkäse, Tomaten und Diabetiker Konfitüre
1. Zwischenmahlzeit: Dinkel-Apfel-Joghurt
Mittagessen: Zucchini-Apfel-Salat, Huhn mit Früchtecurry, Brokkoli, Vollkornreis
2. Zwischenmahlzeit: Dinkelbrot mit Zwiebelaufstrich
Abendessen: Endiviensalat mit Pizzatoast
Spätmahlzeit: Vollkornbrötchen, Zucchinistäbchen mit Quark-Dip

		BE	kcal	E	F	KH	BST
Gesamtsumme inkl. Getränk		**19,5**	**2000**	**80,6**	**59**	**242**	**36,9**
Eiweiß	80,62 g (18 %)						
Fett	58,87 g (29 %)						
Kohlenhydrate	241,79 g (53 %)						

Frühstück:

Dinkelbrot mit Frischkäse, Tomaten und Konfitüre **BE 3,0, kcal 297**

2 Scheiben Dinkelbrot (70 g)
1 Vollkornbrötchen (30 g)
30 g Frischkäse, Magerstufe
1 Tomate (90 g)
25 g Konfitüre/Marmelade mit Fruchtzucker für Diabetiker

1. Zwischenmahlzeit:

Dinkel-Apfel-Joghurt **BE 2,0, kcal 141**

80 g Grünkern- oder Dinkel-Getreide
1 $^{1}/_{2}$ Tassen Gemüsebrühe (180 ml)
300 g Joghurt, 1,5 % Fett
1 EL Blütenhonig (15 g)
etwas abgeriebene Schale von einer unbehandelten Zitrone
1 EL frisch gepreßter Zitronensaft (10 ml)
1 Apfel (140 g)
evtl. Süßstoff

Vorbereitung:

Getreide über Nacht in der Gemüsebrühe einweichen lassen. Dann abgießen.

Zubereitung:

1. Joghurt mit dem Honig, der Zitronenschale und dem Zitronensaft verrühren.
2. Apfel gut waschen, entkernen und mit der Schale in kleine Würfel schneiden. Unter den vorbereiteten Joghurt rühren.
3. Joghurt und gut ausgequollenes Getreide miteinander vermengen. Eventuell mit Süßstoff süßen.

Tagesgetränk

Apfelsaftschorle **BE 4,5, kcal 239**

$^1/_2$ l Apfelsaft
1 l stilles Mineralwasser

Mittagessen:

Zucchini-Apfel-Salat **BE 1,0, kcal 94**

2 Zucchini (240 g)
1 Apfel (140 g)
$^1/_2$ Gemüsezwiebel (65 g)
160 g Getreidesprossen
Meersalz
frisch gemahlener Pfeffer
Basilikum
Oregano
1 EL Balsamico-Essig (10 ml)
1 Messerspitze Senf (2 g)
1 EL Olivenöl (10 ml)

Zubereitung:

1. Zucchini und Apfel waschen. Zucchini der Länge nach halbieren und in dünne Scheiben schneiden. Apfel vierteln, Kerngehäuse herausschneiden und ebenfalls in dünne Scheiben schneiden.
2. Gemüsezwiebel schälen und in kleine Würfel schneiden.
3. Die vorbereiteten Zutaten mit den Getreidesprossen in eine Schüssel geben.
4. Mit etwas Meersalz, Pfeffer und den Kräutern vermengen. Den Balsamico-Essig und den Senf zufügen.
5. Alles vermischen und kurz durchziehen lassen. Zum Schluß noch Olivenöl dazugeben.

Huhn mit Früchtecurry **BE 1,5, kcal 187**

200 g Ananas
200 g Mango
$^1/_2$ Gemüsezwiebel (65 g)
240 g Hähnchenbrust

edelsüßes Paprikapulver
Meersalz
1 TL Erdnußöl (5 ml)
1 TL Tomatenmark (10 g)
20 g Kokosnußraspeln
1 TL Currypulver
2 EL Reismehl (30 g)
Ingwerpulver
frisch gemahlener Pfeffer
4 Tassen Gemüsebrühe (480 ml)

Zubereitung:

1. Ananas und Mango von der Schale und Kern befreien, in kleine Würfel oder Streifen schneiden und beiseite stellen.
2. Zwiebel schälen, in feine Würfel schneiden. Ebenfalls beiseite stellen. Backofen auf 150 °C vorheizen.
3. Nun die Hähnchen mit Paprika und Salz würzen. In einer tiefen beschichteten Pfanne im Erdnußöl von beiden Seiten anbraten.
4. Herausnehmen und auf einem Gitterrost im Ofen 15–30 Minuten fertig grillen.
5. Im Bratensatz der Hähnchenbrüste die Zwiebel leicht anbräunen. Das Tomatenmark zufügen und kurz mitgehen lassen. Ananas und Mango und die Kokosnußraspeln dazugeben und gut durchrühren. Das Ganze mit Curry und Reismehl bestäuben. Alles gut verteilen, damit keine Klümpchen entstehen. Mit Ingwer, Salz und Pfeffer würzen. Zum Schluß mit der Gemüsebrühe auffüllen und so lange köcheln lassen, bis die Sauce sämig ist.
6. Die fertig gegrillte Hähnchenbrust aus dem Ofen nehmen, schräg in Scheiben schneiden und auf dem Früchtecurry anrichten.

Brokkoli **BE 0, kcal 68**

800 g Brokkoli
$^1/_2$ l Wasser oder Gemüsebrühe (240 ml)
Muskat
Meersalz
1 EL Olivenöl (10 ml)

Zubereitung:

1. Brokkoli gut waschen, Strunk abschneiden und den Kopf in kleine Stücke bzw. Röschen zerteilen.
2. In einen Topf mit Wasser oder Gemüsebrühe geben und zugedeckt auf kleiner Stufe 12–20 Minuten garen. Je nach Bedarf noch etwas Flüssigkeit nachgießen.
3. Danach abgießen, mit Muskat und Salz würzen und mit dem Olivenöl beträufeln.

Vollkornreis **BE 3,0, kcal 223**

200 g Vollkornreis
$^1/_2$ Gemüsezwiebel (65 g)
4 Tassen Gemüsebrühe (480 ml)
Meersalz
1 EL Olivenöl (10 ml)

Zubereitung:

1. Den Reis in einem Sieb unter fließend heißem Wasser waschen.
2. Zwiebel schälen und in feine Würfel schneiden.
3. Gemüsebrühe in einen Topf füllen und erhitzen. Den Reis und die Zwiebel dazugeben und 30–40 Minuten auf kleiner Stufe garen.
4. Bei ausgeschalteter Herdplatte das Ganze 10–15 Minuten nachquellen lassen.
5. Danach leicht salzen und das Olivenöl unterrühren.

2. Zwischenmahlzeit:

Dinkelbrot mit Zwiebelaufstrich **BE 1,0, kcal 95**

Das Rezept für den Zwiebelaufstrich ergibt etwa 10 Portionen.
1 Gemüsezwiebel (130 g)
1 Knoblauchzehe (2 g)
1 EL Olivenöl (10 ml)
$^1/_2$ Tasse Gemüsebrühe (60 ml)
1 EL Reismehl (15 g)
1 EL Weißwein, halbtrocken (10 ml)
Meersalz
frisch gemahlener Pfeffer

1 EL gehackter Liebstöckel (2 g)
Außerdem: 1 Scheibe Dinkelbrot (35 g)

Zubereitung:

1. Zwiebel und Knoblauch schälen und in dünne Streifen schneiden. Beides im Olivenöl bei kleiner Hitze anschwitzen. Zugedeckt 5–10 Minuten dünsten lassen.
2. Die Hälfte der Gemüsebrühe hinzugießen und die Zwiebel weich dünsten.
3. Das Reismehl über die Zwiebel geben und gut rühren, damit keine Klümpchen entstehen.
4. Mit dem Weißwein ablöschen und einkochen lassen.
5. Den Topf vom Herd nehmen und die restliche Gemüsebrühe dazugießen. Alles glattrühren und wieder auf die Hitzequelle stellen, bis es sämig ist.
6. Alles pürieren und mit Salz, Pfeffer und Liebstöckel würzen. 2 Eßlöffel vom Aufstrich auf das Brot streichen.

Abendessen:

Endiviensalat **BE 0, kcal 57**

200 g Endiviensalat
Für die Salatsauce:
$^1/_2$ Gemüsezwiebel (65 g)
1 Knoblauchzehe (2 g)
1 TL Senf (5 g)
$^1/_2$ TL Blütenhonig (2 g)
2 EL Obstessig (20 ml)
Salatkräuter Ihrer Wahl
$^1/_2$ Tasse Gemüsebrühe (60 ml)
Meersalz
frisch gemahlenen Pfeffer
3 EL Sonnenblumenöl (30 ml)

Zubereitung:

1. Endiviensalat putzen, waschen und in feine Streifen schneiden.
2. Zwiebel und Knoblauch schälen, klein schneiden und mit Senf,

Honig, Obstessig und Salatkräutern in einem Mixer zerkleinern bzw. vermischen.
3. Gemüsebrühe, Salz und Pfeffer dazugeben.
4. Ganz zum Schluß das Salatöl unterrühren, da sonst die Salatsauce bitter schmeckt.
5. Kurz vor dem Essen Salat und Sauce miteinander vermischen.

Pizzatoast **BE 2,0, kcal 420**

2 Zucchini (240 g)
1 Paprikaschote (140 g)
1 Gemüsezwiebel (130 g)
1 Knoblauchzehe (2 g)
3 Tomaten (270 g)
20 Oliven (100 g)
160 g Mozzarella
Basilikum
Thymian
1 EL Olivenöl (10 ml)
1 EL Tomatenmark (20 g)
1 EL Reismehl (15 g)
1 Tasse Gemüsebrühe (120 ml)
2 EL Weißwein, halbtrocken (20 ml)
frisch gemahlener Pfeffer
Meersalz
4 Scheiben Dinkelbrot (140 g)

Zubereitung:

1. Zucchini und Paprika waschen und putzen, Zwiebel und Knoblauch schälen. Tomaten mit kochendem Wasser überbrühen und die Haut abziehen. Knoblauch zerdrücken und die anderen Zutaten in Scheiben schneiden. Oliven entsteinen. Mozzarella in Scheiben teilen. Das Basilikum fein schneiden. Backofen auf 180 °C vorheizen.
2. Zwiebel, Knoblauch und Thymian in das nicht zu stark erhitzte Olivenöl zum Anschwitzen geben. Nach und nach Zucchini, Paprika, Tomate und Tomatenmark dazugeben. Mit Reismehl bestäuben

und gut verrühren. Nun die Gemüsebrühe und den Weißwein zugeben und zugedeckt etwa 5–8 Minuten dünsten, bis das Gemüse bißfest ist.
3. Unterdessen das Dinkelbrot toasten und auf einen Teller legen. Das Gemüse mit Pfeffer und Salz abschmecken, anschließend Basilikum dazugeben und gleich vom Herd nehmen. Alles auf dem Dinkeltoast verteilen. Zum Schluß noch mit Mozzarella belegen und im Ofen 5–8 Minuten überbacken.

Spätmahlzeit:
Vollkornbrötchen, Zucchinistäbchen mit Quark-Dip **BE 1,5, kcal 163**

1 Vollkornbrötchen (30 g)
1/2 Zucchini (60 g)
200 g Magerquark
$^1/_2$ Tasse Frischmilch, 3,5 % Fett (60 ml)
1 TL Olivenöl (5 ml)
$^1/_2$ Gemüsezwiebel (65 g)
1 TL gehackter Schnittlauch
frisch gemahlener Pfeffer
Meersalz

Zubereitung:
1. Zucchini waschen und in Stäbchen oder Scheiben schneiden.
2. Quark mit der Milch und drei Tropfen Olivenöl glattrühren. Zwiebel fein schneiden und mit dem Schnittlauch, Pfeffer und Salz unter den Quark rühren.

Tagesplan für Dienstag

Frühstück: Haferflockenmüsli
1. Zwischenmahlzeit: Dinkelbrot mit Aprikosenaufstrich
Mittagessen: Karotten-Sellerie-Frischkost, Kohlrabi mit Grünkernfüllung, Tomatensauce, Paprika-Kartoffeln
2. Zwischenmahlzeit: Reissalat mit Zucchini und Tomate

Abendessen: Blattsalat mit Rettich, Dinkelbrot, Putenschinken, Zwiebelaufstrich
Spätmahlzeit: Ein Stück Obst, beispielsweise eine Apfelsine mit Zwieback

Gesamtsumme		BE	kcal	F	E	KH	BST
inkl. Getränk		**18,5**	**1712**	**64,2**	**47**	**249**	**37,1**
Eiweiß	64,15 g (15 %)						
Fett	46,89 g (25 %)						
Kohlenhydrate	248,95 g (60 %)						

Frühstück:

Haferflockenmüsli **BE 2,5, kcal 196**

1 EL Leinsamen (12 g)
150 ml Buttermilch
1 Banane (140 g)
$^{1}/_{2}$ Tasse Orangensaft (60 ml))
120 g Vollkornhaferflocken
1 EL Bierhefeflocken (3 g)
1 Apfel (140 g)
1 Orange (160 g)

Vorbereitung:
Den Leinsamen über Nacht in der Buttermilch einweichen.

Zubereitung:
1. Banane schälen, mit einer Gabel zu Mus zerdrücken und mit dem Orangensaft, der Buttermilch und den Leinsamen verrühren.
2. Die Vollkornhafer- und die Bierhefeflocken dazugeben, alles miteinander vermischen.
3. Apfel und Orange schälen, in Würfel schneiden und mit dem Haferflockenmüsli verrühren.

Zwischenmahlzeit:

Dinkelbrot mit Aprikosenaufstrich **BE 1,5, kcal 139**

Das Aprikosenkonfitüre-Rezept ergibt etwa 16 Portionen:
120 g Aprikosen, getrocknet

1/8 l Apfelsaft (125 ml)
etwas abgeriebene Schale von einer unbehandelten Orange
1 TL frisch gepreßter Zitronensaft (5 ml)
gemahlene Vanille
150 g Mandelgrieß, gemahlen
Außerdem: 1 Scheibe Dinkelbrot (35 g)

Vorbereitung:
Die Aprikosen in kleine Stücke schneiden und über Nacht im Apfelsaft einweichen. Möglichst kühl stellen.

Zubereitung:
Die Früchte mit einem Pürierstab mixen, dabei nach und nach die restlichen Zutaten dazugeben. Eventuell noch etwas Saft hinzugeben. Das Brot mit etwa 2 Eßlöffel Aufstrich bestreichen.

Tagesgetränk:
Apfelsaftschorle **BE 4,5, kcal 239**
$^{1}/_{2}$ l Apfelsaft
1 l stilles Mineralwasser

Mittagessen:
Karotten-Sellerie-Frischkost **BE 0,5, kcal 84**
200 g Karotten
100 g Knollensellerie
1 Apfel (140 g)
1 EL frisch gepreßter Zitronensaft (10 ml)
1 EL Sesam, geröstet (8 g)
75 g Joghurt, 1,5 % Fett
Senfpulver
frisch gemahlener Pfeffer
Meersalz
1 EL Sesamöl (10 ml)

Zubereitung:
1. Karotten, Sellerie, Apfel waschen und schälen.

2. Alles fein raspeln und in eine Schüssel geben. Mit dem Zitronensaft marinieren. Sesam und Joghurt untermischen.
3. Mit den Gewürzen abschmecken. Zum Schluß das Sesamöl unter die Frischkost mengen.

Kohlrabi mit Grünkernfüllung **BE 2,0, kcal 263**

4 Stück Kohlrabi (680 g)
120 g Lauch
1/2 Gemüsezwiebel (65 g)
2 1/2 Tassen Gemüsebrühe (300 ml)
150 g Grünkernschrot
30 g Gorgonzolakäse
1 EL Olivenöl (10 ml)
Koriander
Meersalz
frisch gemahlener Pfeffer

Zubereitung:

1. Kohlrabi schälen, halbieren und mit einem Teelöffel aushöhlen. Ausgehöhltes Fruchtfleisch fein hacken und beiseite stellen. Die Kohlrabihälften in einem halben Liter Wasser garen. Die Garbrühe bzw. Kohlrabibrühe aufheben und als Gemüsebrühe für den Grünkernschrot verwenden.
2. Die beim Aushöhlen entstandenen Kohlrabireste klein hacken und später zu den Lauch- und Zwiebelwürfeln geben.
3. Lauch putzen, waschen und in Ringe schneiden. Zwiebel schälen und in feine Würfel schneiden.
4. Die Gemüsebrühe erhitzen.
5. Lauch, Zwiebel und Kohlrabifruchtfleisch dazugeben und den Grünkernschrot einrühren. Bei mäßiger Hitze 10–15 Minuten köcheln lassen. Die Herdplatte ausschalten und alles noch einmal so lange nachquellen lassen. Vom Herd nehmen und abkühlen lassen.
6. Den Gorgonzola zerdrücken und zusammen mit dem Olivenöl in den Grünkernbrei einrühren.
7. Mit Koriander, Salz und Pfeffer würzen und das Ganze in die Kohlrabihälften füllen.

Tomatensauce **BE 0, kcal 83**

6 Tomaten (540 g)
½ Gemüsezwiebel (65 g)
1 EL Olivenöl (10 ml)
½ Knoblauchzehe, durchgepreßt (1 g)
Oregano
1 EL Tomatenmark (20 g)
1 EL Reismehl (15 g)
1–2 Tassen Gemüsebrühe (120–140 ml)
Cayennepfeffer
Meersalz

Zubereitung:

1. Die Tomaten mit kochendem Wasser überbrühen und die Haut abziehen. Zwiebel schälen.
2. Tomaten und Zwiebel in kleine Würfel schneiden.
3. Olivenöl erhitzen, Zwiebel, Knoblauch, Tomaten, Oregano und das Tomatenmark darin anschwitzen. Mit dem Reismehl bestäuben und gut durchrühren. Alles mit der Gemüsebrühe ablöschen und ungefähr 3–5 Minuten köcheln lassen.
4. Mit den Gewürzen abschmecken. Alles mit einem Mixstab oder im Mixer pürieren.

Paprika-Kartoffeln **BE 1,0, kcal 84**

2 Kartoffeln (300 g)
1 grüne Paprikaschote (140 g)
1 EL Olivenöl (10 ml)
½ Gemüsezwiebel (65 g)
Meersalz
frisch gemahlener Pfeffer
edelsüßes Paprikapulver

Zubereitung:

1. Ungeschälte Kartoffeln kochen, schälen, abkühlen lassen und anschließend in Würfel schneiden.

2. Paprikaschote halbieren, waschen, entkernen und ebenfalls in Würfel schneiden.
3. Olivenöl in einer beschichteten Pfanne erhitzen, die Kartoffelwürfel zugeben und ganz leicht anbräunen.
4. Die Zwiebel schälen, in feine Würfelchen schneiden. Paprikawürfel zu den Kartoffeln geben und kurz mitbraten. Dann die Zwiebel hinzufügen und so lange braten, bis sie leicht Farbe bekommen. Mit Salz, Pfeffer und Paprika abschmecken.

2. Zwischenmahlzeit:

Reissalat mit Zucchini und Tomate **BE 2,5, kcal 161**

120 g Vollkornreis
2 1/2 Tassen Gemüsebrühe (300 ml)
2 Tomaten (180 g)
1 Zucchini (120 g)
1/2 Gemüsezwiebel (65 g)
1 EL Obstessig (10 ml)
Knoblauchpulver
frisch gemahlener Pfeffer
Meersalz
1 EL Olivenöl (10 ml)
etwas frische Minze

Zubereitung:

1. Den Reis in einem Sieb unter fließendem heißen Wasser abspülen und in der Gemüsebrühe, zugedeckt bei milder Hitze ca. 30 Minuten garen.
2. Tomaten und Zucchini waschen und würfeln. Zwiebel schälen und fein hacken. Das Gemüse unter den noch warmen Reis mengen.
3. Mit Obstessig, Knoblauch, Pfeffer, Salz abschmecken. Zum Schluß noch Olivenöl und etwas frische Minze zufügen.

Abendessen:

Blattsalat mit Rettich und Zwiebelaufstrich **BE 2,5, kcal 374**

30 g Rettich in Scheiben oder geraspelt
40 g Blattsalat nach Wahl, geputzt

Rezept für die Salatsauce (Rezept siehe Montag)
20 g Zwiebelaufstrich (Rezept siehe Montag)
3 Scheiben Dinkelbrot (105 g)

Zubereitung:
1. Den Rettich unter den Blattsalat mischen und mit der Salatsauce anmachen.
2. 20 g Zwiebelaufstrich vom Montag verwenden

Spätmahlzeit:
Obst mit Zwieback **BE 1,5, kcal 102**
1 Orange oder Obst je nach Saison (150 g)
1 Diabetiker-Zwieback (10 g)

Tagesplan für Mittwoch

Frühstück: Orangenscheiben, Dinkelbrot mit Frischkäse und Sprossen
1. Zwischenmahlzeit: Dinkelbrot mit Zwiebelaufstrich und Gurke
Mittagessen: Weißkohl-Frischkost mit Lauch und Apfel, Polentaschnitte mit Champignons und brauner Gemüsesauce, Geschmorte Fenchelherzen
2. Zwischenmahlzeit: Vollkornzwieback mit Aprikosenaufstrich
Abendessen: Tofu-Spinatauflauf, Tsatsiki, Kartoffelsalat mit Gurke und Rettich
Spätmahlzeit: 1 Apfel

Gesamtsumme		BE	kcal	F	E	KH	BST
inkl. Getränk		**18,0**	**1821**	**70,3**	**57**	**241**	**52,6**
Eiweiß	70,30 g (16 %)						
Fett	57,04 g (29 %)						
Kohlenhydrate	240,76 g (55 %)						

Frühstück:
Orangenscheiben, Dinkelbrot mit Frischkäse und Sprossen **BE 4,0, kcal 316**
2 Orangen (320 g)

2 Scheiben Dinkelbrot, getoastet (70 g)
30 g Frischkäse (Gervais oder Philadelphia, Magerstufe)
50 g Getreidesprossen

1. Zwischenmahlzeit:
Dinkelbrot mit Zwiebelaufstrich und Gurke **BE 1,0, kcal 79**
1 Scheibe Dinkelbrot (35 g)
15 g Gurken
20 g Zwiebelaufstrich (Rezept siehe Montag)

Tagesgetränk:
Orangensaftschorle **BE 4,0, kcal 221**
$^1/_2$ l Orangensaft
1 l stilles Mineralwasser

Mittagessen:
Weißkohl-Frischkost mit Lauch und Apfel **BE 1,0, kcal 94**
320 g Weißkohl, geputzt
120 g Lauch, geputzt
1 Apfel (140 g)
3 EL Obstessig (30 ml)
1 EL gehackter Liebstöckel (2 g)
frisch gemahlener Pfeffer
Meersalz
Knoblauchpulver
$^1/_2$ TL Bienenhonig (5 g)
1 EL Olivenöl (10 ml)

Zubereitung:
1. Den Weißkohl fein hobeln und den Lauch in ganz feine Streifen schneiden.
2. Apfel schälen und zu den Kohl- und Lauchstreifen raspeln.
3. Den Essig über die Frischkost geben. Alles mit Liebstöckel, Pfeffer, Salz und Knoblauch würzen und mit dem Honig kräftig vermengen.
4. Alles gut durchziehen lassen und zum Schluß das Olivenöl untermischen.

Polentaschnitte mit Champignons **BE 2,5, kcal 262**

120 g Lauch
500 g Champignons
2 EL Olivenöl (20 ml)
5 Tassen Gemüsebrühe (600 ml)
200 g Maisgrieß
3 EL gehackte Petersilie oder gehackter Liebstöckel (6 g)
Muskat
Koriander
Meersalz

Zubereitung:

1. Lauch und Champignons waschen und putzen. Champignons und Lauch in Scheiben schneiden.
2. Backofen auf 180 °C vorheizen.
3. Olivenöl in einem Topf leicht erhitzen, den Lauch und die Champignons darin anschwitzen. Die Gemüsebrühe angießen und erhitzen. Maisgrieß nach und nach unter ständigem Rühren dazugeben und alles zum Kochen bringen. Bei milder Hitze 8–12 Minuten unter gelegentlichem Rühren weiter garen und danach 10–20 Minuten nachquellen lassen.
4. Nun die fein gehackte Petersilie oder den Liebstöckel zufügen und alles mit Muskat, Koriander und Salz würzen.
5. Die Polenta in eine feuerfeste Form füllen oder auf ein gefettetes Backblech 2 cm dick streichen. Im Ofen 8–10 Minuten backen.
6. Abkühlen lassen. Polenta in gleich große Stücke oder Scheiben schneiden.

Braune Gemüsesauce **BE 0, kcal 84**

120 g Karotten
1 Petersilienwurzel (80 g)
1 Zwiebel (130 g)
1 EL Olivenöl (10 ml)
100 g Champignons, in Scheiben
2 Tomaten (160 g)
Thymianpulver

Rosmarin
1 EL Tomatenmark (20 g)
1/2 Tasse Rotwein (60 ml)
2 Tassen Gemüsebrühe (120 ml)
Sojasauce
frisch gemahlener Pfeffer
Meersalz

Zubereitung:

1. Karotten und Petersilienwurzel waschen und putzen, Zwiebel schälen und alles in kleine Würfel schneiden.
2. Olivenöl erhitzen. Zuerst die Zwiebel, dann die Champignons dazugeben. Bei mittlerer Hitze anbraten.
3. Die Tomaten mit kochendem Wasser überbrühen, enthäuten und in kleine Würfel schneiden.
4. Die Kräuter und dann das Tomatenmark dazugeben und alles kurze Zeit mitgaren.
5. Zuerst mit Rotwein, dann mit etwas Gemüsebrühe ablöschen. Flüssigkeit einkochen lassen. Anschließend die restliche Gemüsebrühe dazugießen.
6. Das Gemüse in der Brühe weich garen. Die verdunstende Flüssigkeit immer wieder durch Wasser ersetzen.
7. Wenn das Gemüse weich ist, die Tomatenwürfel dazugeben. Alles im Mixer zu einer sämigen Sauce pürieren. Mit Sojasauce, Pfeffer und Salz würzen.

Geschmorte Fenchelherzen **BE 0, kcal 83**

4 Fenchelknollen (1 kg)
1 TL Olivenöl (5 ml)
1 EL frisch gepreßter Zitronensaft (10 ml)
1/2 Tasse Weißwein (60 ml)
Kräuter der Provence
Sojasauce
frisch gemahlener Pfeffer
Meersalz

Zubereitung:

1. Fenchel putzen, halbieren und mitsamt dem Strunk in 6–8 Ecken schneiden. In wenig Wasser 10 Minuten dünsten.
2. Den Backofen auf 180 °C vorheizen.
3. Olivenöl, Zitronensaft, Weißwein, Kräuter und Gewürze zu einer Marinade verrühren.
4. Einen Bogen Alufolie in vier Stücke teilen (glänzende Seite nach oben), die Fenchelherzen darauf verteilen und mit der Würzmarinade beträufeln oder einpinseln.
5. Die Folie über dem Fenchel fest verschließen, alles auf einen Rost geben und im Ofen bei 180 °C etwa 20–25 Minuten garen.

2. Zwischenmahlzeit:

Vollkornzwieback mit Aprikosenaufstrich **BE 1,5, kcal 135**

2 Scheiben Vollkornzwieback (20 g)
25 g Aprikosenaufstrich (Rezept siehe Dienstag)

Abendessen:

Tofu-Spinatauflauf **BE 1,0, kcal 207**

250 g Tofu
200 g Blattspinat
1 Tasse Gemüsebrühe (120 ml)
2 EL Olivenöl (20 ml)
4 EL Reismehl (60 g)
2 Eier
1 Knoblauchzehe (2 g)
Koriander
Meersalz
Edelsüßes Paprikapulver

Zubereitung:

1. Tofu zu Mus zerdrücken, Spinat putzen, blanchieren und anschließend sehr fein hacken.
2. Gemüsebrühe und Olivenöl erhitzen, Reismehl einrühren und das Ganze unter Rühren zum Kochen bringen.

3. Eier trennen, Eiweiß zu Schnee schlagen. Backofen auf 120 °C vorheizen.
4. Knoblauch schälen und zerdrücken, zusammen mit dem Spinat, Tofu und Eigelben unter den Reismehlbrei arbeiten.
5. Mit Koriander, Salz und Paprika würzen und den Eischnee unterheben.
6. Die fertige Masse in eine ausgefettete Form füllen.
7. Im Backofen bei 120 °C im Wasserbad 30–40 Minuten garen.

Tsatsiki — **BE 0, kcal 101**

150 g Magerquark
150 g Joghurt, 3,5 % Fett
1 TL frisch gepreßter Zitronensaft (5 ml)
1 EL Olivenöl (10 ml)
2 Knoblauchzehen (4 g)
Meersalz
120 g Salatgurke
4 EL gehackte Petersilie (8 g)
4 EL fein geschnittener Schnittlauch (8 g)
frisch gemahlener Pfeffer

Zubereitung:

1. Quark und Joghurt mit dem Zitronensaft und dem Olivenöl glattrühren.
2. Knoblauch schälen und zusammen mit etwas Salz in einem Mörser zerreiben.
3. Die Salatgurke waschen, schälen und in den Joghurtquark raspeln. Knoblauch und Kräuter unter die Sauce rühren. Alles mit Pfeffer und Salz abschmecken.

Kartoffelsalat mit Gurke und Rettich — **BE 1,5, kcal 169**

500 g Kartoffeln
1 Zwiebel (130 g)
2 EL Traubenkern- oder Sonnenblumennöl (20 ml)
200 g Gurke
200 g Rettich

2 Tassen Gemüsebrühe (240 ml)
1 EL Senf (5 g)
1 El Obstessig (10 ml)
Muskat
frisch gemahlener Pfeffer
Meersalz

Zubereitung:
1. Ungeschälte Kartoffeln kochen.
2. Währenddessen die Zwiebel schälen, fein würfeln und im Öl anschwitzen.
3. Gurke und Rettich schälen und grob in eine Schüssel raspeln. Die Kartoffeln schälen, in dünne Scheiben schneiden und zum Gemüse geben.
4. Gemüsebrühe erhitzen, mit Senf, Essig, Muskat, Pfeffer und Meersalz kräftig abschmecken und zusammen mit der Zwiebel zum Salat geben.
5. Alles gut vermischen und gegebenenfalls nachwürzen.

Spätmahlzeit:
Apfel **BE 1,5, kcal 73**
1 Apfel (140 g)

Tagesplan für Donnerstag

Frühstück: Marinierte Früchte mit Reis, Dinkelbrot mit Zwiebelaufstrich und Tomate
1. Zwischenmahlzeit: Orangenjoghurt
Mittagessen: Fenchelfrischkost mit Chicorée und Apfel, Hirseküchle mit Gemüse, Apfel-Lauchgemüse
2. Zwischenmahlzeit: Aprikosen-Mandelkuchen
Abendessen: Karottensuppe, Kartoffel-Gemüse-Rösti, Schnittlauchsauce, überbackenes Wurzelgemüse
Spätmahlzeit: Dinkelbrot mit Quark-Dip

		BE	kcal	E	F	KH	BST
Gesamtsumme inkl. Getränk		**19,0**	**1872**	**67,1**	**58**	**255**	**58,5**
Eiweiß	67,11 g (15 %)						
Fett	57,87 g (28 %)						
Kohlenhydrate	254,56 g (57 %)						

Frühstück:

Marinierte Früchte mit Reis, Dinkelbrot mit Zwiebelaufstrich und Tomate **BE 4,5, kcal 262**

120 g Vollkornreis
2 1/2 Tassen Gemüsebrühe (300 ml)
1 Banane (120 g)
2 Kiwis (140 g)
2 Orangen (320 g)
1 TL frisch gepreßter Zitronensaft (5 ml)
20 g Kokosraspel
Ingwer, gemahlen
1 TL Bienenhonig (8 g)
1 Dinkelbrot (35 g)
20 g Zwiebelaufstrich (Rezept siehe Montag)
1 Tomate (80 g)

Zubereitung:

1. Den Reis in der Gemüsebrühe aufkochen und zugedeckt auf kleinster Stufe etwa 30 Minuten garen. Bei ausgeschalteter Herdplatte 10–15 Minuten nachquellen lassen.
2. Das Obst schälen und in Scheiben schneiden, mit Zitronensaft marinieren.
3. Den Reis und die Kokosraspel unter das Obst mischen. Mit Ingwer und Honig abschmecken.

1. Zwischenmahlzeit:

Orangenjoghurt **BE 1,5, kcal 119**

2 Orangen (320 g)
300 g Joghurt, 3,5 % Fett
evtl. Süßstoff

Zubereitung:

1. Orangen schälen, in Würfel schneiden und mitsamt dem Saft in den Joghurt geben.
2. Kurz durchrühren und eventuell mit etwas Süßstoff süßen.

Tagesgetränk:

Apfelsaftschorle **BE 4,5, kcal 239**

$^1/_2$ l Apfelsaft
1 l stilles Mineralwasser

Mittagessen:

Fenchelfrischkost mit Chicorée und Apfel **BE 1,0, kcal 88**

320 g Fenchel
1 Apfel (140 g)
280 g Chicorée
1 EL frisch gepreßter Zitronensaft (10 ml)
Zutaten für die Salatsauce:
$^1/_2$ Banane (60 g), zerdrückt
75 g Joghurt, 1,5 % Fett
1 TL Olivenöl (5 g)
$^1/_2$ Tasse Apfelsaft (60 ml)
1 TL Zitronensaft (5 ml)
Currypulver
Ingwerpulver
Meersalz

Zubereitung:

1. Fenchel quer zur Faser in feine Streifen schneiden. Apfel schälen und entkernen und den Chicorée in Streifen schneiden.
2. Alles miteinander vermischen und mit Zitronensaft marinieren. Mit der Salatsauce anmachen.

Zubereitung Salatsauce:

Die Banane mit einer Gabel zu Mus zerdrücken. Joghurt, Öl, Apfel- und Zitronensaft dazugeben und mit dem Mixstab zu einer Sauce verarbeiten. Mit Curry, Ingwer und Salz würzen.

Hirseküchle mit Gemüse **BE 3,0, kcal 270**

80 g Lauch
70 g Kohlrabi
120 g Karotten
1 EL Olivenöl (10 ml)
Currypulver
1 EL Reismehl (15 g)
$^1/_2$ Tasse Weißwein (60 ml)
5 Tassen Gemüsebrühe (600 ml)
250 g Hirse, ganzes Korn
120 g Magerquark
frisch gemahlener Pfeffer
Meersalz

Zubereitung:

1. Lauch waschen und in feine Streifen schneiden. Kohlrabi und Karotten waschen, schälen und klein raspeln.
2. Hälfte des Olivenöls in einem Topf leicht erhitzen, das Gemüse darin anschwitzen. Zuerst mit Curry, danach mit Reismehl bestäuben. Alles gut durchrühren, mit dem Weißwein ablöschen und der Gemüsebrühe auffüllen.
3. Nun die Hirse unter fließend heißem Wasser waschen, zum Gemüse geben. Alles etwa 10 Minuten leicht köcheln lassen, danach die Herdplatte ausschalten und die Hirse 10 Minuten nachquellen lassen.
4. Alles abkühlen lassen, dann den Quark unterrühren und mit Pfeffer und Salz würzen. Anschließend acht Hirseküchle formen.
5. Restliches Olivenöl in eine beschichtete Pfanne geben und erhitzen. Die Hirseküchle darin vorsichtig ausbraten.

Apfel-Lauchgemüse **BE 1,0, kcal 161**

500 g Lauch
2 Äpfel (280 g)
1 EL Olivenöl (10 ml)
50 g Sonnenblumenkerne
Muskat

frisch gemahlener Pfeffer
Meersalz

Zubereitung:

1. Lauch der Länge nach halbieren und unter fließendem Wasser gründlich zwischen den einzelnen Blättern säubern. Anschließend in nicht zu große Rauten schneiden.
2. Äpfel gut waschen, achteln, entkernen und mitsamt der Schale in dünne Scheiben schneiden.
3. Olivenöl in einer beschichteten Pfanne erhitzen. Die Sonnenblumenkerne dazugeben und leicht bräunen lassen. Nach und nach die Apfel-, und dann die Lauchscheiben hinzugeben.
4. Alles gut durchschwenken oder -rühren, etwa fünf Minuten dünsten und anschließend mit Muskat, Pfeffer und Salz würzen.

2. Zwischenmahlzeit:

1 Stück Aprikosen-Mandelkuchen **BE 1,0, kcal 168**

Das Rezept ergibt 12 Stück Kuchen:
80 g Aprikosen, getrocknet
1 Tasse Apfelsaft (120 ml)
120 g Butter
2 EL Bienenhonig (30 g)
etwas abgeriebene Schale von einer unbehandelten Orange oder Zitrone
Meersalz
1 Ei
150 g Weizenvollkornmehl
50 g Mandeln, gemahlen
$^1/_2$ TL Backpulver (2 g)
gemahlene Vanille
$^1/_2$ Tasse Mineralwasser (60 ml)

Vorbereitung:

1. Aprikosen in feine Würfel schneiden und im Apfelsaft mindestens 6 Stunden einweichen.
2. Butter aus dem Kühlschrank nehmen und an einen wärmeren Ort stellen.

Zubereitung:

1. Die Butter schaumig rühren, nach und nach Honig, Zitronen- oder Orangenschale, Salz, Ei und die Aprikosen mit der gesamten Einweichflüssigkeit einrühren.
2. Den Backofen auf 180 °C vorheizen.
3. Das Mehl mit den Mandeln, dem Backpulver und der Vanille mischen und nach und nach unter die Buttermasse rühren.
4. Soviel Mineralwasser hinzugeben, bis ein dickcremiger Teig entsteht.
5. Den Teig in eine gefettete Backform füllen und bei 180 °C etwa 50–60 Minuten backen.

Abendessen:

Karottensuppe **BE 0,5, kcal 67**

4 Karotten (480 g), geschält
1 Zwiebel (130 g), geschält
1 EL Olivenöl (10 ml)
1 EL Weißwein (10 ml)
$^1/_2$ l Karottenbrühe
1 EL Reismehl (15 g)
Meersalz
frisch gemahlener Pfeffer
100 g Joghurt, 1,5 % Fett, oder 3 EL Sahne (30 ml)
1 EL gehackte Petersilie oder gehackter Kerbel (2 g)

Zubereitung:

1. Geschälte Karotten – 100 g für die Einlage zurückbehalten – in 2 Zentimeter dicke Stücke schneiden. In $^1/_2$–$^3/_4$ Liter Wasser gut weich garen.
2. Die Zwiebel in feine Würfel schneiden und im Olivenöl leicht anschwitzen. Karottenstücke dazugeben und ebenso leicht anschwitzen. Mit Weißwein ablöschen und die Karottenbrühe angießen. Alles weich dünsten.
3. Die Karottenbrühe im Mixer zusammen mit dem Reismehl fein pürieren. Mit Salz und Pfeffer würzen.

4. Erneut kurz aufkochen und Joghurt oder Sahne unterziehen, nochmals abschmecken, anrichten und mit Petersilie oder Kerbel garnieren.

Kartoffel-Gemüse-Rösti **BE 2,0, kcal 157**

120 g Karotten
2 Petersilienwurzeln (160 g)
4 Kartoffeln (600 g)
160 g Lauch
Majoran
Muskat
Meersalz
2 EL Olivenöl (20 ml)

Zubereitung:

1. Karotten, Petersilienwurzeln und Kartoffeln waschen, schälen und klein raspeln. Lauch waschen und in feine Streifen schneiden.
2. Alle Zutaten miteinander vermengen und mit Majoran, Muskat sowie Salz würzen. Anschließend Gemüse-Rösti formen.
3. Das Olivenöl in einer beschichteten Pfanne erhitzen und die Gemüse-Rösti bei kleiner Hitze darin ausbraten.

Schnittlauchsauce **BE 0,5, kcal 62**

4 Tassen Gemüsebrühe (480 ml)
2 EL Reismehl (30 g)
75 g Joghurt, 1,5 % Fett
3 EL gehackter Schnittlauch (6 g)
1 TL frisch gepreßter Zitronensaft (5 ml)
frisch gemahlener Pfeffer
Meersalz

Zubereitung:

1. Gemüsebrühe erhitzen.
2. Reismehl dazugeben und in der Gemüsebrühe glattrühren, bis es sämig ist.
3. Vom Herd nehmen, Joghurt und Schnittlauch unterrühren. Mit Zitronensaft, Pfeffer und Salz würzen.

Überbackenes Wurzelgemüse **BE 0, kcal 161**

5 Petersilienwurzeln (400 g)
3 Karotten (360 g)
1 Tasse Gemüsebrühe (120 ml)
1 EL Olivenöl (10 ml)
3 EL gehackte Petersilie (6 g)
4 Scheiben Goudakäse (80 g)

Zubereitung:

1. Das Wurzelgemüse waschen, schälen und der Länge nach achteln.
2. Karotten schälen und klein schneiden. Backofen auf 180 °C vorheizen.
3. Das Gemüse in der Gemüsebrühe etwa 12–18 Minuten garen.
4. Mit dem Olivenöl und der Petersilie vermischen. In 4 feuerfeste Förmchen füllen, mit dem Käse belegen und für 5 Minuten in den 180 °C heißen Ofen stellen.

Spätmahlzeit:

Dinkelbrot mit Quark-Dip **BE 0, kcal 136**

1 Scheibe Dinkelbrot (35 g)
30 g Quark-Dip (Rezept siehe Montag)

Tagesplan für Freitag

Frühstück: Haferflockenmüsli, Dinkelbrot mit Käse und Tomate
1. Zwischenmahlzeit: Dinkelbrot mit Aprikosenaufstrich
Mittagessen: Rote Bete-Apfel-Frischkost, Fischfilet auf Bleichsellerie mit Senf-Dillsauce und Grünkern
2. Zwischenmahlzeit: Früchte in Vanillequarksauce
Abendessen: Brotzeit
Spätmahlzeit: 1 Orange

Gesamtsumme	BE	kcal	E	F	KH	BST
inkl. Getränk	**19,0**	**1979**	**110,6**	**45**	**269**	**40**

Eiweiß	106,39 g (23 %)
Fett	45,45 g (21 %)
Kohlenhydrate	231,79 g (56 %)

Haferflockenmüsli, Dinkelbrot mit Käse und Tomate **BE 1,0, kcal 129**

2 EL Magerquark (80 g)
1 Tasse Frischmilch (120 ml)
150 g Joghurt, 1,5 % Fett
120 g Vollkornhaferflocken
1 EL Bierhefeflocken (3 g)
2 EL gehackter Schnittlauch (4 g)
150 g Rettich
100 g Salatgurke
120 g Karotten
frisch gemahlener Pfeffer
Meersalz
1 Scheibe Dinkelbrot (35 g)
30 g Sauermilchkäse (Harzer)
1 Tomate (90 g)

Zubereitung:

1. Quark mit der Milch und dem Joghurt glattrühren. Hafer- und Bierhefeflocken mit dem Schnittlauch hinzugeben.
2. Rettich, Gurke sowie Karotten gut waschen bzw. bürsten und mitsamt der Schale in das Müsli raspeln.
3. Mit wenig Pfeffer und Salz würzen.

1. Zwischenmahlzeit:

Dinkelbrot mit Aprikosenaufstrich **BE 1,5, kcal 139**

1 Scheibe Dinkelbrot (35 g)
25 g Aprikosenaufstrich (Rezept siehe Dienstag)

Tagesgetränk:

Apfelsaftschorle **BE 4,5, kcal 239**

$^{1}/_{2}$ l Apfelsaft
1,5 l stilles Mineralwasser

Mittagessen:

Rote Bete-Apfel-Frischkost **BE 1,0, kcal 59**

240 g Rote Bete

1 Apfel (140 g)
Zimt
frisch gemahlener Pfeffer
Meersalz
Nelke, gemahlen
40 g Joghurt, 3,5 % Fett
1 TL Traubenkern- oder Sonnenblumenöl (5 ml)

Zubereitung:
1. Rote Bete schälen.
2. Rote Bete und den gewaschenen Apfel fein in eine Schüssel raspeln.
3. Mit Zimt, Pfeffer, Salz, wenig Nelke sowie dem Joghurt vermischen und etwas ziehen lassen.
4. Das Öl unter die Frischkost geben, abschmecken und gegebenenfalls nachwürzen.

Fischfilet auf Bleichsellerie **BE 0, kcal 102**

1 Bleichsellerie (300 g)
1 Knoblauchzehe (2 g), zerdrückt
$^1/_2$ Liter Wasser
$^1/_2$ Tasse Weißwein (60 ml)
600 g Blaulengfilets (oder Fisch nach Wahl)
1 EL Zitronensaft (10 ml)
Sojasauce
1 EL Olivenöl (10 ml)
Thymian
Majoran
Kerbel
frisch gemahlener Pfeffer
Meersalz

Zubereitung:
1. Bleichsellerie waschen, schälen und in feine Streifen schneiden.
2. Sellerie und Knoblauch in einen Topf geben und mit Wasser aufgießen. Weißwein hinzugeben und das Gemüse zugedeckt bei kleiner Hitze bißfest dünsten.

3. Unterdessen die Fischfilets mit dem Zitronensaft und der Sojasauce marinieren, pfeffern und leicht salzen.
4. Nun das Olivenöl und die Kräuter zu dem Gemüse geben, darauf die marinierten Fischfilets. Bei geschlossenem Topf, je nach Stärke des Fischfilets, 5–10 Minuten bei kleinster Stufe garen.

Variante
Geben Sie das gedünstete Gemüse auf Alufolie und das Fischfilet auf das Gemüse. Nun schließen Sie die Folie und garen alles es im vorgeheizten Backofen bei etwa 90 °C 15–20 Minuten.

Senf-Dillsauce

BE 0,5, kcal 75

2 EL Reismehl (30 g)
4 Tassen Gemüse- oder Fischbrühe (480 ml)
1 EL Weißwein (10 ml)
1 TL Zitronensaft (5 ml)
Meersalz
frisch gemahlener Pfeffer
1 EL Senf (15 g)
2 EL Milch, 3,5 % Fett (20 ml)
3 EL geschnittener Dill (6 g)

Zubereitung:
1. Reismehl in der Gemüsebrühe glattrühren, bis die Brühe sämig ist, anschließend erhitzen.
2. Vom Herd nehmen, mit Weißwein, Zitronensaft, Pfeffer und Meersalz würzen.
3. Senf, Milch und Dillspitzen unterrühren.

Grünkern

BE 2,5, kcal 243

200 g Grünkern
4 Tassen Wasser oder Gemüsebrühe (480 ml)
1 Lorbeerblatt
120 g Lauch
120 g Karotten

1 EL Olivenöl (10 ml)
Safran
Meersalz

Vorbereitung:
Grünkern waschen, im Wasser oder der Gemüsebrühe 6–8 Stunden einweichen.

Zubereitung:
1. Den Grünkern im Einweichwasser ungefähr 30 Minuten bei schwacher Hitze mit dem Lorbeerblatt garen. Danach auf ausgeschalteter Herdplatte noch mal gut nachquellen lassen.
2. Inzwischen Lauch und Karotten putzen, waschen, in kleine Würfel schneiden, im Olivenöl anschwitzen, kurz dünsten. Wenig Safranpulver hinzufügen und gut verrühren.
3. Grünkern dazugeben und alles mit Salz abschmecken.

2. Zwischenmahlzeit:
Früchte in Vanillequarksauce **BE 2,0, kcal 127**
175 g Magerquark
75 g Joghurt, 1,5 % Fett
1 TL frisch gepreßter Zitronensaft (5 ml)
$^1/_2$ Tasse Orangensaft (60 ml)
gemahlene Vanille
etwas abgeriebene Schale von einer unbehandelten Zitrone
1 Birne (140 g)
150 g Erdbeeren
150 g Trauben

Zubereitung:
1. Quark mit dem Joghurt, dem Zitronen- und Orangensaft, der Vanille und Zitronenschale zu einer Sauce rühren.
2. Das Obst waschen, nach Bedarf schälen und in Würfel schneiden.
3. Die Hälfte der Fruchtwürfel unter die Sauce heben. Die restlichen Früchte darüber geben.

Abendessen:

Brotzeit **BE 4,0, kcal 524**

3 Scheiben Dinkelbrot (105 g)
2 Tomaten (180 g)
150 g Salatgurke
2 Scheiben Putenschinken (40 g)
30 g Camembert, 30 % Fett
1 Scheibe Edamer, 30 % Fett (20 g)
$^1/_2$ Birne (70 g)

Spätmahlzeit:

1 Orange **BE 1,0, kcal 67,5**

1 Orange (160 g)

Tagesplan für Samstag

Frühstück: Vollkornbrötchen mit Konfitüre, Quark, Käse und Tomate
1. Zwischenmahlzeit: Aprikosen-Mandelkuchen
Mittagessen: Karottenfrischkost mit Apfel und Haselnuß, Vollkornnudeln mit Lauch und Gorgonzolasauce, Zucchini-Tomatengemüse
2. Zwischenmahlzeit: Bananen-Birnen-Joghurt
Abendessen: Blattsalat mit Fetakäse, Dinkelbrot und Zwiebelaufstrich
Spätmahlzeit: Apfel mit Zwieback

Gesamtsumme	BE	kcal	F	E	KH	BST
inkl. Getränk	**19,0**	**1861**	**65,2**	**57**	**260**	**45,2**

Eiweiß	65,17 g (15 %)
Fett	56,54 g (30 %)
Kohlenhydrate	259,76 g (55 %)

Frühstück:

Vollkornbrötchen mit Konfitüre, Quark, Käse und Tomate **BE 3,0, kcal 305**

2 Vollkornbrötchen (60 g)
10 g Butter

1 EL Magerquark (40 g)
20 g Aprikosenkonfitüre
1 Scheibe Edamer, 30 % Fett (15 g)
1 Tomate (90 g)

1. Zwischenmahlzeit:
Aprikosen-Mandelkuchen **BE 1,0, kcal 168**
1 Stück Aprikosenkuchen (siehe Rezept Donnerstag)

Tagesgetränk:
Apfelsaftschorle **BE 4,5, kcal 239**
1/2 l Apfelsaft
1,5 l stilles Mineralwasser

Mittagessen:
Karottenfrischkost mit Apfel und Haselnuß **BE 0,5, kcal 125**
240 g Karotten
1 Apfel (140 g)
1 EL Zitronensaft (10 ml)
4 EL Orangensaft (40 ml)
1 EL gehackte Haselnüsse
Meersalz
1 EL Bienenhonig (15 g)
1 EL Haselnußöl (10 ml)

Zubereitung:
1. Karotten gut waschen oder wenn Sie die Schale mitverwenden wollen, bürsten.
2. Apfel waschen, schälen, entkernen und mit den Karotten in eine Schüssel raspeln.
3. Orangen- und Zitronensaft unter die Frischkost mischen und diese kurze Zeit ziehen lassen.
4. Zum Schluß die Haselnüsse, eine Prise Salz, den Honig sowie das Öl dazugeben und alles miteinander vermischen.

Vollkornnudeln mit Lauch **BE 3,0, kcal 227**

250 g Vollkornnudeln (Spaghetti oder Bandnudeln)
160 g Lauch
1 Knoblauchzehe (2 g)
Meersalz
1 EL Olivenöl (10 ml)

Zubereitung:

1. Nudeln nach Packungsanweisung kochen.
2. Lauch putzen und in feine Streifen schneiden.
3. Knoblauch schälen, durch eine Presse drücken und zusammen mit etwas Salz fein zerreiben.
4. Nun den Lauch im Olivenöl anschwitzen, das Knoblauchmus dazugeben. Zum Schluß die noch heißen Nudeln in dem Topf mit dem Lauch vermischen.

Gorgonzolasauce **BE 0,5, kcal 90**

2 EL Reismehl (30 g)
4 Tassen Gemüsebrühe (480 ml)
1 EL Weißwein (10 ml)
1 TL Zitronensaft (5 ml)
3 EL geschnittener Dill (6 g)
40 g Gorgonzola
2 EL Milch, 3,5 % Fett (20 ml)
frisch gemahlener Pfeffer
Meersalz

Zubereitung:

1. Reismehl mit der Gemüsebrühe glattrühren und alles erhitzen, bis die Brühe sämig ist.
2. Vom Herd nehmen, Weißwein, Zitronensaft und Dillspitzen unterrühren.
3. Den Gorgonzolakäse durch ein feines Sieb drücken, mit der Milch glattrühren und in die Sauce geben. Alles noch einmal erhitzen, mit Pfeffer und Salz abschmecken.

Zucchini-Tomatengemüse **BE 0, kcal 110**

4 Zucchini (480 g)
8 Tomaten (720 g)
1 Gemüsezwiebel (130 g)
1 EL Olivenöl (10 ml)
1 Knoblauchzehe (2 g), zerdrückt
1 EL Tomatenmark (20 g)
Basilikum
Oregano
Thymian
frisch gemahlener Pfeffer
Meersalz
2 EL Weißwein (20 ml)
1 EL Reismehl (15 g)
$^1/_2$ Tasse Gemüsebrühe (60 ml)

Zubereitung:

1. Zucchini waschen, putzen, vierteln und in nicht zu dünne Scheiben schneiden.
2. Tomaten mit kochend heißem Wasser überbrühen, die Haut abziehen, Stielansätze herausschneiden. Die Früchte halbieren und in Scheiben schneiden.
3. Zwiebel schälen und in Streifen schneiden.
4. Das Olivenöl im Topf gut erhitzen, die Zucchini darin kräftig anbraten, Zwiebel und den zerdrückten Knoblauch dazugeben. Alles leicht andünsten. Dabei das Tomatenmark und die Kräuter dazugeben.
5. Nun mit Weißwein ablöschen, die Tomaten zufügen und 3–5 Minuten dünsten.
6. Unterdessen das Reismehl mit der Brühe glattrühren, anschließend unter das Gemüse ziehen. Erhitzen, bis es sämig ist. Eventuell nachwürzen.

2. Zwischenmahlzeit:

Bananen-Birnen-Joghurt **BE 2,0, kcal 150**

4 EL Weizenkeime (60 g)
240 g Banane
300 g Joghurt, 1,5 % Fett

1 Birne (140 g)
gemahlene Vanille

Vorbereitung:

1. Weizenkeime 4 Tage im voraus 6 Stunden einweichen, dann auf ein Sieb geben und zum Keimen an einen nicht zu kalten Ort stellen.
2. Täglich zweimal, besser dreimal unter fließendem Wasser waschen.

Zubereitung:

1. Banane schälen, mit einer Gabel zu Mus zerdrücken und mit dem Joghurt verrühren.
2. Birne schälen, halbieren, Kerngehäuse entfernen und das Fruchtfleisch in kleine Würfel schneiden. Mit der Hälfte der Weizenkeimlinge und der Vanille unter das Bananenjoghurt geben.
3. In 4 Portionen aufteilen und die restlichen Keime darüberstreuen.

Abendessen:

Blattsalat mit Fetakäse, Dinkelbrot und Zwiebelaufstrich **BE 2,5, kcal 347**

160 g Blattsalat, z. B. Eisbergsalat
120 g Champignons
150 g Radieschen
200 g Bleichsellerie
160 g Gurke
120 g Karotten
Salatsauce (Rezept siehe Donnerstag)
160 g Fetakäse
2 Scheiben Dinkelbrot (70 g)
20 g Zwiebelaufstrich (Rezept siehe Montag)

Zubereitung:

1. Blattsalat putzen, waschen und abtropfen lassen.
2. Champignons, Radieschen und Bleichsellerie gut waschen und in feine Scheiben schneiden.
3. Gurke und Karotten schälen und grob raspeln. Alles mit dem Blattsalat vermischen und dann mit der Salatsauce marinieren.
4. Den Fetakäse in kleine Würfel schneiden und über den Salat geben.

Spätmahlzeit:
Apfel mit Zwieback **BE 2,0, kcal 108**
1 Apfel (140 g)
1 Scheibe Diabetiker-Zwieback (10 g)

Tagesplan für Sonntag

Frühstück: Warmes Hirsemüsli mit Ananas
1. Zwischenmahlzeit: Hüttenkäse mit Grapefruitspalten
Mittagessen: Rettichfrischkost mit Linsensprossen, Putenschnitzel, Chicorée mit Orange und Ofenkartoffeln
2. Zwischenmahlzeit: Orangen-Apfelsalat
Abendessen: Tomatensuppe, Gemüse-Kartoffelauflauf mit Weizenkeimlingen und Champignon-Ragout
Spätmahlzeit: Dinkelbrot mit Zwiebelaufstrich

Gesamtsumme		BE	kcal	E	F	KH	BST
inkl. Getränk		**18,0**	**1750**	**76,6**	**37**	**257**	**38,2**
Eiweiß	76,57 g (18 %)						
Fett	37,16 g (20 %)						
Kohlenhydrate	257,01 g (62 %)						

Frühstück:
Warmes Hirsemüsli mit Ananas **BE 3,5, kcal 259**
200 g Hirse, ganzes Korn
4 Tassen Gemüsebrühe (480 ml)
240 g Ananas
1 EL Bienenhonig (15 g) oder 20 g Aprikosenaufstrich
$^1/_2$ Glas Orangensaft (60 ml)
1 Apfel (140 g), geschält

Zubereitung:

1. Hirse in einem Sieb unter fließend heißem Wasser abspülen. Anschließend die Hirse in der Gemüsebrühe bei kleiner Stufe etwa 10 Minuten köcheln. Die Herdplatte ausschalten und die Hirse nochmals 10 Minuten nachquellen lassen.

2. Das Ananasfruchtfleisch von der Schale lösen, Strunk entfernen und das Fruchtfleisch in kleine Würfel schneiden.
3. Nun den Bienenhonig oder den Aprikosenaufstrich im Orangensaft auflösen. Den Apfel dazu raspeln und alles mit der warmen Hirse vermischen.
4. Die Hälfte der Ananaswürfel unter und die andere Hälfte über die Hirse geben.

1. Zwischenmahlzeit:

Hüttenkäse mit Grapefruitspalten **BE 1,0, kcal 150**

4 Grapefruits (600 g)
2 EL Bienenhonig (30 g)
250 g Hüttenkäse

Zubereitung:

1. Mit einem scharfen Messer die Schale der Grapefruits entfernen, Früchte halbieren, den weißen Mittelstrunk herauslösen und jede Hälfte in 5 Spalten schneiden. Den dabei freiwerdenden Saft zusammen mit dem Honig unter den Hüttenkäse mengen.
2. Die Hälfte der Spalten in kleine Stücke schneiden und ebenfalls unter den Hüttenkäse geben. Die restlichen Spalten auf dem Hüttenkäse anrichten.

Tagesgetränk:

Apfelsaftschorle **BE 4,5, kcal 239**

$^{1}/_{2}$ l Apfelsaft
1,5 l stilles Mineralwasser

Mittagessen:

Rettichfrischkost mit Linsensprossen **BE 0,5, kcal 77**

120 g Linsensprossen
300 g Rettich
1 Apfel (140 g)
130 g Lauch- oder Gemüsezwiebel
frisch gemahlener Pfeffer
Meersalz

1 Messerspitze Senf (2 g)
1 EL Obstessig (10 ml)
75 g Joghurt, fettarm
1 EL Traubenkernöl (10 ml)

Vorbereitung:

1. Linsensprossen 3 Tage vorab unter fließendem Wasser spülen und 3–4 Stunden in Wasser einweichen. Einweichwasser abgießen. In ein Gefäß geben, in dem das Wasser weiter abfließen kann.
2. Täglich dreimal unter fließendem Wasser abwaschen.
3. Vor dem Gebrauch die Sprossen in Wasser geben, damit sich die ungekeimten Samen absetzen können.
4. Sprossen kurz in kochendes Wasser geben. Danach kalt abspülen.

Zubereitung:

1. Den Rettich unter fließendem Wasser gut bürsten. Die zurückgebliebenen Wurzeln mit dem Messerrücken abschaben. Apfel schälen, entkernen und mit dem Rettich in eine Schüssel raspeln.
2. Lauchzwiebel dazuschneiden, leicht salzen und pfeffern. Senf und Obstessig zufügen und alles miteinander vermischen.
3. Etwa 5 Minuten durchziehen lassen. Joghurt und Traubenkernöl dazugeben.
4. Einen Teil der Linsensprossen unter die Frischkost rühren, den Rest als Garnitur verwenden.

Putenschnitzel **BE 0, kcal 117**

4 Putenschnitzel (360 g)
1 EL Reismehl (15 g)
1 TL Olivenöl (5 ml)
frisch gemahlener Pfeffer
Meersalz

Zubereitung:

1. Die Putenschnitzel leicht klopfen und mit dem Reismehl von beiden Seiten bestäuben.

2. Eine beschichtete Pfanne nicht zu stark erhitzen, mit dem Olivenöl ausstreichen und die Putenschnitzel darin 6–12 Minuten braten.
3. Nach dem Braten leicht pfeffern und salzen.

Chicorée mit Orange **BE 2,0, kcal 151**

6 Chicorée (840 g)
2 Glas Orangensaft (400 ml)
2 Orangen (320 g)
3–4 EL Reismehl (54–60 g)
grüner Pfeffer
Meersalz

Zubereitung:

1. Chicorée der Länge nach halbieren, den Strunk herausschneiden und die Blätter einzeln ablösen.
2. Zwei Drittel des Orangensafts in einen Topf gießen, den gewaschenen Chicorée dazugeben und zugedeckt 10–12 Minuten dünsten.
3. Die Orangen schälen, halbieren und die weiße Haut entfernen. Die Hälften nun in je 6 Spalten schneiden.
4. Mit dem Rest des Orangensaftes das Reismehl glattrühren.
5. Mit einer Schaumkelle die gegarten Chicoréeblätter herausnehmen. Die Garbrühe etwas abkühlen lassen und danach das Reismehl einrühren. Topf wieder auf die Herdplatte stellen, die Sauce rühren, bis sie sämig ist.
6. Die Orangenspalten und den Chicorée in der Sauce gut erwärmen. Mit Pfeffer und Salz würzen.

Ofenkartoffeln **BE 2,0, kcal 123**

640 g Kartoffeln
1 TL Olivenöl (5 ml)
Kümmel
Meersalz

Zubereitung:

1. Die Kartoffeln gründlich waschen bzw. bürsten und den Backofen auf 200 °C vorheizen.

2. Ein Backblech mit dem Olivenöl bestreichen, Kümmel und Salz darüber streuen.
3. Die Kartoffeln der Länge nach halbieren und mit der Schnittfläche auf das gewürzte und gefettete Blech legen.
4. Im Ofen bei 200 °C 30–40 Minuten backen.

2. Zwischenmahlzeit:

Orangen-Apfelsalat **BE 1,0, kcal 112**

2 Orangen (320 g)
2 Äpfel (280 g)
1 TL Bienenhonig (5 g)
$^1/_2$ Glas Orangensaft (100 ml)
Ingwerpulver
2 EL Sonnenblumenkerne (20 g)

Zubereitung:

1. Orangen und Äpfel schälen und in kleine Würfel schneiden.
2. Honig im Orangensaft auflösen, das Obst dazugeben, alles vermischen und mit Ingwer abschmecken.
3. Anrichten und mit den Sonnenblumenkernen bestreuen.

Abendessen:

Tomatensuppe **BE 0, kcal 81**

4 Tomaten (360 g)
30 g Karotten
$^1/_2$ Gemüsezwiebel (65 g)
1 TL Olivenöl (5 ml)
1 TL Tomatenmark (10 g)
1 EL Reismehl (15 g)
6 Tassen Gemüsebrühe (720 ml)
1 Lorbeerblatt
Oregano
frisch gemahlener Pfeffer
Meersalz

Zubereitung:

1. Tomaten mit kochendem Wasser überbrühen, enthäuten und in kleine Stücke schneiden. Karotten schälen und raspeln. Gemüsezwiebel schälen und in kleine Würfel schneiden.
2. Olivenöl in einem Topf leicht erhitzen, Zwiebelwürfel und Karotten darin anschwitzen. Danach das Tomatenmark zufügen und ebenfalls mit anschwitzen.
3. Den Topf vom Herd nehmen, das angeschwitzte Gemüse mit dem Reismehl bestäuben, gut durchrühren, so daß ein glatter Brei entsteht. Die Tomatenwürfel dazugeben und mit der Gemüsebrühe auffüllen.
4. Lorbeerblatt zufügen, mit Oregano, Pfeffer und Salz abschmecken. Die Suppe nochmals kurz aufköcheln lassen. Mit einem Mixstab die Suppe sämig pürieren, zuvor das Lorbeerblatt entfernen.

Gemüse-Kartoffelauflauf mit Weizenkeimlingen **BE 2,0, kcal 253**

240 g Karotten
420 g Kartoffeln
200 g Staudensellerie
200 g Lauch
2 Eier
300 g Joghurt, 1,5 % Fett
frisch gemahlener Pfeffer
Muskat
Meersalz
2 EL gehackter Liebstöckel (4 g)
2 EL gehackte Petersilie (4 g)
4 Scheiben Bergkäse (80 g)

Zubereitung:

1. Gemüse gut waschen. Karotten und Kartoffeln schälen und in gleich große Stücke schneiden und in wenig Gemüsebrühe ca. 8 Minuten dünsten.
2. Staudensellerie und Lauch klein schneiden. Den Staudensellerie zu den Kartoffeln und Karotten geben und das Ganze noch einmal ca. 8 Minuten garen.
3. Die Eier mit dem Joghurt, Gewürzen und Kräutern verquirlen.

4. Die Brühe abgießen und beiseite stellen. Diese kann für das Champignon-Ragout verwendet werden.
5. Backofen auf 160 °C vorheizen.
6. Den Lauch und die Joghurt-Eiermasse unter das Gemüse heben, gegebenenfalls nachwürzen.
7. Alles in eine feuerfeste Form geben, mit den Käsescheiben belegen und bei 160 °C im Ofen überbacken.
8. Da alle Zutaten noch sehr heiß sind, ist eine Backzeit von 10–15 Minuten ausreichend.

Champignon-Ragout **BE 0,5, kcal 109**

320 g Champignons
1 Zwiebel (130 g)
2 EL Olivenöl (20 ml)
2 EL Reismehl (30 g)
3 Tassen Gemüsebrühe (360 ml)
4 EL gehackter Schnittlauch (8 g)
1 Tasse Frischmilch (120 ml)
2 EL Weißwein, halbtrocken (20 ml)
1 EL frisch gepreßter Zitronensaft (10 ml)
frisch gemahlener Pfeffer
Meersalz

Zubereitung:

1. Champignons unter fließendem Wasser kräftig waschen und halbieren. Bei großen Pilzen die Stücke nochmals teilen.
2. Zwiebel schälen, in feine Würfel schneiden und im Olivenöl leicht bräunen. Mit dem Reismehl bestäuben, gut durchrühren, Gemüsebrühe und Champignons dazugeben. Alles etwa 5 Minuten köcheln lassen.
3. Den Schnittlauch und die Milch zum Ragout geben, mit Weißwein, Zitronensaft, Pfeffer und Meersalz abschmecken.

Spätmahlzeit:

Dinkelbrot mit Zwiebelaufstrich **BE 1,0, kcal 95**

1 Scheibe Dinkelbrot (35 g)
20 g Zwiebelaufstrich (Rezept siehe Montag)

Wichtige Adressen für Diabetiker

In Deutschland:

Deutscher Diabetiker-Verband e.V.
und
Bund diabetischer Kinder und
Jugendlicher e.V.
Hahnbrunner Str. 46
67659 Kaiserslautern
Tel.: 06 31 – 7 64 88
Fax: 06 31 – 9 72 22

Deutscher Diabetiker-Bund e.V.
Danziger Weg 1
58511 Lüdenscheid
Tel.: 0 23 51 – 98 91 53
Fax: 0 23 51 – 98 91 50

Diabetes-Forschungsinstitut
an der Universität Düsseldorf
Auf'm Hennekamp 65
40225 Düsseldorf
Tel.: 02 11 – 33 82 – 2 00
Fax: 02 11 – 34 20 80

In Österreich:

Österreichische Diabetes-
Vereinigung
Bundesgeschäftsstelle Salzburg
Moosstr. 18
5020 Salzburg
Tel.: 06 62 – 82 77 22
Fax: 06 62 – 82 92 22

In der Schweiz:

Schweizer Diabetes-Gesellschaft
Zentralsekretariat
Forchstr. 95
8032 Zürich
Tel.: 01 – 3 83 13 15
Fax: 01 – 4 22 89 12

Literatur

American Diabetes Association: »Nutrition recommendations and principles for people with diabetes mellitus«, Diabetes Care 17 (1994) 573–579.

Berger, W. / Gries, F. A. / Koschinsky, T. / Toeller, M.: »Diabetes mellitus.« – In: Siegethaler, W. / Kaufmann, W. / Hornbostel, H. / Waller, H. D.: »Lehrbuch der Inneren Medizin«, Georg Thieme Verlag, Stuttgart, 1992.

Berger, M.: »Praxis der Insulintherapie«, Springer Verlag GmbH & Co. KG, Berlin - Heidelberg, 1994.

Biesalski, H-K. et al.: »Ernährungsmedizin«, Georg Thieme Verlag, Stuttgart, 1995.

Bundesministerium für Verkehr (Hrsg.): »Gutachten des gemeinsamen Beirates für Verkehrsmedizin«, Schriftenreihe Krankheit und Kraftverkehr, Heft 71: Diabetes und Kraftverkehr, Bonn, 1992.

Deickert, F.: »Sport und Diabetes«, Springer Verlag GmbH & Co. KG, Berlin - Heidelberg, 1991.

Deutsche Gesellschaft für Ernährung (DGE): »Empfehlungen zur Nährstoffzufuhr«, Umschau, Frankfurt, 1995.

Deutsche Gesellschaft für Ernährung (DGE): »Ernährungsbericht 1996«, Umschau, Frankfurt, 1996.

Elmadfa, E. / Leitzmann, C.: »Ernährung des Menschen«, Eugen Ulmer Verlag, Stuttgart, 1988.

Geesing, H.: »Immun-Training. So stärken Sie Ihre körpereigenen Abwehrkräfte«, F. A. Herbig Verlagsbuchhandlung GmbH, München, 12. Auflage, 1996.

–: »Die Immun-Trainings-Diät«, F. A. Herbig Verlagsbuchhandlung GmbH, München, 2. Auflage, 1993.

–: »Heilfasten. Der Weg zur neuen Jugend«, F. A. Herbig Verlagsbuchhandlung GmbH, München, 4. Auflage, 1995.

–: »Enzyme. Die beste Waffe des Körpers«, F. A. Herbig Verlagsbuchhandlung GmbH, München, 10. Auflage, 1996.

Girndt, J.: »Herz- und Kreislaufkrankheiten durch Arteriosklerose«, Wissenschaftliche Verlagsgesellschaft, Stuttgart, 1994.

–: »Nieren-, Herz- und Kreislaufschäden bei Diabetes mellitus«, Wissenschaftliche Verlagsgesellschaft, Stuttgart, 1996.

Götz, M. L. / Rabast, U.: »Diättherapie«, Georg Thieme Verlag, Stuttgart, 1996.

Hahn, A. / Leitzmann, C.: »Vegetarische Ernährung«, UTB, Stuttgart, 1996.

Heinze, E.: »Diabetes – Schulungsprogramm«, Universitätsklinik Ulm, 1996.

Hien, P.: »Diabetes Handbuch: Eine Anleitung für Praxis und Klinik«, Springer Verlag GmbH & Co. KG, Berlin - Heidelberg, 1997.

Kluthe, R. (Hrsg.): »Ernährungsmedizin in der Praxis«, Loseblattsammlung. Spitta Verlag GmbH, Balingen, 1994–1998.

Knick, B. / Knick, J.: »Diabetologie«, Kohlhammer Verlag GmbH, Stuttgart, 1994.

Koerber, K. / Männle, T. / Leitzmann, C.: »Vollwert-Ernährung«, Karl F. Haug Verlag, Heidelberg, 1993.

Leitzmann, C. / Watzl, B.: »Bioaktive Substanzen in Lebensmitteln«, Hippokrates Verlag GmbH, Stuttgart, 1995.

Niestroj, I.: »Praxis der Orthomolekularen Medizin«, Hippokrates Verlag GmbH, Stuttgart, 1999.

–: »Natürliche Medizin speziell für Frauen«, F. A. Herbig Verlagsbuchhandlung GmbH, München, 1997.

Niestroj, I. / Pflugbeil, K. J.: »Immun durch positives Denken. Ein Ratgeber für Kopf und Körper«, F. A. Herbig Verlagsbuchhandlung GmbH, München, 1998.

–: »Vital Plus. Was Sie mit Vitaminen, Mineralstoffen, Spurenelementen, Fett- und Aminosäuren für Ihre Gesundheit tun können«, F. A. Herbig Verlagsbuchhandlung GmbH, München, 9. Auflage, 1997.

–: »Das Innere Dreieck. Leber, Galle, Bauchspeicheldrüse«, F. A. Herbig Verlagsbuchhandlung GmbH, München, 1997.

Siebolds, M. / Weise, D.: »Typ-2-Diabetikerschulung«, Walter de Gruyter GmbH & Co., Berlin - New York, 1993.

Toeller, M.: »Ernährungstherapie – die beste Form der oralen Diabetesbehandlung«, Dt. Ärzteblatt 91, Supplement zu Heft 7 (1994) 3–8.

Waldhäusl, W. / Gries, F. A.: »Diabetes in der Praxis«, Springer Verlag GmbH & Co. KG, Berlin - Heidelberg, 1996.

Register